# EMBRYOLOGIE

OU

# OVOLOGIE HUMAINE.

## OUVRAGES DE M. VELPEAU

QUI SE TROUVENT CHEZ LE MÊME LIBRAIRE.

NOUVEAUX ÉLÉMENTS DE MÉDECINE OPÉRATOIRE, accompagnés d'un atlas de 20 planches in-4°, gravées, représentant les principaux procédés opératoires et un grand nombre d'instruments de chirurgie. *Paris*, 1832, 3 forts volumes in-8° et atlas in-4°. 30 fr.

TRAITÉ ÉLÉMENTAIRE DE L'ART DES ACCOUCHEMENTS, ou Principes de Tocologie et d'Embryologie. *Paris*, 1829. 2 vol. in-8.

TRAITÉ D'ANATOMIE CHIRURGICALE GÉNÉRALE ET TOPOGRAPHIQUE DU CORPS HUMAIN, ou traité complet d'Anatomie considérée dans ses rapports avec la Pathologie chirurgicale et la Médecine opératoire. 2e édition augmentée. *Paris*, 1833. 2 vol. in-8. et atlas de 14 planches in-4.

EXPOSITION D'UN CAS REMARQUABLE DE MALADIE CANCÉREUSE, avec oblitération de l'aorte. 1825. in-8.

MÉMOIRE SUR LES POSITIONS VICIEUSES DU FOETUS, 1830. in-8.

DISSERTATION SUR LES GÉNÉRALITÉS DE LA CHIRURGIE et sur le plan à suivre dans l'enseignement de cette science (thèse de concours). 1831. in-4.

RECHERCHES SUR LA CESSATION SPONTANÉE DES HÉMORRHAGIES TRAUMATIQUES PRIMITIVES, et sur les moyens qui, dans certains cas, pourraient remplacer la ligature des artères. 1830. in-8.

DISSERTATION SUR LES GÉNÉRALITÉS DE LA PHYSIOLOGIE (thèse de concours). 1831. in-4.

IMPRIMERIE D'HIPPOLYTE TILLIARD,
RUE DE LA HARPE, N° 88.

# EMBRYOLOGIE

OU

# OVOLOGIE HUMAINE,

CONTENANT

L'HISTOIRE DESCRIPTIVE ET ICONOGRAPHIQUE

## DE L'ŒUF HUMAIN;

PAR ALF. A. L. M. VELPEAU,

CHIRURGIEN DE L'HÔPITAL DE LA PITIÉ, AGRÉGÉ A LA FACULTÉ DE MÉDECINE DE PARIS, PROFESSEUR D'ANATOMIE, D'ACCOUCHEMENTS ET DE MÉDECINE OPÉRATOIRE, CHEVALIER DE LA LÉGION-D'HONNEUR, MEMBRE DE L'ACADÉMIE ROYALE DE MÉDECINE, DE LA SOCIÉTÉ MÉDICALE D'ÉMULATION DE PARIS, CORRESPONDANT DES SOCIÉTÉS MÉDICALES DE TOURS, LOUVAIN, RIO-JANEIRO, ETC., ETC.

ACCOMPAGNÉE DE QUINZE PLANCHES, DESSINÉES ET LITHOGRAPHIÉES PAR A. CHAZAL.

A PARIS,

CHEZ J. B. BAILLIÈRE, LIBRAIRE DE L'ACADÉMIE ROYALE DE MÉDECINE,
RUE DE L'ÉCOLE DE MÉDECINE, Nº 13 BIS;

LONDRES, MÊME MAISON, 219, REGENT-STREET.

1833.

# PRÉFACE.

Le travail que je livre maintenant au public, fut soumis presque en entier au jugement de l'Académie des sciences en 1827 et 1828. Les idées qui en forment le fond, ayant été communiquées à l'Académie de médecine en mai 1824, à la Société philomathique, en 1826, 1827, 1828, 1829, et souvent reproduites dans mes cours d'Embryologie; ayant en outre été imprimées, par extrait dans presque tous les journaux scientifiques et dans mon Traité d'accouchement, sont ou doivent être connues d'un grand nombre d'observateurs. Jusqu'ici cependant, il ne m'avait point été possible d'en présenter l'ensemble. Les pièces nombreuses qui m'ont été communiquées, ou qui me sont encore apportées chaque jour, m'en faisaient reculer sans cesse la publication définitive, dans l'espoir d'éclairer, de plus en plus, certaines questions encore obscures. Ce que je hasarde aujourd'hui renferme ce qui est relatif aux membranes, aux vésicules, au cordon, au placenta, et à l'embryon ou fœtus considéré à l'extérieur, ou vu dans son entier. La seconde portion de mes recherches ne se rapporte qu'à l'*organogénésie* proprement dite, et comprendra le développement de chaque système, de chaque organe ou de chaque viscère en particulier, depuis les premières semaines de la grossesse jusqu'à la naissance. J'eusse attendu davantage, afin de ne pas la

*

séparer de la première, si les dissections assidues, délicates et variées qu'elle exige, ne réclamaient encore plusieurs années de mon temps, avant de pouvoir être achevée, et si, en ouvrant une voie à la controverse par ce qu'on va trouver ici, je n'avais espéré en tirer quelques lumières pour la suite.

On me reprochera peut-être le ton souvent décisif que j'ai cru devoir prendre dans cet ouvrage, même à l'égard des plus grands noms. Sous ce rapport j'éprouve le besoin d'en demander pardon aux Savants dont je n'ai pu admettre les opinions, et de leur expliquer les motifs de ma conduite. Il y a deux manières de perfectionner et de faire avancer les sciences naturelles : l'une qui découvre et constate les faits, l'autre qui les interprète et les généralise. La première, offrant des difficultés innombrables, devient ainsi l'écueil contre lequel échouent sans cesse les efforts de la seconde. La question actuelle en est une preuve frappante. Pour démontrer la réalité d'un fait en embryologie humaine, il faut effectivement des conditions si rares, qu'on ne les voit presque nulle part réunies. 1° Le terme précis de la grossesse n'est presque jamais connu. 2° On sait encore moins le temps qui s'est écoulé entre la mort du produit et son expulsion. 3° Une des parties de l'œuf a pu se détériorer long-temps avant la mort des autres, et amener ainsi une grande disproportion dans leurs dimensions normales. 4° L'embryon peut avoir cessé de vivre, plusieurs semaines, plusieurs mois même avant la fausse couche. 5° Il en est de même de la tête, des membres, des parois du ventre, de chacune de ses parties enfin, relativement aux autres. 6° Le séjour du produit dans la matrice, quand il n'est plus sous l'influence des lois organiques, détermine à son tour une foule d'altérations, encore à peine entrevues, et qu'il est cependant impossible de nier. 7° La pression, les efforts auxquels l'avortement l'expose occasionent d'autres lésions également fréquentes. 8° Quand il est expulsé, ses éléments, ses parties liquides sur-tout, manquent rarement, par leur réaction mutuelle, d'opérer aussi des changements. 9° Les moyens conservateurs dont on est obligé de se servir, en produisent qui ne sont guère moindres. 10° Un pli, une fausse position, une pression exercée par l'instrument, par la pose, par le poids seul des parties, causent souvent des apparences trompeuses. 11° Lorsque les objets sont très petits, l'œil ne les caractérise pas toujours avec certitude. 12° Sans les toucher alors, on ne les voit pas, et leur fragilité ou leur mollesse fait qu'en les touchant on les dénature. 13° Les instruments d'optique ne sont que d'un faible secours, car c'est plutôt la confusion où se trouvent jusque-là les objets, que leur petitesse, qui empêche de les distinguer. Chacun sait d'ailleurs à combien d'illusions de pareils moyens ont donné lieu, dans les sciences d'observation qui en permettent le mieux l'usage. 14° On croirait que, dans les grandes villes, où tant de malheureuses ne craignent pas de tenter un crime pour échapper au déshonneur, les occasions d'examiner l'œuf humain, naissent en quelque sorte au gré de chacun. Qu'on se désabuse, et que la morale se rassure sur ce point. Les œufs ainsi obtenus, se montreraient moins souvent atteints de maladies, il est vrai, mais les manœuvres infâmes employées pour en amener l'expulsion, les mettent dans un tel état qu'ils ne peuvent que difficilement servir à l'étude.

Or, je le demande, qui oserait affirmer qu'aucune de ces difficultés n'a pu lui en imposer? N'ayant eu que trop d'occasions de les déplorer pour mon propre compte, je n'ai pas cru devoir les passer sous silence, ni taire les méprises qu'elles ont pu faire commettre aux observateurs, quelque célèbres qu'ils fussent. Cette marche m'a paru d'autant plus indispensable, qu'en faisant la revue des travaux antérieurs, il est aisé de s'apercevoir que les faits sont admis partout avec une étonnante légèreté et sans la moindre critique, de quelque part qu'ils viennent et quoique la plupart portent l'empreinte d'erreurs matérielles impossibles à révoquer en doute. Comment en serait-il autrement, après tout, puisque chacun a cru pouvoir conclure d'après quelques observations, parfois même d'après une seule, et que, malgré les deux cents produits qui me sont passés sous les yeux, j'ai dû me tromper encore moi-même assez souvent. C'est en vain qu'on arguerait ici du talent, de la perspicacité de l'observateur. Les conditions mentionnées tout-à-l'heure sont indépendantes de la volonté humaine, et le savoir le plus profond ne peut les trouver où elles n'existent pas.

Le plus malheureux, dans ce genre de recherches, c'est que l'interprétation fautive d'un seul objet entraîne le plus souvent à se méprendre presque inévitablement sur tous les autres. Que l'amnios manque, par exemple, ainsi qu'il arrive souvent, ou que l'observateur prenne le chorion à la place, et l'on voit aussitôt la confusion qui doit en résulter pour le reste de l'œuf. Le chorion pris pour l'allantoïde, la caduque, prise pour le chorion, la membrane interne de l'utérus, prise pour la caduque, suffisent, à leur tour, pour engager dans un dédale vraiment inextricable d'erreurs et de fausses déterminations. Ces considérations et une foule d'autres du même genre, m'ont donné la conviction que, pour arriver à quelque chose de positif en ovologie humaine, il faudrait faire abstraction de presque tout ce qui en a été dit jusqu'à présent, sans acception de personnes, et procéder par la suite comme si rien n'avait encore été fait, en ne perdant jamais de vue les obstacles et les difficultés que rencontre à chaque pas l'anatomiste, dans une question aussi délicate et qui pique si vivement la curiosité de l'homme de toutes les classes. Du reste, je ne me suis rien permis à l'égard des Savants que je combats ou dont je signale les assertions erronées, que je ne sois prêt à supporter sans murmures de la part des autres. Si je parle des hommes vivants avec la même liberté que des morts, et des plus grandes autorités comme des observateurs les plus obscurs, c'est que j'ai toujours pensé que contredire un auteur n'est pas l'injurier, et qu'on peut attaquer les opinions ou les travaux du mérite le plus élevé, sans manquer au respect qui lui est dû, sans cesser même de l'admirer. Je sais qu'en France cette habitude est encore peu répandue, et qu'aux yeux de beaucoup de médecins combattre un auteur, c'est montrer qu'on en est l'ennemi. Mais les intérêts de la science doivent l'emporter sur un pareil préjugé et c'est dans ce sens que je me suis permis de le heurter quelquefois.

En revoyant plus loin (*Introd. p.* ij), le nom des Médecins qui m'ont fourni la plus grande partie des matériaux de ce Traité, je me suis aperçu que j'en avais omis un assez grand nombre, notamment celui de M. Payen, auquel je dois trois produits des plus complets, de M. Taffin et de M. Pertus, qui m'en ont procuré chacun un, et de M. Guindet, qui m'a mis à même de constater une seconde fois ce que j'avais observé sur l'œuf dont M. Baudeloque me laissa prendre le dessin en 1823. Je suis fâché d'avoir oublié ou perdu le nom de plusieurs autres confrères, qui ne m'ont pas été d'une moindre utilité. Sans le concours de tant de personnes désintéressées, il m'eût effectivement été impossible de rassembler une pareille masse de faits. Une foule de praticiens d'élèves et de sages-femmes, ont ainsi pris une part active, quoique indirecte, à mes recherches; en sorte même que si elles sont jugées dignes de quelque intérêt, il devra rejaillir en partie sur eux. J'ajouterai, à ce sujet, que pour tirer tout le fruit possible de l'étude des produits de conception de la femme, il importe de ne pas les laisser au-delà de quelques jours avec les membranes fermées. Quand on ne peut pas les étudier sur-le-champ il vaudrait mieux les ouvrir pour en évacuer les liquides. Alors on perd le corps allantoïdien, à la vérité; mais le fœtus, la vésicule ombilicale et les enveloppes générales sont au moins conservées, tandis qu'autrement tout peut se décomposer ou se dissoudre en grande partie, et devenir la source d'une foule de méprises, à peu près inévitables.

# INTRODUCTION.

Le développement et la composition de l'œuf constituent un des points de la nature organique qui laissent encore le plus à désirer, quoique, depuis Aristote jusqu'à de Haller, et depuis W. Hunter jusqu'à nos jours, il n'y ait que peu d'anatomistes, de physiologistes, et même de naturalistes qui ne s'en soient occupés.

Les travaux actuellement connus méritent, on ne peut le nier, l'estime dont ils jouissent. Cependant, chaque auteur ayant en quelque sorte été forcé de parler d'après l'examen d'un petit nombre d'objets, et les explications qui ont le plus fixé l'attention ressortant, en général, d'animaux inférieurs à l'homme, il m'a semblé que ce sujet avait besoin avant tout d'être soumis à des observations nouvelles, en prenant l'espèce humaine elle-même pour point de départ.

C'est dans le but de répondre en partie à un pareil besoin, que je me suis livré, depuis 1821, aux recherches dont je vais exposer ici les principaux résultats.

L'œuf humain se compose, ainsi que celui des autres espèces mammifères, de plusieurs membranes, d'un placenta, d'un cordon ombilical, du liquide amniotique, connus sous le titre général d'annexes, et de l'embryon ou fœtus.

S'il était aussi facile d'observer le produit de la génération, dans le principe de son développement, chez la femme, que dans les femelles d'animaux, on aurait, depuis long-temps sans doute, une connaissance exacte de son évolution. Mais, ne pouvant l'étudier qu'à une époque déjà éloignée de son origine, plusieurs physiologistes ont cru pouvoir soutenir qu'il ne diffère de l'œuf des autres vertébrés que par de simples modifications. M. Dutrochet est un de ceux qui ont le plus insisté sur cette analogie. Frappé des rapports que cet habile expérimentateur cherchait à établir entre les membranes fœtales d'animaux de classes différentes, je voulus voir, pour mon instruction personnelle, si ses conclusions étaient exactement applicables à l'homme. Croyant d'abord reconnaître le contraire, je multipliai mes observations. En consultant les annales de la science, je m'aperçus bientôt qu'il n'était guère possible de se former une opinion fixe en pareille matière. Je dus songer dès lors à la raison des résultats si souvent contradictoires exposés dans les auteurs. Malgré les sages avertissements de Wrisberg, Sœmmering, Osiander et de Desormeaux, les observateurs modernes semblent avoir oublié que la majorité des produits expulsés dans les trois premiers mois de la grossesse, sont plus ou moins déformés par une altération pathologique, et que là se trouve la cause la plus fréquente de l'avortement. Or, le plus grand nombre des physiologistes n'appuyant leur description que sur un, deux ou trois œufs de cet âge, il est impossible d'affirmer qu'ils n'ont pas pris pour naturel celui qui était monstrueux, *et vice versâ*. On voit ainsi comment Diemerbroeck, Albinus, Hunter, Ruysch, Sandifort, Sœmmering et M. Lobstein, par exemple, observant des produits de la même époque, ont pu se trouver conduits à des conclusions si différentes. Cette cause d'erreur est tellement commune, que je n'ai pu moi-même l'éviter qu'après avoir répété un grand nombre de fois mes observations. On cessera d'ailleurs d'en être surpris, en songeant à la ténuité des objets, à la difficulté de se les procurer, à la fréquence de leurs maladies, à la facilité avec laquelle ils se détruisent ou disparaissent, et enfin au manque de type fondamental.

Quoi qu'il en soit, je viens, à mon tour, dans l'espoir de faire disparaître quelques-unes des erreurs qui règnent encore sur ce point de fine anatomie.

Livré depuis dix ans, d'une manière spéciale, à l'enseignement et à la pratique des accouchements, je me suis trouvé en relation avec un grand nombre de médecins, d'étudiants et de sages-femmes, soit de Paris, soit des départements, qui ont bien voulu m'aider de leur zèle et m'abandonner les produits qu'ils parvenaient à se procurer. Je saisirai même cette occasion pour les prier d'en agréer ma reconnaissance, et pour citer en particulier le nom de MM. *Bermond*, *Morisse*, *Terreux*, *Boulon*, *Hénoque*, *Pailloux*, *Lacroix*, *Fournier*, *Jobert*, *Paillard*, *Guillon*, *Bernardin*, *Guérin*, *Compaing*, *Tanchou*, *Aubertin*, *Guillery*, *Rousseau*, *Gilet de Grammont*, *Trousseau*, *Penasse*, *Anselme*, *Pigeaux*, *Flandin*, *Ribail*, *Desalle*, *Lebreton*, *Aussandon*, *Layraud*, *Cisset*, *Gorsse*, *Baroilhet*, *Delanges*, *Montcourier*, *Leseble*, *Lafont*, *Larrey*, *Bisson*, etc.; ainsi que celui de mesdames *Avroin*, *Le Brun*, *La Chapelle*, *Gioste*, *Quicerne*, *Pelletant*, *Boivin*, *Jagu*, *Delavarde*, *Charonet*, *Delon*, *Badinier*, *Aillaud*, etc. Le service, dont j'ai été chargé pendant quatre ans à l'hôpital de Perfectionnement, m'a permis, d'un autre côté, de poursuivre mes recherches avec assez d'avantages, pour qu'en somme j'aie pu disséquer près de deux cents œufs de femmes, avant qu'ils ne fussent arrivés à la douzième semaine de leur développement.

De ces œufs, les uns étaient entiers et bien conservés; d'autres plus ou moins altérés. J'en ai étudié plusieurs dans l'utérus même. J'ai fait dessiner les plus intéressants. Je ne connais en conséquence personne qui ait pu en traiter d'après une masse aussi considérable de faits. Que de doute cependant il me reste encore à éclaircir! Une revue critique des opinions émises avant et depuis mes premières publications sur les principaux points qui vont m'occuper, me paraît un préliminaire utile pour que le lecteur puisse s'y reconnaître, et voir où en est la science à cet égard.

L'étude des enveloppes du fœtus a été tellement négligée parmi nous, que, malgré le travail de M. Lobstein, publié en 1802, l'excellente thèse de M. Moreau sur la caduque (1), et l'importante dissertation de P. Béclard (2), la majorité des médecins français semblent encore en être au temps de Levret ou de Baudelocque, sur ce sujet, enveloppé d'une obscurité assez profonde, au surplus, pour qu'en Allemagne, où on s'en est tant occupé, les diverses questions qu'il renferme n'aient jamais cessé d'être en litige. Les travaux relatifs à la caduque, étant incomparablement les plus nombreux, exigent, sous ce rapport, une des premières places.

Les écrits de M. Dutrochet se présentent en premier lieu lorsqu'il s'agit de questions semblables, à cause du talent et de la bonne foi bien connus de l'observateur. Dans son premier Mémoire (3), cet auteur dit : « L'œuf de la brebis est extérieurement enveloppé par une membrane non vasculaire (la caduque de Hunter) qu'on ne peut se dispenser de considérer comme l'analogue de la membrane de la coque de l'œuf des oiseaux et des reptiles. » Mais les détails qu'il donne ensuite prouvent, ainsi que Cuvier (4) l'a déjà fait remarquer, que c'est du chorion qu'il veut parler, et que la véritable couche *anhiste* ou caduque, à peine distincte et presque fluide dans les ruminants, lui est échappée. D'abord, plus exact en parlant de l'*épione* des carnassiers (5), il retombe dans d'autres erreurs en abordant la description de l'œuf humain. En effet, le produit qu'il décrit (6) dans son premier travail, et que lui avait prêté M. Breschet, paraît être un de ceux que j'ai fait dessiner en 1823. Or, ce que M. Dutrochet donne dans cet œuf sous le nom de chorion, d'épiderme externe et d'épiderme interne, se rapporte à la caduque utérine. La membrane moyenne, qu'il dit avoir trouvée au-dessous du chorion, appartient à la caduque réfléchie. Le véritable chorion est ce qu'il appelle amnios. Les lambeaux, les traces de caduque qu'il mentionne en commençant, n'étaient que des débris du fond ou de la face externe de la caduque entière. L'amnios n'existait plus qu'en vestiges, et n'a point été remarqué par lui. J'en dirai autant du second œuf dont il parle. L'histoire qu'il en a publiée, conjointement avec M. Breschet (7) en 1820, me fait présumer que cet œuf est encore un de ceux que j'ai fait dessiner en 1823. C'est par suite de sa première méprise, que M. Dutrochet (8) soutient qu'un tel produit n'offrait aucune trace d'épione. La caduque existait au contraire en entier. Les deux appendices qu'il indique n'étaient autres que les prolongements tubaires de la membrane anhiste. La coupe,

(1) *Essai sur la disposition de la membrane caduque, sa formation, ses usages*. Paris, décembre 1814.

(2) *Embryologie*, thèse. Paris, août 1820.

(3) *Recherches sur les enveloppes du fœtus.* — *Mémoires de la Soc. médicale d'émul.*, tom. VIII, pag. 54.

(4) *Analyse des Travaux de la Section des Sc. physiq. de l'Institut*, 1815, in-4.

(5) *Nouvelles Recherches sur l'œuf des animaux vertébrés.* — *Mémoires de la Soc. méd. d'émulat.*, tom. IX.

(6) *Id.*, t. VIII, pag. 768.

(7) *Bulletin de la Faculté de médecine*, t. VI, pag. 474. *Journal complémentaire des Sc. médic.*, tom. V, pag. 242.

(8) *Soc. d'Émulat.*, tom. IX, pag. 33.

représentée dans la figure 5 de son Mémoire, montre, comme je l'ai constaté sur la pièce trois ans plus tard, que ce qu'il appelle *exochorion* est la caduque externe, tandis qu'il désigne la caduque interne sous le nom d'*endochorion*, et que la poche *ovo-urinaire* mentionnée par lui est simplement la cavité de la membrane anhiste telle que je l'ai annoncée. De même que le premier produit soumis à son examen, celui-ci n'avait plus d'amnios, et c'est le chorion qu'on voit au-dedans de la caduque réfléchie. Cette explication étant donnée, on conçoit que je ne puis me permettre de discuter la doctrine de M. Dutrochet avant de lui avoir soumis mes remarques. Un coup d'œil sur mes dessins, suffira, je pense, pour mettre un terme au désaccord qui semble exister entre nous sur ce point.

M. Breschet (1) adoptant les idées de M. Lobstein (2) et les miennes (3), pense avec raison que les anciens ont observé la caduque; mais il va trop loin en laissant entendre que Hunter en a seulement donné une histoire plus complète. Je regrette que là-dessus M. Breschet ait cru devoir s'en tenir à l'opinion généralement admise. En jugeant par lui-même, je ne doute pas qu'il ne se fût aperçu qu'Arétée (4), F. d'Aquapendente (5), Harvey (6), Ruysch (7), n'avaient pas d'idée plus positive sur cette membrane, qu'Arantius (8), Noortwyck (9), Spigel (10), qu'il cite également. Il aurait vu que si Hoboken (11) et Rouhault (12), l'ont décrite, c'est sans le savoir, et sous le nom de chorion; tandis que le véritable chorion s'est transformé sous leur plume en membrane moyenne ou allantoïde. V.-D. Wiel (13), qu'il croit invoquer le premier, avait déjà été mentionné par M. Lobstein (14), et ne mérite pas mieux, à ce sujet, qu'Albinus et Boehmer, encore appelés en témoignage par M. Breschet. Le peu de mots que lui accorde Haller montrent enfin que cet auteur l'avait à peine distinguée, et qu'il ne la comprenait pas. Étant la plus épaisse des enveloppes fœtales, il eût été impossible aux anatomistes de tous les temps de ne pas la remarquer; mais la question n'est pas là. Il s'agit de savoir si, avant W. Hunter (15), quelqu'un en avait conçu le mécanisme, l'indépendance, les rapports ou les principaux caractères anatomiques. Or, les auteurs invoqués par M. Breschet, et par beaucoup d'autres avant lui, n'en parlent qu'à titre de dépendance du chorion, de maladie, de disposition accidentelle, ou que d'après ce qu'ils ont

(1) *Études anatomiques, physiologiques et pathologiques sur l'œuf humain. — Mémoires de l'Académie royale de médecine*, tom. II. Paris, 1833, in-4, figures.

(2) *Essai sur la nutrition du fœtus.* Strasbourg, 1802, in-4, fig.

(3) *Traité élémentaire de l'Art des accouchements, ou Principes de Tocologie et d'Embryologie.* Paris, 1829, tom. 1er, pag. 230.

(4) *De causis et sign. Morb.*, lib. 4, cap. II.

(5) *Oper. omn. Ed. Albin.*, cap. I, p. 37.

(6) *De generatione animalium.*

(7) *Thesaurus anat.*, cap. IV-V.

(8) *De hum. fœt.*, cap. 10, p. 67.

(9) *Uteri hum. grav., pars secunda.*

(10) *De form. fœtu*, cap. 5, p. 4.

(11) *Anat. secund. hum.*, 1669, in-8.

(12) *Acad. des Sc.*, 1714, p. 120, 183, in-12.

(13) *Obs. rar.*, t. II, p. 561.

(14) *Op. cit.*, p. 9.

(15) *Of the human gravid uter., by W. Hunter*, 1774.

observé sur les animaux. Sandifort (1), par exemple, ne dit rien de la caduque qui ne se trouve dans W. Hunter. Danz (2) est dans le même cas, et n'en traite que d'après les autres, quoique son ouvrage soit encore ce que la science possède de plus complet sur l'anatomie du fœtus. Les paroles de E. de Siébold (3) prouvent assez qu'il a compris cette membrane d'après le raisonnement, bien plus que par l'observation directe. M. Oken (4) et M. Jœrg (5), ne l'ayant observée dans l'espèce humaine que très-rarement et d'après des idées préconçues, avaient d'ailleurs été suffisamment réfutés par Bojanus (6) et par M. Carus (7).

Voulant que l'œuf entier, et le placenta lui-même, soient tapissés par la membrane caduque, M. Breschet semble s'autoriser de J. Hunter (8), qui dit que l'ovule, tombé dans la caduque primitive, s'enveloppe bientôt d'une seconde couche couenneuse, pour former la caduque réfléchie, et de E. Home (9), qui prétend avoir trouvé un germe caché près du col utérin, au milieu d'une exsudation de lymphe coagulable chez une femme enceinte de huit jours. Ici M. Breschet (10) se demande comment il se fait que J. Hunter n'ait pas découvert l'ovule dans un cas de grossesse d'un mois, tandis que Home l'a rencontré huit jours après la fécondation. La réponse est facile. Si la matrice ouverte par Hunter n'était pas simplement malade, il est du moins certain, d'après les paroles mêmes de l'auteur (11), qu'elle n'était point le siége d'une conception régulière. Je ferai voir plus loin que l'observation de Home n'a pas la moindre valeur, et que le corps hordéiforme qu'il a fait figurer n'était pas un ovule. M. Breschet n'a donc pu s'en autoriser que faute d'y avoir réfléchi. Les idées de B. Osiander (12), qui admet trois caduques au lieu de deux, et qui veut que les feuillets nommés par lui *crassa* et *cribrosa*, appartiennent à l'œuf, soient une dépendance du fœtus, indiquent seulement que cet auteur ne l'avait pas observée dans l'état normal. Il en est de même de Bojanus, qui veut que la caduque soit composée de stratifications celluleuses, et qui pense, comme Hunter, qu'elle est ouverte du côté des trompes. Du reste, cet auteur admet, comme Krumacher (13), M. Moreau (14), M. Gardien (15), et moi (16), qu'elle se comporte autour de l'œuf, à la manière de la *membrane séreuse* du péricarde autour du cœur. L'opinion propre à Bojanus, consiste dans l'idée d'une membrane secondaire semblable à la caduque, qui se dépose entre le placenta et

(1) *Obs. anat. path.*, lib. 2, tab. 6, cap. I, p. 40, 43, 79.

(2) *Grundriss, etc.*, *ou Anat. du fœtus*, 1792-1793. 2 v. in-8°.

(3) *Mém. de M. Breschet*, p. 30.

(4) *Isis*, 1821.

(5) *Man. d'accouch.*, § 76 et suiv.

(6) *Isis*, 1821.

(7) *Gynœcologie*, t. II.

(8) *On the struct. of the placenta*, p. 163.

(9) *Philos. Trans.*, 1817, p. 252 à 262.

(10) *Op. cit.*, p. 20.

(11) *Trans. of a Soc. for the imp. of med. and ch. Knowledge*, vol. XI, p. 63, 1800.

(12) *Epigram.*, *etc.* p. 14. *Et de causa insertion. placent. Gotting.* 1792.

(13) *In Schlegel*, t. I.er, p. 486.

(14) *Thèse*, N.° 186. Paris, 1814.

(15) *Accouch.*, t. II, p. 148.

(16) *Arch.*, t. VI. *Tocologie*, t. I.er, p. 232.

l'utérus, couche dont il sera question plus bas, et que M. Moreau avait décrite auparavant M. Carus ne diffère de Hunter, qu'en ce que, suivant lui, la caduque finit par disparaître pendant la grossesse, et qu'il admet un intervalle particulier entre le chorion et la caduque réfléchie; erreurs qui tiennent évidemment à ce que cet auteur n'a étudié la membrane *anhiste* qu'un petit nombre de fois à l'état complet chez la femme. M. Breschet consacre près de dix pages à transcrire le travail de M. Dutrochet (1), auquel il n'accorde que cinq phrases de réfutation, ou plutôt qu'il croit réfuter en lui adressant cinq questions. Je regrette infiniment qu'il n'ait pas reconnu la cause du mal-entendu qui existe entre M. Dutrochet et nous, lui qui avait participé aux premières dissections de ce physiologiste. En effet, il se serait ainsi épargné des arguments qui portent nécessairement à faux. Une chose me surprend entre autres, c'est que, au lieu de montrer à M. Dutrochet, comme je l'ai fait plus haut, qu'il a pris la caduque et sa cavité pour les membranes propres de l'œuf, M. Breschet ait jugé à propos de lui opposer comme objection péremptoire l'observation de Home et de M. Bauer, qui est par elle-même tout-à-fait en dehors du sujet.

Après avoir rapporté ce que M. Meckel a écrit de la caduque, M. Breschet annonce qu'il ne parlera point de P. Béclard, dont la dissertation n'est le plus souvent, dit-il, qu'une version littéraire de l'ouvrage du professeur de Halle. P. Béclard n'émet pas d'opinions qui lui soient propres, il est vrai, si ce n'est que « la caduque, déprimée par l'ovule, se referme probablement par derrière (2), » mais M. Meckel (3) ne fait non plus que rappeler les recherches d'un certain nombre d'auteurs. En cela il est même incomparablement moins complet que notre compatriote, qui le cite d'ailleurs et ne lui emprunte presque rien, au lieu de l'avoir copié, comme M. Breschet tendrait à le faire croire. Je m'étonne d'autant plus de la décision de M. Breschet à l'égard de P. Béclard, qu'il a déjà reproduit les descriptions de vingt autres anatomistes beaucoup moins exacts. Samuel, par exemple, parle à peine de la caduque (4). Cuvier ne l'a observée que dans les animaux (5). M. Maygrier (6) avoue n'en avoir aucune idée positive. M. B. W. Seiler (7) croit que son existence n'est pas démontrée. M. Capuron (8) en dit deux mots seulement d'après Hunter. M. Burns (9) croit la connaître, parce qu'il l'a vue deux ou trois fois, et ne le décrit que d'une manière extrêmement vague. M. Pockels (10) ne paraît pas l'avoir observée, et son opinion ne diffère pas de celle de Chaussier. M. Baer (11) en revient à dire avec M. Oken et comme Hunter l'avait d'abord pensé, que la caduque est une exfoliation de la

(1) Voy. *Soc. méd. d'Émul.*, t. VII, p. 54 et 768; t. IX, p. 23. — *Bullet. de la Faculté*, t. VI, p. 474. — *Journ. compl. des Sc. méd.*, t. V, p. 242.

(2) *Thèse*, N° 265. Paris, 1820, p. 20.

(3) *Man. anat.*, t. III, p. 748, trad. fr.

(4) *De Ovor. mammal.* 1816.

(5) *Mém. du Mus.*, t. III, pag. 16 et 108.

(6) *Art. des Accouch.*, 1817.

(7) *Dict. de Pierrer*, art. *Œuf*, t. 2. p. 459. *Leips.*, 1818.

(8) *Cours d'Accouch.* 1828.

(9) *On midwifery*, p. 148, 3ᵉ éd., 1814.

(10) *Isis*, décembre 1825.

(11) *De Ovi mammal. et hom.* 1828.

surface interne de la matrice. M. Raspail (1) admet la même théorie, mais *à priori* seulement. M. K. F. Burdach (2), qui a si soigneusement rassemblé ce que la science possède en embryologie, ne paraît avoir que très peu de faits anatomiques qui lui soient propres. M. Heusinger (3) décrit la caduque d'après un seul fait, et croit qu'elle ne se prolonge jamais dans le col utérin, parce que dans le produit que lui a procuré M. Her, de Wurtzbourg, elle n'y descendait pas ! Ainsi, je ne crains pas d'affirmer que l'histoire de la caduque par P. Béclard est une des plus claires et des mieux conçues que nous ayons.

En parlant de moi à ce sujet, (4) M. Breschet dit : « *J'examinai* avec M. Velpeau, *un assez grand nombre* d'œufs qui m'appartenaient, et *plusieurs autres* qui étaient sa propriété. *Nous* les fîmes peindre par M. Chazal, et ces dessins *seront* publiés séparément, et par M. Velpeau et *par moi*. J'y joindrai plusieurs autres figures prises parmi celles que *j'avais* fait dessiner *auparavant*, ou que j'ai fait faire depuis *nos* recherches entreprises *en commun*. Quoique plusieurs dissections aient été faites par M. Velpeau et *par moi*, *nos* notes ont été recueillies séparément; chacun *de nous*, tout en communiquant à l'autre *ses idées* et ses observations, s'est réservé le droit de les publier, comme il le jugerait convenable, sans que *l'un* fût solidaire de l'autre. Si l'on trouve de l'analogie dans *notre* manière de voir et de concevoir les objets, il ne peut y avoir rien d'étonnant; l'analogie dans *nos* idées prouve pour *nos* observations. La dissidence de *nos* opinions démontre l'indépendance où *nous* avons voulu rester. *J'ai vu* avec plaisir, dans la publication de M. Velpeau, que cette dissidence était moins grande entre nous que dans le principe, et que *ce médecin avait*, en beaucoup de points, *adopté mon opinion*. L'observation que *j'en fais* n'est pas pour *revendiquer* en ma faveur des découvertes, mais pour éviter jusqu'au *soupçon de plagiat*. Les premiers écrits comparés aux derniers, prouveront suffisamment les *changements* survenus *dans les idées de M. Velpeau* : j'ai cru devoir entrer dans cette explication, à l'égard de M. Dutrochet et de M. Velpeau. Le premier *a pensé que j'avais eu connaissance* des mémoires du second *avant* leur publication; il est dans l'erreur à cet égard. *M. Velpeau ne m'a communiqué aucun de ses manuscrits.* »

Pour comprendre ce passage, il faut se rappeler qu'en 1820, M. Breschet s'était associé à M. Dutrochet, dans un travail contenant, sur la caduque, une manière de voir entièrement contraire à celle que j'ai émise en 1824; et que M. Dutrochet a reproché, en 1826 (5), à M. Breschet, d'avoir abandonné leurs idées communes pour adopter les miennes. Ne voulant pas charger M. Breschet plus long-temps d'une contradiction apparente, je me crois obligé de dire à mon tour comment les choses se sont passées entre nous, afin que le public sache au juste à quoi s'en tenir sur ce point.

(1) *Mém. de M. Breschet, ou Répert. d'Anat. et de Phys.*, t. VI, 2e part., in-8.

(2) Dans le tome II, de sa *Physiol. Leips.*, 1828.

(3) *Breschet, Études*, etc., p. 89.

(4) *Études sur l'œuf*, p. 52.

(5) *Mém. de la Soc. méd. d'Émul.*, t. IX, 1826.

Ainsi que je l'ai dit, c'est en 1821 que je commençai mes recherches sur l'œuf. Le mémoire de M. Dutrochet, publié en 1816, en avait été l'occasion. Obligé, en ma qualité d'aide d'anatomie, de préparer des placentas avec les enveloppes fœtales, en 1822-1823, pour le muséum de la Faculté, j'en demandai un grand nombre à la Maternité. Je pus dès lors étudier le délivre humain avec tout le soin possible. Chargé, en juillet et août 1823 par Desormeaux, de répéter son cours aux sages-femmes, je priai ses élèves de me donner les produits encore peu avancés qui pourraient leur être abandonnés. Avant la fin de l'été, elles m'en avaient déjà procuré plusieurs. L'une d'elles, Mme Charonnet, établie alors rue des Anglaises, m'en montra un tellement complet, que je ne crus pas pouvoir me dispenser de le faire dessiner. C'est alors que j'en parlai à M. Breschet. Connaissant son obligeance envers les jeunes gens, ayant des rapports fréquents et presque forcés avec lui, à cause de sa qualité de chef des travaux anatomiques, je lui communiquai mon projet : « Vous voulez, me dit-il, étudier la *caduque* et le *placenta*, le *chorion* et l'*amnios*, le *cordon ombilical*, *l'allantoïde* et la *vésicule ombilicale*? Eh bien! *apportez* vos pièces dans mon cabinet; *mon* peintre les dessinera. J'en ai de mon côté *plusieurs* que je vous prêterai. Quand vous en aurez obtenu ce que vous désirez, vous *me laisserez* les unes et les autres. Je m'en servirai moi-même plus tard pour une histoire générale de l'embryon. » Je préparai donc et disséquai les divers produits que je pus réunir. L'habile crayon de M. Chazal en a tiré les figures des planches 2, 3, 4 et 5 du mémoire de M. Breschet, moins la fig. 3 de la planche 5, et les fig. 1 et 7 de la pl. 4. M. Breschet eut la bonté de mettre à ma disposition les *trois* produits qu'il possédait. Deux d'entre eux, les mêmes, je suppose, qu'il avait déjà prêtés à M. Dutrochet, étaient encore garnis de leur caduque; tandis que le troisième, fœtus de 3 à 4 mois, se trouvait complétement isolé de ses enveloppes. Les miens étaient au nombre de 9. Le 1er, entier et intact, me venait d'une femme morte à l'hospice de la Faculté. Le 2e est celui que m'avait donné Mme Charonnet. Le 3e et le 4e me venaient de Mme Avroin, sage-femme, rue St.-Martin. Mme Lebrun, autre sage-femme, m'avait fourni le 5e et le 6e. Le 7e me fut apporté par M. Boulon, maintenant docteur en médecine à Paris. Le 8e était un fœtus seul, d'environ deux mois et demi. Le 9e, enfin, me fut prêté par M. Baudelocque. Le dessin de ces douze produits étant terminé, j'appris que M. Breschet avait poussé l'attention jusqu'à en payer la moitié. Cherchant à m'aider jusqu'au bout, il me proposa aussi d'adjoindre son nom à la publication de mes recherches. Débutant alors dans la science, je me fusse ainsi couvert d'une égide puissante; mais M. Breschet étant resté complétement étranger à la direction de mon travail, m'ayant d'ailleurs paru, chaque fois que je pris la liberté de lui soumettre mes observations, être encore sous l'influence des opinions de M. Dutrochet, et de ne pas se former une idée claire de ce que je croyais devoir soutenir, je ne voulus point abuser davantage de sa complaisance. Je me bornai donc à lui lire les deux mémoires que je présentai au printemps de 1824 à l'Académie de médecine, et cela pour que son autorité, qu'il voulait que j'invoquasse ainsi que je l'ai fait dans les *Archives,* ne parût pas avoir été surprise. Comme il avait partagé les frais de mes dessins, et qu'il nous était impossible d'en user tous les deux ensemble, je ne crus pas devoir lui refuser plus tard d'en faire prendre une copie, que, pour être quittes sur ce point, nous pâyames aussi par moitié.

Tel est le fond des rapports que nous avons eus ensemble. Si la version de M. Breschet diffère un peu de la mienne, c'est qu'il s'en rappelait probablement moins bien les détails. Ainsi, la manière de voir exprimée dans mon premier travail (1), comme dans les cinq mémoires que je communiquai en 1827, à l'Académie des Sciences (2), sur la caduque, le chorion, l'amnios, l'allantoïde, la vésicule et le cordon ombilical, de même que dans les notices lues à la Société philomathique et à la Société médicale d'émulation, ou imprimées dans mon Traité d'accouchements, doit retomber en entier sous ma responsabilité. Tout ce que les 2e, 3e, 4e et 5e planches indiquées, planches que j'avais déposées avec plusieurs autres et qui furent égarées si long-temps à l'Institut en 1827, renferment de blâmable ou d'incomplet, me revient également, car M. Breschet ne s'en est pas plus occupé que de la rédaction de ce que j'ai publié. Les pièces que je fis dessiner en 1823 étant restées entre ses mains, comme nous en étions convenus, et le temps lui ayant permis, depuis, de consulter mes travaux, il donne, à celles de mes opinions qu'il adopte aujourd'hui, une valeur qui ne pourra pas manquer d'être sentie par les anatomistes; mais il m'eût été d'autant plus difficile d'adopter ses idées sur les points qu'il signale, que, même actuellement, je n'en connais aucune qui lui soit propre.

Parmi les remarques que j'ai faites, il en est une dont il s'est tellement pénétré, toutefois, qu'il en réclame maintenant la découverte. Je veux parler du fluide contenu dans la caduque. « Il le connaissait, dit-il (3), dès 1816, et en avait fait l'histoire dans sa correspondance, dans ses cours, dans une leçon pour la place de chef des travaux anatomiques en 1819. Albers (4), de Brème, lui en aurait attribué l'honneur il y a 12 ans, dans son journal. Il en est de même de M. Adelon, etc. Enfin (5), il montra en 1823, lorsqu'il fit le cours d'anatomie *par intérim* à la Faculté, un des œufs qui lui ont le mieux permis de voir ce fluide, ainsi que la cavité qui le renferme. » Je ne sais si les souvenirs de M. Breschet ne l'induisent pas en erreur à ce sujet. Je n'ai rien pu voir dans la gazette de Saltzbourg qui puisse les confirmer, et plusieurs raisons me portent à croire qu'il se trompe réellement de date. Ses leçons à la Faculté, par exemple, ont eu lieu en 1825 pendant la maladie de Béclard, et non en 1823 comme il l'annonce. M. Adelon dit, il est vrai, que M. Breschet lui a parlé de *sérosité entre les feuillets de la caduque;* mais c'est à la fin de 1824 que le

(1) *Archiv.*, t. 6, p. 115, 403 et 584.
(2) *Archiv.*, t. 15, p. 626.
(3) *Études sur l'œuf*, p. 76.
(4) *Études sur l'œuf*, p. 76 et 85.
(5) *Études sur l'œuf*, p. 126.

4e volume de M. Adelon a été publié, et M. Breschet sait bien que mes dessins ont été faits près d'une année auparavant. Or, ces dessins démontrent que j'admettais une cavité dans la caduque, puisque la fig. 3, pl. 2 et la fig. 5, n° 1, pl. 4, ont été consacrées à la représenter. Alors, il l'avait au moins oublié, car je lui montrai ces œufs, et je ne reçus de lui aucune réclamation. Dans le travail inséré aux *Archives*, je parle à plusieurs reprises de ce liquide. Cependant M. Breschet, à qui je l'avais lu l'hiver précédent, ne me fit pas d'observation à ce sujet. La présence d'un fluide entre les deux portions de la membrane anhiste m'était si bien connue, du reste, que je l'ai toujours invoquée pour prouver que la caduque n'est pas percée.

En convenant que j'ai eu raison de comparer la caduque à une membrane séreuse, pour en rendre la disposition générale plus facile à comprendre, M. Breschet (1) et M. Heusinger (2), d'après lui, eussent pu se dispenser de me combattre, puisque je n'ai jamais prétendu autre chose, et que je me suis attaché partout à montrer combien elle en diffère sous le rapport organique. J'ai dit que la caduque réfléchie est généralement moins épaisse que la caduque utérine et qu'elle s'amincit, en quelque sorte mécaniquement, par la distension de l'ovule. M. Breschet croit, au contraire, qu'elle s'épaissit jusqu'au contact de ses deux feuillets, et que son amincissement n'a lieu qu'à partir de là. Ici le raisonnement que j'invoque en faveur du fait, a probablement trompé M. Breschet sur l'opinion qu'il m'attribue. L'observation qu'il cite en preuve du contraire de ce que j'avance, est une exception que j'ai souvent rencontrée, mais qu'il a tort de poser en règle. Malgré ses objections, je persiste donc à dire que la caduque réfléchie est *ordinairement* plus mince que la caduque utérine, quoique l'inverse ne soit pas rare. Ce qui a pu en imposer encore sur ce point à M. Breschet, c'est que, ne s'étant point arrêté à distinguer l'état normal de l'état pathologique dans les œufs dont il parle, il a dû se méprendre souvent sur la valeur de ce qu'il avait sous les yeux. Ayant annoncé, pour étayer mon opinion, que le sang n'arrive pas au chorion enveloppé par la caduque réfléchie, je me trouve de nouveau en opposition avec M. Breschet, qui dit avoir un œuf dont les filaments du chorion se ramifient dans la caduque pour en pomper les sucs. Il faut que je n'aie pas été compris sur ce point par M. Breschet. J'ai avancé que le velouté primitif du chorion n'est pas vasculaire, et que les canaux artériels ou veineux qu'on y remarque plus tard, ne se voient, en général, que sur le point où se développe le placenta, ne sont en un mot que des ramifications du cordon ombilical. Or, cette assertion a reçu l'assentiment de M. Breschet lui-même (3); car il l'a donnée comme lui étant propre dans un travail (4) publié quatre ans après mes premières recherches. En effet, dans ce mémoire, qui lui est commun avec M. Raspail, il conclut ainsi : « La substance des filaments du chorion n'est

(1) *Études sur l'œuf*, p. 71.
(2) *Études sur l'œuf*, P. 91.
(3) *Répert. d'anat. et de phys.*, t. V, p. 211; 1828.
(4) *Loc. cit.*, p. 215.

donc nullement vasculaire. » Il avait même oublié alors qu'elle m'appartînt; autrement, il n'en eût pas rapporté l'origine à M. Carus (1), qui ne l'a émise qu'en 1827. Au surplus, je ne puis que renvoyer sur ce point, à ce que j'en ai dit depuis (2) et à ce que je serai forcé d'en dire encore en traitant du chorion

M. Breschet, admettant avec M. Lobstein (3), J. Hunter (4), etc., que la caduque est pourvue de vaisseaux et réellement organisée, est encore amené à me contredire. Mais son opposition, plus apparente que réelle dans ce cas, pourrait bien tenir à un malentendu. En effet, après avoir dit (5) : « l'inspection de la membrane caduque a ses différentes phases, même dès les premiers moments de sa formation; son examen à la loupe et au microscope et même à l'œil nu, y font reconnaître *manifestement* une *texture*, une organisation véritable et *la présence de vaisseaux sanguins...* » Puis « (6) *nous avons observé des vaisseaux sanguins dans l'une et dans l'autre membrane caduque,* » il termine (7) en s'abstenant « *d'affirmer l'existence de vaisseaux sanguins artériels ou veineux* dans la membrane caduque, sur-tout dans les premiers temps de sa formation. » Si M. Breschet m'accorde ce dernier point, je ne lui en demande pas davantage. Quant à la texture, dont il parle après tant d'autres, j'ai la conviction qu'en y regardant de nouveau, il finira par ne plus l'admettre. Le fait est tellement positif, il est si facile à chacun de le constater, que je crois inutile d'invoquer le raisonnement en sa faveur. Il est encore deux points sur lesquels M. Breschet semble ne pas penser comme moi.

1° A l'instar des deux Hunter, de Chaussier et d'une foule d'autres, il veut, qu'au lieu de s'arrêter au pourtour du placenta, les deux feuillets de la caduque enveloppent la totalité de l'œuf. Ici encore je ne comprends pas bien la pensée de M. Breschet. D'une part, il prétend (8) que, « *parvenu à la face externe de la membrane caduque,* soit dans un point correspondant à la trompe, soit sur tout autre point, en se glissant entre cette membrane et la face interne de l'utérus, *l'ovule soit trop petit pour refouler* (comme je l'admets) *le périone* (la caduque) primitif, et pour opérer de suite, par ce refoulement, la formation du *périone* réfléchi, » tandis que de l'autre, il dit : « déjà entouré d'une gangue de matière plastique, *l'ovule* croît, et *semble, par son développement, refouler sur elle-même la membrane caduque primitive, sans la perforer,* sans tomber dans sa cavité. » Pour mon compte, je n'ai pas dit autre chose, et je ne vois pas, d'après cette dernière phrase, la dissidence qui peut exister entre nous. La discussion à laquelle l'auteur se livre dans les pages suivantes, paraissant être en contradiction formelle avec les expressions que je viens de rappeler, je crains que sa doctrine

(1) *Id.*, p. 212.
(2) *Tocologie*; t. I.er, p. 240, 285.
(3) *De la nut. du fœtus.* Strasb. 1802., p. 2.
(4) *On the placenta.*
(5) *Oper. cit.*, p. 72.
(6) *Oper. cit.*, p. 111.
(7) *Oper. cit.*, p. 113.
(8) *Oper. cit.*, p. 101.

n'ait été mal rendue. Parmi les arguments qu'il m'oppose, il en est cependant quelques-uns qui méritent une réfutation. Je suis fâché, avant tout, qu'il n'ait pas fait dessiner ces ovules *du volume d'un grain de raisin ou d'un pois chiche*, qu'il a trouvés *enveloppés de toutes parts*, *dans l'épaisseur de caduques qu'on en croyait dépourvues* (1). Tant de circonstances peuvent en imposer en pareille matière, que la représentation des objets est réellement indispensable à quiconque voudrait s'en former une idée nette! Suivant lui (2), les deux feuillets de la caduque se retrouvent à la surface du placenta, même après le troisième mois et au terme de la grossesse. Il dit les avoir séparés notamment sur la *fig.* 4 de sa pl. 2, *fig.* 1 de sa pl. 1^re^, et fig. 3 de sa pl. 6. La première de ces figures étant à moi, me permet d'apprécier la valeur des preuves qu'en veut tirer M. Breschet. Or, je puis affirmer qu'il n'existait pas de double caduque sur le placenta de cette pièce dans le sens où j'ai présenté la question. Peut-être n'y en avait-il pas davantage sur les deux autres.

Je m'explique: Dans la théorie que j'ai défendue, l'ovule, arrivé entre la caduque et l'utérus, se trouve en contact avec la matrice, d'un côté, et avec la membrane anhiste, de l'autre. Ne se développant, dans le premier sens, que pour suivre l'élargissement de l'organe gestateur, il ne tarde pas, par sa croissance disproportionnelle dans le second, à mettre la couche réfléchie en contact avec la couche utérine, à déterminer même la confusion, la soudure de ces deux couches à leur point de réflexion, de la même manière que la plèvre diaphragmatique, par exemple, s'unirait avec la plèvre costale, si la cloison thoraco-abdominale restait long-temps immobile quand elle est soulevée. Les granulations ou les villosités qui servent de gangue aux vaisseaux du placenta, et au placenta lui-même, quoique restées en dehors de la caduque, se régularisent bientôt. En se soudant, en se repliant sur elles-mêmes, par suite de leur contact avec la matrice, elles finissent par offrir une surface plus ou moins lisse, dont la circonférence se continue avec le cercle primitif de la caduque réfléchie. La surface de ce plan, continuant de s'affermir, soit parce qu'une excrétion du chorion ou de l'utérus s'y ajoute, soit tout simplement à cause de l'accroissement du parenchyme placentaire, acquiert des caractères tellement analogues à ceux de la caduque, qu'on ne peut plus l'en distinguer à partir du 3^e^ ou du 4^e^ mois et même quelquefois beaucoup plus tôt. C'est ainsi, du moins, que je l'ai toujours entendu. Quand même M. Breschet aurait trouvé deux couches de concrétion anhiste jusqu'au centre de la face fongueuse du placenta, je ne vois donc pas, d'après cela, ce qu'il en pourrait conclure de contraire à ma manière de voir. D'ailleurs, s'autorisant d'œufs de 3, 4 ou 5 mois, et même de délivres à terme (3), il se tient évidemment en dehors de la question que j'ai posée, puisque je parle des premières semaines de la conception. Les

(1) *Études sur l'œuf.*

(2) *Études sur l'œuf,* p. 126.

(3) *Études sur l'œuf*, etc., p. 125.

autres objections qu'il adresse aux partisans de mon opinion étant fondées sur de pures suppositions, auxquelles je crois avoir suffisamment répondu dans ce que j'ai publié sur l'œuf en général, je craindrais de fatiguer l'attention du lecteur en les rappelant ici. M. Breschet a tort, au surplus, de faire partager mon erreur, si c'en est une, sur ce point, à « presque tous les historiens de la caduque, » car, en réalité, le plus grand nombre de ceux dont il a transcrit le texte, en admettent comme lui une lame entre la matrice et le placenta. Je ne voudrais pas qu'on allât croire, après tout, que, dans ma pensée, cette opinion soit maintenant à l'abri de toute contestation. Je soutiens seulement qu'aucun des arguments invoqués jusqu'à présent contre elle, n'est de nature à l'ébranler.

2° Au lieu d'attribuer, comme je l'ai fait, pour usage à la caduque, de maintenir l'ovule et de circonscrire le placenta, M. Breschet croit avoir prouvé qu'elle est sur-tout chargée de la nutrition de l'embryon jusqu'à la formation du gâteau placentaire. C'est à cela, suivant lui, qu'est particulièrement destiné le fluide dont il a été question plus haut, fluide qu'il nomme *hydropérione*. Une telle idée, autrefois émise par Chaussier (1), n'a pu être si longuement défendue par M. Breschet que par inadvertance. En effet, lui qui a fait un résumé des observations connues de grossesses interstitielles, sait parfaitement qu'alors il n'y a point d'hydropérione et que l'ovule ne s'en développe pas moins bien. Il n'ignore pas non plus que la même chose a lieu dans toutes les espèces de grossesses extrà-utérines. Par où veut-il que ce liquide se rende à l'embryon? Le cordon, qui existe dès le 12e ou le 15e jour, s'épanouissant constamment sur le point de l'ovule qui correspond à la matrice, regarde nécessairement du côté opposé à la cavité de la caduque. La portion réfléchie de cette membrane, seule en état de transmettre l'hydropérione puisqu'elle est seule en contact avec le chorion, ne tenant à l'ovule que par des filaments non vasculaires, repousse tout-à-fait la fonction dont M. Breschet la gratifie. En supposant que le fluide de la membrane anhiste traverse le chorion, par endosmose ou autrement, qu'en faire ensuite, puisque cette membrane est séparée de l'amnios par un autre espace également rempli de liquide, et que l'amnios en contient à son tour une certaine quantité. Mais c'en est déjà trop, je suppose, sur ce sujet, et je ne doute pas que M. Breschet ne fasse lui-même justice d'une pareille hypothèse, à la première occasion.

Dans sa description de la caduque, M. Breschet donne la même idée que Blumenbach (2), et M. Lobstein (3) de la formation de cette membrane. Il parle ensuite des appendices qu'elle envoie parfois dans les trompes, et que MM. Burns (4), Dutrochet (5), Carus et Burdach ont déjà décrits; mais il ne veut pas qu'elle

(1) Adelon, *Physiol. de l'homme*, t. 4, p. 383, 2e édit.

(2) *Instit. phys.*, p. 14.

(3) *Nutrit. du fœtus*, etc.

(4) *On midwifery*; 1814, p. 148.

(5) *Mém. de la Soc. d'émul.*, t. 8.

en envoie dans le col utérin. C'est une erreur de M. Burns et de M. Carus qu'il adopte; car rien n'est fréquent comme de rencontrer un prolongement de la caduque dans l'angle inférieur de la matrice. Les pores dont la face interne de l'ampoule anhiste est criblée, et sur lesquels M. Lobstein insiste déjà, l'ont abusé au point qu'il les indique comme les orifices d'autant de petits canaux! Enfin, après avoir expliqué les différentes phases de la membrane caduque à sa manière, M. Breschet arrive aux conclusions suivantes, que je prie de confronter avec celles que je mets en regard.

1° Il se forme dans l'utérus, après la fécondation, une poche membraneuse.

1° L'imprégnation détermine dans l'utérus une exhalation de matière coagulable bientôt transformée en une espèce d'ampoule. (Velpeau, *Tocologie*, p. 231.)

2° Cette poche ou le *périone*, est fermée de toutes parts.

2° Jamais cette ampoule n'est percée naturellement. (*Id.*)

3° Elle contient un liquide.

3° Elle est remplie d'un liquide. (*Id.*)

4° A l'arrivée de l'ovule, ce kyste l'enveloppe en entier. Alors se forme la caduque réfléchie.

5° Ces deux membranes existent entre l'utérus et le placenta.

4° et 5° J. Hunter, Chaussier, etc., ont dit la même chose, et je crois avoir démontré que c'est une erreur.

6° L'hydropérione, qui se trouve d'abord dans la caduque primitive, est ensuite contenu entre les deux membranes caduques.

6° Cette proposition ne fait que répéter la 3°, car, pour changer de forme, la cavité de la caduque n'en reste pas moins la même.

7° Ce liquide cesse d'exister lorsque les deux membranes sont en contact : alors le placenta commence à paraître.

7° Puisque les deux feuillets de la poche sont en contact, il faut bien que le liquide qui la remplissait d'abord ait cessé d'exister. Le placenta commence beaucoup plus tôt à se montrer.

8° L'hydropérione sert à la nutrition de l'embryon pendant les premières phases de la vie intrà-utérine.

8° J'ai montré plus haut que c'était une inadvertance de l'auteur.

9° Cette nutrition s'opère d'abord par un mécanisme particulier, par endosmose peut-être, puis à l'aide des filaments du chorion.

9° Même inadvertance que dans la proposition 8°.

10° Les mammifères ont une disposition analogue. Chez eux, on ne peut pas douter de l'existence du périone.

10° Les autres mammifères n'ont qu'une caduque simple, et point de liquide interposé.

11° Les membranes caduques se forment dans l'utérus et dans le lieu où se développe l'œuf lorsque la grossesse est extrà-utérine.

11° Dans la grossesse extrà-utérine, la matrice se remplit d'une sorte de caduque (*Velpeau*, Tocolog, p. 206.) La membrane anhiste qui entoure l'œuf alors est simple comme celle des mammifères, et ne contient point de liquide.

| | |
|---|---|
| 12° Les caduques et l'hydropérione constituent un petit appareil de nutrition de l'œuf pendant les premières périodes de la gestation. | 12° C'est la répétition des propositions huitième et neuvième. J'ai dit ce qu'il en fallait penser. |
| 13° Cet appareil existant dans l'homme et les mammifères, doit être comparé à l'organe que des physiologistes modernes ont appelé *nidamentum*. | 13° Cet appareil n'a point d'hydropérione dans les autres mammifères. C'est M. Burdach qui en fait un *nidamentum*. |

Des deux planches qui appartiennent à M. Breschet, l'une, représentant une matrice entière en état de gestation, est disposée de telle sorte qu'elle donne, au premier abord, l'idée d'une tête humaine, et d'un œil largement ouvert, vus de côté. L'autre, lithographiée sur fond noir, est au contraire de toute beauté. Elle a pour but de représenter l'allantoïde, la vésicule ombilicale et divers embryons. Comme elle est étrangère à ce qui concerne la caduque, seul point dont M. Breschet se soit occupé, je ne puis me permettre d'en parler, ignorant en quoi il se rapproche ou s'éloigne de ce que j'ai moi-même publié sur ces divers objets. Les deux figures qu'il a placées à côté des miennes, dans la pl. 5, représentent les mêmes parties que les fig. 1, pl. 1, et 4 des pl. 2 et 3 de son mémoire. Elles sont également très belles. La fig. 1, pl. 4, lui appartient encore. Elle montre, d'après lui, la manière dont l'embryon s'enveloppe de l'amnios. Les pl. 2, 3, 4 et 5, ayant été faites presqu'en entier sous ma direction, seront toutes reproduites ici. Je regrette seulement que M. Breschet ne m'en ait pas demandé l'explication. En effet, ne les ayant examinées qu'en passant, lorsque je les faisais peindre, il ne s'est rappelé qu'en partie la désignation des pièces comparées aux dessins. Aussi s'est-il mépris plusieurs fois dans le détail qu'il a cru devoir en donner, et de manière à tromper, malgré lui, les personnes peu au courant de ces sortes de matières.

Le travail de M. S. Bock (1), exécuté sous la direction du professeur Müller, est tout-à-fait en faveur des opinions que je me suis faites de la caduque. Ses fig. 1 et 2 montrent, mieux encore que ses paroles, comment l'ovule est dépourvu de cette membrane dans son point de contact avec la matrice. Ses fig. 2 et 3 prouvent que, dans le produit d'où elles ont été tirées, la caduque se prolongeait assez loin dans le col. Enfin ses fig. 2 et 4 donnent la même idée que les miennes de la cavité et du feuillet réfléchi de la poche anhiste. Ces dessins sont d'autant plus concluants, que l'œuf décrit par M. Bock était peu avancé (un mois), et que s'il ne peut pas servir de type, puisque l'ovule était descendu jusques auprès du col et que la caduque elle-même avait été déchirée pendant les efforts de l'avortement, il n'en offre pas moins d'ailleurs tous les caractères de l'état normal. Tout y était en effet, quoique l'embryon, un peu petit pour les dimensions de la membrane de Hunter, eût probablement cessé de croître une semaine ou deux avant la fausse couche. La portion du chorion

(1) *Dissert. de membran. decid. Hunteri*, etc. Bonnæ, sept. 1831.

restée à découvert fait voir qu'en se prolongeant davantage en arrière, la caduque l'eût bientôt enveloppé en entier, et comment, en le tenant séparé de l'utérus dans une trop grande étendue, elle a pu gêner la nutrition de l'ovule.

L'ouverture qu'il a observée vers le col de la matrice, porte M. Bock à croire, avec M. Tiedmann, M. Carus, etc., qu'au lieu des trois orifices admis par W. Hunter, et récemment encore par M. Wagner (1), il faut n'en accorder qu'un seul à la caduque, ne s'apercevant pas que, vis-à-vis du col comme au niveau des trompes, ce ne sont là que des résultats de déchirures, des perforations accidentelles, qu'on trouve tantôt dans un point, tantôt dans un autre, sur beaucoup de produits expulsés par avortement. S'appuyant des superbes injections du professeur Van der Kolk, d'Utrecht, injections examinées par M. Müller, et qui montrent que les fausses membranes reçoivent non-seulement des artères et des veines, mais aussi des lymphatiques, M. Bock semble admettre, comme M. Lobstein, M. Burdach, etc., que la caduque utérine est le siége d'une véritable circulation sanguine. Pour moi, j'ai la certitude qu'en jugeant par la pièce même qu'il avait sous les yeux, il aurait acquis une conviction opposée. J'ai d'ailleurs fait voir que Samuel (2) se trompe en comparant la caduque aux concrétions inflammatoires. Ce que M. Bock dit du temps où la *decidua reflexa* se forme, et de l'époque de sa disparition ou de sa confusion avec la caduque externe, n'étant fondé que sur des suppositions émises par lui ou par ses prédécesseurs, ne doit pas être autrement discuté. Du reste, il faut distinguer deux choses dans cette dissertation: 1° les observations anatomiques de l'auteur, 2° les généralités qu'il cherche à en faire ressortir. Son défaut sur ce dernier point, se retrouve dans tout ce qu'en ont dit sês compatriotes et chez la presque totalité des embryologistes; c'est-à-dire que, acceptant tous les faits sans critique, sans remarquer qu'une foule d'erreurs matérielles ont été commises dans leur exposition et qu'il n'en est qu'un très petit nombre qui se soient présentées à l'état complétement normal, ses obervations personnelles sont les seules dont la science puisse profiter.

Une autre dissertation, soutenue sous la présidence de M. Weber, et insérée par extrait, en 1832, dans le *Médicinische*, *chirurgische zeitung* de Saltzbourg, viendrait encore à l'appui de cette assertion, s'il le fallait; mais, a pour objet spécial un ovule de huit jours, étudiée dans l'utérus même, je n'y aurai recours qu'au chapitre relatif à l'embryon.

L'ouvrage publié en 1832 par le docteur B. W. Seiler (3), remarquable sur-tout en ce qu'il s'éloigne avec éclat du caractère spéculatif propre aux savants de l'Allemagne, est sous ce rapport un des plus importants qu'on ait vu paraître dans ce pays. L'auteur, qui a soumis une partie de ses planches au jugement des naturalistes

(1) *Archiv. de Meckel.* 1831, n. 1, p. 65.

(2) *Dissert. de ovorum Mammal. velamentis.* Wirceburg, 1816.

(3) *Die Gebarmutter, etc.*, c'est-à-dire, *de l'utérus et de l'œuf humain aux diverses phases de son développement.* Dresde, 1832.

réunis en assemblée à Berlin en 1828, de MM. H. Rudolphi, Tiedemann, en particulier, et qui a rencontré trente fois l'occasion d'examiner l'œuf dans la matrice, s'en tient à ce qui concerne l'espèce humaine, et ne parle que des faits matériellement observés par lui. Laissant de côté les suppositions que ses compatriotes ont tant de propension à tirer de l'analogie, il dit en effet n'avoir consulté que la nature. J'en suis surpris toutefois; car aucune de ses figures n'est exactement conforme à ce qu'on voit dans l'état normal. Celles qui représentent l'utérus entre autres m'ont paru donner une bien fausse idée de ce qui existe réellement. Quelques-unes de celles qui sont relatives à l'œuf sont meilleures, à la vérité; mais, ou les produits étaient altérés, ou l'artiste n'en a pas saisi toutes les parties, car ce n'est pas ainsi que se montrent de tels objets. Quoique les plus complets de l'ouvrage, les quatre dessins que je lui emprunte le démontreront sans peine. A moins qu'à l'instar de M. Baer, d'Oken, etc., il n'ait confondu la caduque externe avec la membrane interne de l'utérus, je ne vois pas qui a pu l'autoriser à conclure qu'elle est organisée, tandis que la caduque réfléchie ne l'est pas.

L'Angleterre, qui semblait s'être effacée dans cette question depuis les deux Hunter, semble vouloir y rentrer de nouveau. Je ne parle point du travail de Denmann (1), qui ne renferme qu'une seule figure digne d'être notée, et qui est assurément inférieur à beaucoup de traités antérieurs. Je veux parler des recherches récentes de MM. R. Lee (2), Radford (3) et J. Burns (4). Espérons donc que la Grande-Bretagne, jointe à l'Allemagne et à la France, parviendront enfin à créer une embryologie positive !

Le premier de ces auteurs semble même s'être engagé avec ardeur dans la voie que j'indique, car il a fait paraître deux mémoires dans la même année sur ce sujet. Si plusieurs de ses assertions tendent à confirmer ce que j'ai avancé sur les rapports du placenta avec la matrice, d'autres, au contraire, ont pour but de renverser en partie ce que j'ai dit de la caduque. Comme M. Lee ne s'appuie que sur des faits, et que sa position scientifique ne laisse pas de donner une grande valeur à ses opinions, j'ai dû rechercher avec soin la cause du désaccord qui semble exister entre nous. Il en est de même de M. Radford, professeur d'accouchement à l'hôpital de Manchester. Or, cette recherche m'a conduit à une réflexion singulière, et qui, si elle est juste, mettra en évidence une cause d'erreur à laquelle je n'avais pas d'abord pensé : c'est que ces deux auteurs ont pris la membrane interne du fond de la matrice pour le feuillet utérin de la membrane caduque! J'en demande pardon au lecteur, mais une telle méprise n'aurait rien d'humiliant pour personne. Peut-être a-t-elle été commise par un grand nombre

(1) *Engrav. on general. of some anim.*, etc. Lond. 1787 et 1815.

(2) *Double uterus. — struct. of the hum. ovum, etc. Méd. ch. Trans.*, 1832, vol. 17.

(3) *On the struct. of the hum. placenta.* Manchester, 1832.

(4) *Méd. Gazette;* vol. 2, p. 399-503 et 647.

d'autres observateurs. Je m'explique : dans l'état de vacuité, la cavité de l'utérus n'a ordinairement point de membrane muqueuse *séparable*. La raréfaction, que la grossesse amène dans les éléments de l'organe gestateur, fait qu'à dater du troisième mois, il est au contraire très facile d'en constater l'existence. Chaussier l'avait déjà dit. Il m'a souvent été possible d'en détacher alors de larges lambeaux, offrant de superbes arborisations, une densité presque égale à celle du péritoine et tous les caractères d'une couche distincte, quoique unie d'une manière assez solide et par de nombreux filaments organiques à la matrice. Je conçois donc qu'on ait pu s'y tromper et la prendre pour la caduque. Ainsi s'expliquerait ce que W. Hunter d'abord, MM. Carus, Seiler, Burns et une foule d'autres ensuite, ont dit en faveur de la vitalité, de l'état organique, de la texture de cette dernière tunique. On voit aussitôt dans quelle série de discussions inextricables une pareille confusion doit avoir entraîné les anatomistes! Il importait en conséquence de la signaler aux expérimentateurs. La pl. III du mémoire de M. Lee me paraît de nature à ne pas laisser le moindre doute à cet égard. Les ouvertures marquées *a, b,* et la tunique marquée *c,* dans la couche que M. Lee désigne sous le titre de caduque utérine, représentent très clairement l'origine des trompes et la tunique interne de l'utérus. Ce qu'il appelle, *d,* est au contraire la caduque externe, de même que la couche, *e*; tandis que le feuillet, *f,* forme la caduque réfléchie au lieu d'être le chorion, comme le croit cet auteur. Le placenta qu'il place en *h,* vers le col utérin, est tout simplement une portion de la caduque elle-même. Je ne sais même si le fond de l'œuf que M. Lee place en bas, d'après cette série de méprises, n'est pas, au contraire, tout-à-fait en haut. On conçoit d'après cela, qu'il admette des vaisseaux, une texture dans la membrane dont il croit avoir démontré l'organisation, qu'il l'ait rencontrée entre la matrice et le placenta, et qu'il n'adopte pas mes opinions sous ce double point de vue. Sur des œufs plus avancés, hors de la matrice ou à terme, il n'a pu se tromper ainsi, sans doute; mais la continuité de la caduque avec la couche utérine du placenta, après le deuxième ou le troisième mois, a dû suffire pour le maintenir dans sa première erreur; de même que les caractères qu'il donne au chorion ne lui auront pas permis de distinguer alors les deux feuillets de la caduque proprement dite. Les trois matrices que M. A. Shaw lui a permis d'examiner, sont décrites par lui de manière à ce qu'on puisse douter qu'elles continssent une caduque, et ce que je viens de dire de sa pl. III montre comment il a pu les invoquer pour prouver que la membrane anhiste est percée aux angles utérins. Si, sur une femme morte à sept mois de grossesse, M. Ch. Millard, qui fait d'ailleurs observer qu'aucune ouverture n'existait vis-à-vis des trompes, a vu, comme M. Lee, la caduque passer entre la matrice et le placenta, on l'explique sans peine. A cette époque, en effet, il n'existe plus de ligne de démarcation entre la circonférence du placenta et l'ancien cercle replié de la tunique de Hunter.

Comme le placenta se développe, suivant M. Lee, entre le chorion et la *decidua vera*, c'est-à-dire, entre la *decidua reflexa* ou le chorion et la couche interne du tissu même de la matrice, on conçoit toutefois qu'il arrive aux mêmes conclusions que moi sur l'union de ces corps avec l'utérus. Aussi, soutient il dans un autre travail (1), fondé sur l'examen de six produits étudiés en place, que la caduque adhère si fort au délivre, qu'on ne peut l'en détacher sans rupture; qu'aucun gros vaisseau de la matrice ne s'abouche avec le placenta, et que les grandes ouvertures obliques, qu'on voit à la face interne de l'utérus, sont fermées par la caduque interposée.

La fig. 1, pl. 3 du mémoire de M. Radford, montre très clairement aussi que ce dernier écrivain est parti, comme le précédent, d'un point erronné. Le feuillet A, A, A, garni, comme il le dit, d'un admirable réseau vasculaire, et qu'il nomme caduque utérine, n'est autre chose que la tunique propre de la matrice. La surface B, B, n'est que la surface libre du tissu même de l'utérus. Il paraît au surplus que M. Radfort n'a pas toujours commis cette erreur; car il fait très bien remarquer que sur un œuf de trois mois, examiné en place avec M. Partington, l'air, insufflé par la trompe, ne pénétra dans la caduque que par des ouvertures qui parurent être l'effet d'une déchirure. Dans un autre cas, rapporté par M. Life, la grossesse n'était que de six semaines, et cependant la caduque n'offrait aucune ouverture. Du reste, M. Radfort avoue, page 10, qu'aucune artère volumineuse ne passe de la matrice au placenta, et que, sur cet organe, la caduque se borne à se porter d'un lobe sur l'autre, à la manière de l'arachnoïde, sur les circonvolutions du cerveau; ce qui, quant à l'aspect des parties, est parfaitement exact.

En répondant au docteur Lee, M. Burns (2) n'ayant en quelque sorte eu en vue que le placenta, qu'il dit être cellulaire dans sa portion maternelle, et arborescent ou ramifié dans sa partie fœtale, prouve seulement que, dans son opinion, le sang circule directement de la mère à l'enfant. Cette doctrine tout-à-fait opposée, comme on voit, à celle de MM. Lee et Radford, devant être discutée à l'article *placenta* ne m'occupera pas davantage en ce moment.

Quoique je ne veuille traiter ici que de la partie matérielle ou positive de l'ovologie, je n'ai pas cru pouvoir me dispenser cependant de montrer le point de vue sous lequel une foule d'anatomistes du Nord l'envisagent actuellement. Dans la crainte de ne pas rendre exactement leur idée, j'ai même prié M. Monod, agrégé fort instruit de l'École de médecine, et très versé dans la littérature allemande, de me faire un extrait détaillé du plus savant traité de physiologie qui ait paru depuis quelques années dans ce pays.

Les lecteurs verront par cet abrégé de M. Burdach (3), jusqu'à quel point il est important de se placer si haut dans l'horizon scientifique, pour éclairer les questions de pure anatomie ou de physiologie anatomique.

(1) *Philosoph. trans.*, v. 17, part. 1, p. 57; 1832.
(2) *Med. Gazette of Lond.*, vol. 2, p. 503.
(3) C. F. Burdach, *Die Physiologie, etc.*, t. 2, p. 47—339. 1828.

A. *L'œuf*, dit-il, produit organique d'un organe spécial (l'ovaire), forme une vessie fermée, dans laquelle, sous l'influence de certaines circonstances extérieures (l'incubation), la matière qui s'y trouve contenue devient un nouvel individu qui, après avoir atteint un certain degré de vie, sort de l'œuf.

Dans les êtres inférieurs, la formation de l'œuf commence et s'achève à l'ovaire; mais là où la semence subit l'action des canaux organiques de la mère, elle y éprouve de nouveaux développements. Dans les invertébrés, la partie essentielle de l'œuf est formée dans l'ovaire, et il ne reçoit dans l'oviducte que l'enveloppe qui lui sert de nid. Dans les vertébrés ovipares, le jaune seul se forme dans l'ovaire, et dans l'oviducte se produisent le blanc, la coquille et l'enveloppe qui sert de nid. Dans les mammifères, cette dernière ne se forme que dans le lieu d'incubation (la matrice). En général, plus l'animal est élevé et moins la perte de l'ovaire est grande... Baer a découvert que le rudiment de l'œuf est contenu, long-temps avant la fécondation, dans l'intérieur des vésicules de l'ovaire, au milieu d'un amas de granulations qui a la forme d'un petit cône dont la base est fixée à la paroi de la vessie, tandis que sa pointe regarde vers l'intérieur. La vésicule est elle-même tapissée, à sa face interne, par une membrane granulée, qui, d'abord épaisse et composée de granulations opaques, s'amincit et porte des granulations plus petites et transparentes. L'œuf long de 1/4 à 1/8 de ligne est sphérique, creux, composé de deux membranes et d'un liquide. Quand il sort de la vésicule rompue et pénètre dans l'*oviducte*, il entraîne avec lui la membrane granulée, qui lui forme pendant un certain temps une espèce de disque. Du reste, Baer regarde l'œuf des mammifères comme l'analogue du *germe* dans l'œuf des ovipares. Nous considérons ici l'œuf tel qu'il est avant l'incubation. Il se compose alors : 1° d'une matière destinée à la formation de l'embryon, *embryotrophe*; 2° d'un organe d'où naît la force formatrice, point fixe pour le commencement de la vie, *Blastoderme*, *membrana germinativa* ou *prolifera*; 3° d'une enveloppe qui, renfermant les deux autres corps, les protége en même temps qu'elle établit l'action réciproque du monde extérieur et des deux premiers organes dans l'incubation, *membrane de la coquille*. Ces trois parties, que nous pouvons appeler *nutritive*, *vivante* et *protectrice*, existant dans les œufs de tous les êtres organisés, offrent seulement des modifications, tantôt simples, tantôt multiples, tantôt d'une forme, tantôt d'une autre. Moins généralement existe une enveloppe tout-à-fait extérieure, *l'enveloppe qui sert de nid*, qui est une organisation préexistante à l'incubation, tandis que les autres organes de l'œuf se forment après l'incubation.

B. L'*embryotrophe*, substance dont est formée l'embryon dans les plantes, est tantôt immédiatement converti en cotylédons, tantôt forme l'endosperme de Richard. Dans les animaux, il constitue le jaune, *vitellum*. C'est la partie originelle, le produit immédiat de l'ovaire. Le jaune est albumineux, avec plus ou moins d'huile grasse, sur-tout dans les œufs qui, pendant l'incubation, ne reçoivent aucuns matériaux nutritifs. Le caractère du jaune, dans les mammifères, c'est que l'ovaire fournit excessivement peu d'embryotrophe;

de manière qu'il est dans une très petite proportion avec la partie vivante qui tire plus tard des matériaux nutritifs de l'oviducte et de la matrice. L'œuf humain n'est pas plus gros que celui du plus petit insecte. Dans le plus grand nombre d'animaux, l'oviducte fournit une substance secondaire qui enveloppe le jaune : c'est le blanc. Dans les insectes et dans les plantes il n'y a pas de blanc, parce que l'œuf est formé tout entier dans l'ovaire. Dans les mammifères il n'y a pas non plus de blanc. Le liquide albumineux qui existe entre le chorion et l'amnios, ne peut en être regardé comme l'analogue, ayant un tout autre rapport avec l'enveloppe originaire de l'œuf.

C. Autour de l'*embryotrophe* se forme les enveloppes extérieures. Les membranes ne sont, en général, que des limites *en surface* de la substance organisée. Elles se forment par l'épaississement de cette substance à sa superficie. Quand de semblables condensations se renouvellent, et que les différentes membranes superposées sont encore molles et en contact, elles s'unissent de manière à ne former qu'une seule enveloppe. D'autre part, une membrane épaise et formée graduellement peut être séparée en lamelles. De là, deux causes d'erreur que nous ne pouvons éviter qu'en remontant à l'origine et en consultant l'analogie. Ainsi, nous trouvons, comme partie importante de l'œuf, une membrane extérieure et un coagulum solide, étendu en membrane comme pour former l'enveloppe extérieure. L'enveloppe de l'embryotrophe n'a pas de vaisseaux, mais elle est perspirable aux substances extérieures et les lui laisse arriver : nous l'appelerons *cuticula ovi*. Dans les plantes on l'appèle périsperme externe (Treviranus), *secundinæ externæ* (Malpighi), *testa* (Gartner), coque (Tittemann).... Dans les animaux ovipares, la *cuticula ovi* est produite par la coagulation de la surface de l'embryotrophe, et présente, dans le nombre et la consistance, les variétés suivantes : l'embryotrophe simple est enveloppé d'une seule membrane, la *membrane de la coque* (*membrana testuca*). Elle se forme dans l'ovaire et est primitive comme l'embryotrophe. Quand ce dernier est double, l'enveloppe se multiplie. D'abord se forme la membrane du jaune, *cuticula vitelli*, à la surface extérieure du jaune, par la condensation de celui-ci. Elle est sans vaisseaux et sans communication, soit avec le jaune, soit avec la surface interne de l'ovaire. Ce n'est que par absorption des fluides arrêtés par l'ovaire, que le jaune peut augmenter encore comme il le fait. Nous appelons le jaune et sa membrane *globus vitellarius*, le globe jaune. Quand le globe jaune s'est recouvert dans l'oviducte de l'embryotrophe secondaire, il se forme, à la surface externe de celui-ci, une membrane extérieure, *membrane de la coque*, que nous appèlerons secondaire. Dans l'œuf de la poule, elle est hérissée, à sa surface extérieure, de flocons qui se logent dans les inégalités de la coquille, et se compose de deux feuillets accolés, excepté au gros bout où leur écartement constitue le *sac à air*. L'existence de la *membrane chalazifère* (*membrana chalazifera*) et de la coquille, est moins générale. Dans les oiseaux, la première couche de blanc qui recouvre le jaune se coagule à sa surface, et forme la membrane chalazifère là où l'œuf absorbe, pendant l'incubation, de l'humidité, ou est placée dans une enveloppe qui sert de nid. La *membrane de la coque*, qu'elle soit primitive ou secondaire, est tenace, coriace (mollusques, serpents). Dans le cas contraire, il y a une coquille (*testa*). Dans les animaux inférieurs, la coquille n'est peut-être que la membrane de la coque durcie. Dans les ovipares plus parfaits, ces deux organes sont distincts.

Quant à l'œuf des mammifères, on l'avait d'abord décrit comme une simple vésicule remplie d'un liquide (Kuhlemann, Graaf, Prévost et Dumas, Maygrier, etc.). Baer a montré qu'il y avait deux membranes différentes, ainsi que Cruikshank l'avait observé sur le lapin. La membrane extérieure est, suivant Baer, plus mince, plus transparente que l'interne et couverte d'inégalités, indices des villosités qui s'y développeront plus tard. Nous la regardons comme l'analogue de la membrane de la coque, et la nommons *exochorion*. En effet, la membrane que, dans les mammifères, on appèle *chorion*, et qui, enveloppée par la membrane Huntérienne, renferme elle-même l'amnios, la vésicule ombilicale et l'allantoïde, est un organe composé, constitué par deux feuillets, entre lesquels est interposée une couche de vaisseaux, comme l'ont indiqué Wrisberg, Krummacher, Dutrochet, Emmert. Chez l'homme, ces deux feuillets, distincts jusqu'au deuxième ou troisième mois, se confondent ensuite. Comme leurs rapports sont tout-à-fait différents, nous les distinguerons en *endochorion* et *exochorion*. L'exochorion est l'analogue de la membrane de la coque, c'est-à-dire une vessie fermée, épidermoïde, formant les limites de l'œuf, et destinée à établir ses rapports avec l'extérieur. C'est la seule membrane, qui forme, comme la membrane de la coque, une vessie simple ne se repliant pas vers l'embryon; tandis que l'endochorion se renverse pour recouvrir le cordon ombilical et accompagne les vaisseaux jusque dans le bas-ventre. L'exochorion n'a pas de vaisseaux, et, lorsque plus tard, ils partent de l'endochorion pour aller former le placenta, il leur fournit seulement des gaînes qui vont de dedans en dehors. L'endochorion qui accompagne les vaisseaux, se comporte à l'égard de l'exochorion, comme le feuillet externe et vasculaire à l'égard de la membrane de la coque. Seulement ici les vaisseaux ne percent pas cette dernière. L'exochorion est l'extérieur de l'œuf, et absorbe comme la membrane de la coque de beaucoup d'ovipares. Les villosités qui se forment à sa face externe, sont les analogues des flocons de la membrane de la coque, qui se logent dans les anfractuosités de la coquille. Enfin, l'exochorion est d'abord transparent, puis blanchâtre, ferme, tenace, comme la membrane de la coque chez les ovipares sans coquille. Nous pouvons donc le regarder comme une membrane de la coque, qui n'est pas séparée par un blanc et par une membrane du jaune d'avec le blastoderme, ou comme une membrane du jaune qui n'est pas recouverte par un blanc. Secondement, l'exochorion est la première partie formée dans l'œuf. Ceci résulte d'abord de ce qu'elle est l'analogue de la membrane de la coque. L'embryotrophe, sécrété par l'ovaire, commence par se limiter par la condensation de la surface. De même que dans les œufs d'insectes, un jaune sans blanc constitue un embryotrophe simple, et qu'ainsi la membrane de la coque est immédiatement appliquée sur l'embryotrophe et le blastoderme; de même l'œuf des mammifères est disposé d'une manière tout-à-fait analogue. La membrane externe de l'œuf des mammifères à déjà, dans l'ovaire, des inégalités qui formeront plus tard des villosités (Maygrier). Baer n'a rencontré aucune membrane qui lui fût extérieure. Si l'on conclut de là que la membrane externe formée la première, reste toujours externe, nous serons amenés à la regarder comme constituée par l'exochorion. Car l'endochorion naît, ainsi que nous le verrons plus tard, de l'embryon lui-même avec les vaisseaux ombilicaux, et ne peut exister que là où existe un embryon avec des vaisseaux. C'est pour cela que les jumeaux ont ordinairement une caduque commune et des chorions distincts. Là où le chorion est commun, il peut avoir été formé par deux chorions, d'abord distincts, ou bien les deux embryons se sont développés dans un même chorion.

D. La partie vivante et formatrice de l'œuf est la membrane du germe (*membrana germinativa sive prolifera, blastoderma*) *ou le blastoderme*, qui se voit entre l'embryotrophe et la membrane extérieure. Lorsque l'embryotrophe est simple, il se trouve par conséquent à la face interne de la membrane de la coque; tandis que s'il est double (jaune et blanc), c'est, au contraire, à la face interne de la membrane du jaune. Dans les plantes on l'appèle la *membrane interne de la graine* (chorion Malpighi *nuclearium* (Tittmann), *endopleura*, (de Candolle).

Le blastoderme des ovipares se forme, par la sécrétion d'une masse granulée, à la surface du jaune. Son fondement est un disque granulé, *discus proligerus*, qui, placé immédiatement au-dessous de la membrane du jaune, se laisse voir par transparence au travers, comme un ombilic, *cicatricula*, et un cône granulé, *cumulus proligerus*, qui fait saillie dans le jaune. Les globules ou granulations, de ces deux parties, ou du *stratum proligerum*, sont lâchement unis entre eux, de manière qu'ils constituent moins un organe bien circonscrit qu'une partie modifiée du jaune. A cela s'ajoute encore une vésicule, *vesicula proligera*, que Purtrinie a trouvée dans l'œuf de la poule et Baer dans tous les ovipares, qui existe dès les premiers temps de la formation de l'œuf, occupe d'abord le centre du jaune, se porte ensuite à la surface vers le *stratum proligerum*, et disparaît vers la maturité du produit. Quand celui-ci descend de l'oviducte, elle se rompt probablement et répand son liquide. C'est de ce liquide, d'une portion du jaune et du stratum qui disparaît alors, que se forme le blastoderme sous l'aspect d'un disque, composé de granulations, qui s'accroît continuellement, enveloppe le jaune et tend à former une vésicule en même temps qu'il se forme un embryon.

Baer a découvert en dedans de l'exochorion des mammifères, et séparé de lui par un petit intervalle, un globe opaque à grosses granulations, contenant une petite cavité, en d'autres termes une vésicule à parois épaisses. Il a trouvé dans des œufs de chienne, déjà placés dans la matrice, les parois de cette vésicule constituées par une membrane demi-opaque, à la face interne de laquelle se montraient, sous forme de points opaques, des amas de petites granulations, et notamment un amas plus gros, *cumulus proligerus*, qui, dans les petits œufs, étaient coniques, et dans les plus gros, planes et discoïdes. Baer regarde cette vésicule comme la membrane du jaune, en dedans de laquelle se forme le blastoderme. Je pense que c'est le blastoderme lui-même. 1° Le blastoderme ne montre, dans les ovipares, une tendance à la forme vésiculaire et à celle d'un disque dans le commencement, qu'à cause du volume considérable du jaune. Dans les mammifères, le jaune est excessivement petit, et le blastoderme se montre tout d'abord sous forme de vésicule. Le *cumulus proligerus* indique le point du blastoderme où la vie et la force formatrice sont concentrées et excitées, et où plus tard se forme le rudiment de l'embryon. L'œuf de la grenouille offre quelque chose d'approchant. Là il y a, d'une part, introduction de l'eau extérieure; de l'autre, l'embryon se nourrit en partie du blanc. Aussi le jaune est-il petit. Le blastoderme en recouvre les 3/4, et ce n'est que dans le *cumulus proligerus* que se montre le rudiment de l'embryon. 2° Quoique la membrane du jaune soit plus épaisse et comme granulée dans le commencement, chez les ovipares, elle n'a certainement pas cependant une épaisseur telle qu'elle laisse à l'embryotrophe une cavité insignifiante comme ce serait le cas dans les mammifères. 3° Si c'était la membrane du jaune, il devrait y avoir un moment où se formerait le blastoderme. 4° Si c'était la membrane du jaune, la membrane extérieure devrait être une membrane de la coque secondaire sécrétée par un embryotrophe secondaire, parties qui ne se forment, à quelques rares exceptions près, que dans l'oviducte des ovipares et non dans l'ovaire.

E. Pour donner une idée des différentes formes de la marche de la semence, nous avons dû considérer, non-seulement le lieu de dépôt général (la terre ou l'eau, corps organisés morts ou vivants), mais aussi les lieux de dépôt particuliers dans lesquels l'œuf, après être sorti des organes de production de la femelle, est placé. On voit que ce sont, tantôt des cavités ouvertes, des fosses, des cellules, des nids; tantôt des cavités formées avec des masses gélatineuses, durcies ou membraneuses, avec des tuyaux ou des sacs. L'embryotrophe secondaire doit être aussi rangé, en partie, dans cette catégorie, notamment chez les grenouilles où le blanc ne devient coque que là où plusieurs œufs sont réunis. Maintenant nous devons considérer, sous un point de vue général, ces lieux de dépôt que nous comprendrons sous la dénomination commune de *nidamentum*. Nous y joignons les péricarpes des plantes et les réceptacles des œufs qui subissent l'incubation dans l'oviducte ou dans la matrice, et dont la description ne peut être faite qu'ici. Nous entendons par nid une enveloppe extérieure, fournie par la mère, s'ajoutant à l'œuf individuellement formé (recouvert de la membrane de la coque ou de la coquille), et ayant trait à l'incubation. Les objets qui remplissent ce but et que nous partagerons en *nids* (cavités ouvertes, cellules), *masses à nid* (substances homogènes, enveloppantes, parmi lesquelles nous rangeons le frai), et *membranes à nid* (membranes en forme de vésicules auxquelles appartiennent les sacs à œufs), sont très dissemblables.

Néanmoins nous devons les réunir, car nous remarquons que, même dans des états très voisins, ces organes sont fort différents. Ainsi, la gousse, le fruit à noyaux, la noix et la graine des labiées ont évidemment les mêmes fonctions, quelque variée que soit leur structure. Il en est de même des alvéoles des abeilles, des sacs à œufs des scarabées d'eau, des masses à nid des papillons, etc. La variété de forme est le trait caractéristique de ces appareils. Un second trait caractéristique, c'est que la même enveloppe à nid renferme souvent plusieurs œufs. L'œuf, dans sa forme vésiculaire, est un tout isolé. Chaque individu est formé dans son œuf ou dans sa coque, quelque nombreux que puissent être les œufs. Il y a des exceptions, il est vrai. On a trouvé, chez l'homme, deux embryons dans le même chorion, et quelquefois même dans le même amnios; mais c'est une disposition aussi anormale que deux jaunes dans les œufs d'oiseaux. Là donc où nous rencontrons plusieurs œufs dans une enveloppe, cette enveloppe doit être regardée comme l'enveloppe à nid. Le *nidamentum* n'entre pas, à proprement parler, dans l'organisation de l'œuf. C'est la dernière coopération de la mère non *produisant*, mais *couvant*. Nous distinguons plusieurs degrés dans ses connexions avec l'organisme maternel. D'abord, tout le corps de la mère peut servir d'enveloppe aux œufs (exemple : *distoma duplicatum*). Dans un deuxième degré, le nidamentum est un organe de la mère qui sert ensuite à l'incubation et se détache ensuite. Exemple : les plantes, beaucoup d'insectes, de mollusques, etc. Dans certains animaux vertébrés, on voit quelque chose d'analogue. Ce n'est plus une partie des organes de la génération, mais de la peau, qui devient le nidamentum; ainsi, la peau du ventre chez quelques poissons, la peau du dos dans la grenouille pipa (*rana pipa*). Dans un degré plus élevé, le nidamentum n'est plus un organe, mais un produit de sécrétion de la mère. La matière du nidamentum est une membrane muqueuse qui se développe autour de l'œuf plus ou moins loin de l'ovaire : dans les oviductes, la matrice des mammifères. Chez ces derniers, il est bien évident que le nidamentum n'appartient pas à l'œuf, mais est un produit de la mère destiné à l'incubation, puisqu'il se forme avant que l'œuf n'arrive dans la matrice. Le nidamentum est formé par des actes volontaires et instinctifs dans beaucoup de cas, et cela, tantôt avec des matériaux étrangers, tantôt avec des substances tirées du corps même de la mère (oiseaux, insectes). Le nidamentum favorise l'incubation, en fournissant protection et nourriture. Tantôt il sert lui-même de nourriture; tantôt il renferme des matériaux nutritifs; tantôt, enfin, il sert de moyen pour transmettre la nourriture venue du corps de la mère. Le nidamentum dure plus ou moins long-temps. Ainsi, dans les mammifères, il ne sert que pendant les premiers temps de l'incubation. Dans d'autres animaux, il sert encore aux larves sorties de l'œuf (grenouilles).

*F. Description du nidamentum, dans l'incubation extérieure, dans les plantes, etc.* Les sacs à germes des infusoires, des polypes et acéphales, offrent beaucoup d'analogie avec le péricarpe. Dans les sangsues, dans les mollusques qui pondent, les œufs sont, à l'extrémité de l'oviducte, enveloppés par une mucosité sécrétée par les organes collatéraux. Le nombre et l'arrangement des œufs varie. Dans beaucoup d'insectes, les *organes collatéraux* sécrètent un fluide qui se durcit et enveloppe, soit les œufs séparés, soit les œufs en masse, et dont la forme et la disposition sont très variables. Le *sac à œufs* des entomostracés (monoculus, etc.) est expulsé et sert d'enveloppe aux œufs. Les œufs des poissons sont aussi revêtus par une albumine plus ou moins abondante dans l'oviducte. Cette humeur se solidifie dans quelques espèces, et peut servir à faire adhérer les œufs à des corps solides et fixes.

Dans les grenouilles, il y a aussi sécrétion d'une albumine qui réunit les œufs les uns aux autres.

Lorsque l'incubation a lieu dans les oviductes, il y a une *membrane à nid* qui peut être simple, ou contenir une matière gélatineuse.

Dans les mammifères, elle devient la membrane caduque de Hunter; *decidua externa* de Sandifort; *tunica exterior ovi* de Haller; *caduca crassa* de Mayer; *membrana mucosa* d'Osiander, *épichorion* de Chaussier, sans compter ceux qui l'ont confondue avec la couche tomenteuse du chorion et l'ont désignée sous les noms de *chorion villosum*, *reticulosum*, *spongiosum*, *filamentosum*. Hunter, Oken, Samuel, la croyaient propre à l'homme. Haller, Lobstein, Moreau, Bojanus, Dutrochet, Cuvier et Joerg, l'ont demontrée dans les mammifères. Dans l'homme, elle est épaisse d'une ligne environ, opaque, grise, jaunâtre ou rougeâtre, molle, lâche, spongieuse, tomenteuse, à mailles dirigées obliquement. Pendant la vie, elle ressemble assez à la couenne du sang. Elle a la forme de la cavité utérine, d'où on peut facilement la détacher. Sa face interne est lisse. Elle a des vaisseaux qui se laissent injecter par ceux de l'utérus, mais sont mous et se rompent facilement. Dans le voisinage du col, elle est plus mince, plus lâche et moins vasculaire. Hunter l'a trouvée percée dans cet endroit sur des œufs avortés ; mais il convient que, dans les premiers temps de la grossesse, il n'y a pas d'ouvertures dans ce point. En outre, Hunter y admet deux ouvertures au niveau des trompes. Mais ces ouvertures sont toujours accidentelles. Boehmer, Samuel, Lobstein, Moreau, ne les ont pas trouvées, et j'ai vu distinctement les trompes bouchées par la caduque. Quelquefois il y a des prolongements dans les trompes et le col, qu'on a très improprement nommés chalazes, ainsi que le fait remarquer Velpeau. En outre, c'est un fait peu important que la disposition en deux couches, rencontrée par Krummacher et Burns, qui l'ont regardée comme normale. D'après Dutrochet, la couche extérieure consiste, dans les carnassiers et les rongeurs, en un enduit muqueux, qui disparait vers le milieu de la gestation, et manque dans les ruminants. Chez les chiens, Bojanus appelle la couche extérieure, *decidua cellularis*, et l'autre, *decidua spongiosa*. La membrane caduque est l'analogue des fausses membranes, et la preuve de l'excitation de la matrice. C'est pourquoi elle peut se former, même dans l'état de vacuité (Desormeaux, Evrat), et dans les grossesses extrà-utérines. Elle n'est pas le produit du sang des règles, puisque Lallemand et Baudelocque l'ont trouvée autour de l'œuf dans les grossesses extrà-utérines. Elle ne peut pas non plus être attribuée à la partie la plus grossière de la semence, ni à l'excitation produite par la présence de l'œuf. Burns a eu tort de la considérer comme le produit du développement des vaisseaux, puisqu'elle est loin d'être essentiellement vasculaire. Dutrochet va trop loin cependant, en lui refusant toute vascularité dans les animaux. Dans l'homme, elle se forme environ 14 jours après la fécondation, et acquiert son plus grand développement au commencement du deuxième mois. Elle diminue dès la sixième semaine. Les villosités sont alors moins longues et moins nombreuses. Elle finit par être à peine apparente. D'après Dutrochet, elle disparaît dans les ruminants avant la formation des cotylédons; dans les chats, peu avant la naissance; dans les rongeurs, un peu plus tôt. Cependant l'enduit muqueux persiste encore. La caduque réfléchie, *decidua reflexa* (Hunter), *membrana retiformis chorii* (Hoboken), *involucrum membranaceum* (Albinus), *membrana filamentosa* (Rœderer), *Chorion ?* (Haller), *chorion fongosum, spongiosum, villosum*, *membrana floculenta ?* d'après plusieurs, *membrana adventitia* (Blumenbach), *membrana crassa* (Osiander), se comporte, relativement à la membrane ci-dessus décrite, comme le feuillet interne d'un sac séreux (pericarde). Dans le point où le placenta établit la connexion entre l'œuf et l'utérus, elle se continue avec la couche extérieure. Semblable à cette dernière, elle est seulement plus mince et plus réticulée ou garnie de cellules, dans lesquelles se logent les villosités du chorion. Elle se forme plus tard que la membrane externe, et seulement quand l'œuf arrive dans l'utérus. Elle n'existe pas dans le cas contraire. Ainsi, l'opinion émise par Bojanus, Moreau, Burns, Carus et Velpeau, est incontestable. C'est ce qu'avait aussi représenté Hunter, dans ses planches. Une circonstance semble contredire ce mode de formation : c'est que le point de l'invagination ne se trouve presque jamais ouvert, ni sous forme de canal. Mais dès les premiers temps, cette ouverture existe réellement, comme je puis le démontrer par des pièces; et c'est plus tard que la portion de matrice mise à nu, sécrète une espèce de couvercle, caduque secondaire (*decidua serotina*), qui est le rudiment du placenta. Burns s'est trompé en avançant que la couche externe était percée, et que le feuillet interne était seulement repoussé par l'œuf. L'opinion émise par Roux et Alessandrini, que la membrane réfléchie est le produit du chorion, est insoutenable. Le seul fait de la communication des vaisseaux de cette membrane avec ceux de l'utérus, la renverse. L'invagination commence vers la troisième semaine, et est très apparente vers la sixième. La portion réfléchie se nourrit par des vaisseaux qui y pénètrent au point de la réflexion. Carus prétend que, lors du développement du placenta, vers la fin du troisième mois, la membrane réfléchie est plus épaisse que l'externe; mais qu'elle va ensuite en diminuant, et que vers la fin du quatrième, elle est réunie à l'externe, comme une couche mince de tissu cellulaire. C'est cette époque qu'ont eu en vue les anatomistes qui ont nié l'existence, soit de la caduque réfléchie, soit de toute la membrane.

Ainsi, nous regardons l'*enveloppe maternelle de l'œuf* comme une espèce de membrane à nid, qui reçoit l'œuf par invagination, le fixe, devient, dans les premiers temps de la gestation, le moyen par lequel l'utérus agit sur l'œuf, et meurt quand la communication est établie par le placenta. Ainsi, nous la rapprochons du péricarpe, de la membrane à nid, de la masse à nid, et des nids des ovipares. Cuvier la regarde comme l'analogue de la coquille. Mais la membrane dont nous nous occupons, n'est pas une partie essentielle de l'œuf; elle a, au contraire, beaucoup d'analogie avec le péricarpe et la matière à nid. La disposition de la membrane caduque dans le chien, montre clairement que c'est une production de l'utérus et non pas de l'œuf. Dutrochet se trompe en comparant la caduque à la membrane de la coquille.

---

Ce travail, qui renferme des vérités d'observation assez nombreuses, et contient une infinité d'erreurs, montre à la fois la justesse d'esprit de son Auteur et les dangers d'abandonner les faits, pour se livrer sans réserve aux simples analogies et aux jeux de l'imagination dans les sciences physiques. Il prouve aussi que M. Burdach n'a que des notions assez vagues sur ce qui a été dit de l'œuf humain en France, en Angleterre, et même en Allemagne; car il rapporte, à chaque instant, à l'un ce qui appartient à l'autre, et se trompe souvent dans l'interprétation qu'il donne d'une foule d'Auteurs. N'ayant supposé aucune erreur matérielle dans les faits connus, il n'a pu exercer aucune critique sur les recherches de ses prédécesseurs, et s'est trouvé entraîné lui-même dans une série d'illusions, dans un mélange de vrai et de faux, réellement inextricable.

Pour compléter cet essai historique, je crois devoir mettre sous les yeux du lecteur un tableau, qui puisse résumer la nombreuse synonymie de la caduque, tel que l'ont déjà fait en grande partie MM. Burdach et Bock.

| *A.* Caduque externe ou entière. | *B.* Caduque réfléchie ou interne. |
|---|---|
| *Decidua.*—Hunter. | *Reflexa.*—Hunter. |
| *Decidua externa.*—Sandifort. | *Membr. retiformis.*—Hoboken. |
| *Tunica exterior ovi.*—Haller. | *Involucre membraneux.*—Albinus. |
| *Caduca crassa.*—Mayer. | *Membr. filamentosa.*— Rœderer. |
| *Membrana mucosa.*—Osiander. | — *adventitia.*—Blumenbach. |
| — *caduca.*—Danz. | — *crassa.*—Osiander. |
| — *cribrosa.*—de plusieurs. | — *réticulée.*—Rouhault, Muller. |
| — *ovi materna.*—Meckel. | — *villosa.*—Burton. |
| *Epichorion.*—Chaussier. | *Couches adventives.* —De Blainville, etc., etc. |
| *Membrane de connexion.*—Denman. | |
| *Épione.*—Dutrochet. | |
| *Nidamentum.*—Burdach. | |
| *Périone.*—Breschet. | |
| *Membrane anhiste.*—Velpeau. | |

# EMBRYOLOGIE

OU

# OVOLOGIE HUMAINE.

## SECTION PREMIÈRE.

### *Des Annexes du Fœtus.*

Trois sortes d'objets : les membranes, les vésicules, le placenta et le cordon, constituent les annexes du fœtus humain.

### CHAPITRE 1er.

### *Des Membranes.*

Les membranes de l'œuf complet sont au nombre de trois : la caduque, le chorion et l'amnios. Beaucoup d'accoucheurs et d'anatomistes n'accordent pas d'autres dépendances à l'enfant.

#### Art. 1er. *De la Membrane caduque.*

§ 1er. *Historique.* La membrane caduque, *membrana decidua*, *cellulosa*, *sinuosa*, *spongiosa*, membrane *commune*, *préexistante*, membrane *de connexion* ou *conjonctive*, *épichorion*, etc., tellement évidente à toutes les époques de la gestation, qu'elle a dû être observée par tous les anatomistes qui ont étudié les secondines humaines, n'a cependant été nettement distinguée des autres enveloppes fœtales par aucun auteur ancien. Ainsi Arétée (1), qui passe pour l'avoir décrite, s'exprime de manière à montrer qu'il n'en avait aucune notion. J. Fabrice (2) parle bien d'une *croûte* d'une *chair blanche*, *pituiteuse* ou *muqueuse*, etc.; mais le reste de sa description et la figure qu'il en donne permettent à peine de croire qu'il ait observé lui-même un œuf humain. G. Fallope (3), qui mentionne une substance *charnue*, *glutineuse*, adhérente à l'utérus, n'est guère plus clair. Spigel (4) est encore plus vague en disant que le chorion est une membrane épaisse et blanche. Ruysch (5), avec son *chorion velouté*, ne la connaissait pas mieux que les auteurs précédents. Rouhault et Litre (6), Hoboken (7), qui l'ont évidemment aperçue, la prennent pour le chorion. A. de Haller (8), qui l'a mieux caractérisée, en indiquant que l'œuf est enveloppé d'une membrane *molle*, *poreuse*, etc., ne s'en borne pas moins à décrire les deux tuniques ordinaires de l'œuf. Enfin, Needham (9), Diemerbroek (10), Noortwyk (11), n'en traitent, comme Rouhault, que sous le nom de chorion.

(1) *De causis et signis morborum*, *J.-P. Crasso-Patavino*, *interprete*. Libr. 4. cap. XI, p. 72.

(2) *De formato fœtu*. *Oper. omnia edent. Albi.* cap. I, p. 37.

(3) *Observationes anatomicæ*, p. 124, 207.

(4) *De formato fœtu*, *etc.*

(5) *Thesaurus anatomicus*. Libr. IV—V.

(6) *Mémoires de l'Académie royale des Sciences*. Paris, 1714; in-12, p. 120, 183.

(7) *Anatomia secund. humanor.*

(8) *Elementa physiologiæ*. Lausannæ, 17.

(9) *De formato fœtu.*

(10) *Anatomie du corps humain*, *t.* 2, p. 464.

(11) *Uteri humani gravidi anatome et historia*. Lugd. Bat., 1743; in-4.

Arantius ne dit rien qui puisse s'y rapporter. Harvey signale la matière glutineuse qui en tient lieu chez certains animaux, mais il n'y a point fait attention sur l'homme. Le langage de V. D. Wiel, à ce sujet, est tout aussi obscur que celui de Ruysch, et Albinus n'est pas plus clair que Spigel. Boëhmer l'a prise pour une concrétion morbide.

C'est donc à W. Hunter, qu'en est positivement due la découverte. Parmi les travaux auxquels elle a donné lieu depuis cet anatomiste, on doit sur-tout distinguer ceux de Krumacher (1), J. Hunter (2), Blumenbach, Sandifort, Wrisberg (3), Lobstein, Chaussier (4), Bojanus, Carus, M. F. J. Moreau, etc. Toutefois, si plusieurs de ces derniers s'accordent avec l'observateur anglais, d'autres sont arrivés à des notions opposées ; à tel point, comme on a pu le voir plus haut, que même actuellement il est peu d'ouvrages, soit de physiologie, soit d'accouchements, où la description de la membrane caduque soit exposée de la même manière. Les résultats auxquels j'étais parvenu en 1824, me firent espérer un instant qu'une telle incohérence allait enfin cesser, du moins en France. M. Adelon (5), les traducteurs et annotateurs du Manuel d'anatomie de M. F. Meckel, MM. Richerand (6), Hutin (7), Olivier (8), Desormeaux, adoptèrent en grande partie mes idées, ou en avaient déjà de semblables. Mais il n'en a pas été de même de plusieurs autres observateurs. M. Dugès (9) continue d'admettre une des hypothèses que j'avais combattue. M. Dutrochet (10) a cru pouvoir avancer que la membrane caduque est un être chimérique, et que tous les auteurs qui la décrivent ont été trompés par de fausses apparences. M. Carus, l'un des accoucheurs les plus distingués de l'Allemagne, qui partage mes opinions sur plusieurs points, émet sur d'autres des idées tellement étranges, que pour s'en rendre compte, on est forcé de supposer qu'il n'a jamais vu de membrane caduque entière à l'état normal dans les deux premiers mois de la gestation. Il en est de même de M. Baer, qui lui accorde de telles adhérences, qu'on la distingue à peine du feuillet interne de l'utérus, et qui retombe par là, avec M. Oken, M. Raspail, dans l'une des premières erreurs de W. Hunter, erreur que viennent de reproduire, ainsi que je l'ai dit, MM. Lée et Radford. M. Burdach auquel je montrai plusieurs pièces de ma collection en 1826, qui en indique, du reste, assez bien la disposition générale, me semble n'en parler que d'après un petit nombre d'observations sur l'homme. L'œuf qui sert à la description de M. Heusinger a dû l'entraîner aussi dans diverses méprises.

Dans mon premier mémoire (11) je n'avais pas assez insisté sur quelques points litigieux du sujet. N'ayant pu donner, à l'appui de mes assertions, les dessins qui devaient me servir de preuves, les lecteurs auront pu ne comprendre qu'imparfaitement ma pensée. Maintenant, j'ai observé la membrane caduque un si grand nombre de fois, qu'il me sera permis d'en donner une histoire moins incomplète. Les dessins que j'y ajoute ayant tous été pris sur nature avec un soin extrême, et mettront d'ailleurs à même de se prononcer sur la valeur de mes observations.

§ 2. *Description.* L'imprégnation détermine dans l'utérus une excitation spécifique, promp-

(1) *Observationes anat. circa Velam. ovi*, etc.

(2) *On the placenta*. London, 1792.

(3) *De structura ovi et secund.*, etc.

(4) *Lettre à madame Boivin, sur la structure de l'utérus.*

(5) *Physiologie de l'homme*. Paris, 1824.

(6) *Nouveaux éléments de physiologie*. IX$^{e}$ édition, Paris, 1825.

(7) *Manuel de physiologie de l'homme*. Paris, 1825 ; in-18.

(8) *Dict. de médecine*. Art. Œuf.

(9) *Manuel d'obstétrique*. Paris, 1824 ; in-18.

(10) *Mémoire de la Société médicale d'émul.* t. IX.

(11) *Archives de médecine*. Nov. et Décem. 1824. — Voyez aussi mon *Traité Élémentaire de l'art des Accouchements*, 1829.

tement suivie d'une exhalation de matière coagulable. Cette substance se concrète et se transforme bientôt en une espèce de kyste ou d'ampoule remplie d'un liquide transparent ou légèrement rosé. En contact avec toute l'étendue de la cavité utérine, cette sorte de vessie se prolonge quelquefois dans l'origine des trompes, et le plus souvent dans la partie supérieure du col, sous forme de cordons pleins et concrets. Du reste, elle n'est jamais percée naturellement, comme Hunter l'a prétendu, et comme Bojanus, M. Lée et quelques auteurs le disent encore.

Après avoir parcouru la trompe, l'ovule, déprimant cette membrane, se glisse entre elle et l'utérus à la surface interne duquel il finit par se coller. La caduque se trouve dès lors formée de deux portions continues. L'une, très grande, tapissant toute la matrice, à l'exception du point qui est en contact avec le germe, porte le nom de *caduque utérine*, *vraie*, ou *externe*. L'autre, petite, refoulée par la moitié libre de la vésicule fécondée, qu'elle enveloppe, constitue la *caduque réfléchie* ou *interne* : c'est elle que MM. Owen et Lée, nomment *ovuline*, et qu'il vaudrait mieux appeler *épichorion*. L'étendue de la première augmente en même proportion que celle de l'utérus. L'agrandissement de la seconde suit, de toute nécessité, l'accroissement du germe. Aussi la cavité qui les sépare, et qui n'est autre que la cavité de l'ampoule primitive déformée, est-elle d'autant plus considérable qu'on s'éloigne moins des premiers temps de la gestation.

La *caduque utérine* conserve une assez grande épaisseur, sur-tout aux environs du placenta, jusqu'à la fin de la grossesse. L'épichorion, au contraire, s'amincit en général insensiblement; de telle sorte, qu'à l'époque de l'accouchement il est quelquefois d'une ténuité extrême. L'une finit, en s'enfonçant dans l'autre, par la toucher, un peu plus tôt, ou un peu plus tard, vers le troisième ou quatrième mois, par exemple. Elles restent ensuite dans un état de contiguité plus ou moins parfaite jusqu'à l'expulsion du délivre, mais ne se confondent point, quoique en aient dit Hunter et la plupart de ceux qui, après lui, ont traité le même sujet. Si M. Lée n'a pu les isoler après le quatrième mois, c'est qu'il n'a point tenu compte de la couche réfléchie qui reste fortement collée sur le chorion lorsqu'on vient d'en détacher la caduque utérine, et qu'il a évidemment confondu, dans le principe, cette dernière avec la membrane interne de l'utérus.

On voit que la caduque entière se comporte, relativement à l'ovule, comme la plèvre relativement au poumon, comme la membrane séreuse du péricarde relativement au cœur; bien entendu qu'il ne s'agit ici que de ses rapports, et nullement de sa nature ni de ses usages.

Sa *face externe*, inégale, poreuse, en contact avec l'intérieur de l'utérus en dehors, recouvrant le chorion jusqu'à la circonférence du placenta en dedans, ne se prolonge d'abord qu'en partie ou par exception sur la face spongieuse de ce dernier corps. Dans le premier sens, ses adhérences, très faibles, n'ont lieu que par l'intermède de filaments muqueux faciles à rompre, et qui ne sont certainement ni des vaisseaux ni des nerfs. Le manche du scalpel, glissé entre la matrice et cette lame, les sépare, en conséquence, sans effort et sans déchirer aucun élément organique. Dans le second, son union est beaucoup plus intime, et d'autant plus, que le développement de l'œuf est plus avancé. Jusques à la quatrième ou la sixième semaine, en effet, il est facile encore d'extraire l'ovule de la portion de sac que lui forme l'épichorion; tandis que, dans la suite, de nombreux filaments rendent cette séparation presque impossible sans déchirer l'une des deux lames contiguës.

Sa face interne étant *baignée par un liquide*, est lisse et comme tapissée d'une pellicule extrêmement fine, quoique assez souvent raboteuse. Lorsque ce liquide a disparu, et que la couche réfléchie se trouve en contact avec le feuillet utérin, la face interne de la caduque revêt bientôt les caractères de la précédente. Le liquide qui remplit sa cavité et tient ses deux lames écartées, parfois tout-à-fait limpide, est le plus ordinairement rougeâtre, filant, semblable à du verre fondu, ou mieux, à du blanc d'œuf. Je n'ai point pensé à le faire analyser.

A l'endroit où la caduque se réfléchit pour envelopper l'œuf, elle forme un cercle qui, d'abord très distinct des rudiments du placenta, ne tarde pas à se confondre avec la circonférence de cet organe. Offrant d'abord l'aspect d'un simple repli, qui se transforme ensuite peu à peu en un bord mince, ce cercle finit par se continuer d'une manière plus ou moins évidente avec le pourtour de la masse placentaire, par en couvrir même en partie la surface. Aussi plusieurs auteurs ont-ils pu soutenir que le placenta n'était qu'une portion considérablement épaissie de la caduque. Ce point de l'histoire de la membrane de connexion est un de ceux sur lesquels il semble être resté le plus de doutes dans l'esprit des observateurs. Hunter (1) et Baillie, son annotateur, Wrisberg (2), Krummacher (3), Blumenbach (4), Stein (5), MM. Lobstein (6), Meckel (7), Béclard (8), etc., en accordant deux lames à la caduque, persistent à croire, par exemple, que le placenta ne se fixe à l'utérus qu'après les avoir traversées. Il y a évidemment là deux idées contradictoires. Si, en sortant de la trompe, le germe entre dans la caduque par l'une des ouvertures que Hunter, Wrisberg, Blumenbach, Bojanus, M. Lée, disent y avoir rencontrées, on ne voit pas comment les deux feuillets de cette membrane peuvent se former. S'il se comporte comme je l'ai indiqué plus haut, il doit le plus souvent, au contraire, en rester une portion immédiatement en contact avec l'utérus. J. Hunter (9) pense, lui, que l'utérus est d'abord rempli de lymphe ou d'albumine coagulée, sorte de gangue où le petit œuf, arrivant de l'ovaire, s'enfonce pour s'en envelopper, et avec laquelle les villosités du chorion sont obligées de se confondre afin de former le placenta. J. Burns (10) défend une théorie à peu près semblable, et tous se réunissent pour admettre une lame de la caduque à la surface externe du placenta, dès que l'ovule est fixé dans la matrice. M. Lée (11) et M.-Th. Radford (12) viennent encore de soutenir la même doctrine en combattant M. Burns qui s'attache, lui, à reproduire les idées de W. Hunter sur ce point. C'est donc une question qui exige de nouveaux détails.

Les arguments que je pourrais invoquer en faveur de l'opinion sus-énoncée se présentent du reste en foule. Le velouté primitif n'est point confiné, comme on l'a généralement admis, sur une portion plus ou moins considérable de la périphérie du chorion. L'ovule en est, au contraire, recouvert de toutes parts. Avec une telle disposition, si le germe était complétement enveloppé d'abord par la caduque, on ne voit pas pourquoi le placenta se développerait plutôt sur une de ces régions que sur l'autre, ni comment il n'en recouvrirait qu'une partie au lieu de le cacher en totalité. Il devrait, au moins, se greffer plus souvent sur le col qu'au fond de l'utérus, tandis que c'est précisément le contraire qu'on observe. Pour que la théorie en question fût applicable, il faudrait que la cavité de la caduque ne commençât à paraître qu'après la descente de l'ovule; qu'elle continuât de s'agrandir ensuite

(1) *The hum. gravid uter. Birmingham*, 1774.

(2) *De structurâ ovi, in Comment. Med. Phys.*, etc., p. 312, t. 1^er^, 1800.

(3) *Obs. circ. velament. ov. in Schlegel.* t. 1.^er^, p. 486.

(4) *Instit. Phys.*, etc.

(5) *L'art d'Accoucher*, t. 1.

(6) *Nutrit. du fœtus.* Strasbourg, 1802.

(7) *Manuel d'anatomie*, t. 3, p. 748.

(8) *Lettre à madame Boivin, trad. de Rigby*; 1817.

(9) *On Struct. of the placenta.*

(10) *Principl. of the Midwifery, third ed.* 1814, p. 148.

(11) *Med. Gazette of Lond.* vol. 2, p. 399.

(12) *On the human placenta*, etc., p. 10.

pendant un certain temps, pour disparaître enfin insensiblement. L'observation m'a démontré, au contraire, que l'étendue de cette cavité est, toutes choses égales d'ailleurs, d'autant plus grande que la grossesse est moins avancée, et que souvent elle a déjà d'un à deux pouces de diamètre quand l'ovule ne fait encore, à son intérieur, qu'une saillie de six à huit lignes. Il faudrait aussi que l'utérus se dilatât dans une proportion énorme relativement à la vésicule fécondée pendant le premier mois de l'imprégnation, tandis que plus tard, ce serait l'inverse. Or, il suffit de la plus simple réflexion pour rester convaincu que ce développement disproportionnel n'existe pas. Si la matrice était remplie d'une matière concrète, homogène, et non d'une véritable ampoule, au moment où le germe vient s'y loger, la membrane caduque ne devrait jamais être vésiculaire, ni renfermer de liquide. Cependant, elle offre a peu près constamment ces deux caractères, quand ils n'ont pas disparu accidentellement.

Quelques observateurs ont objecté qu'il n'est pas rare de ne pouvoir apercevoir la ligne de démarcation qui devrait séparer la caduque du placenta, que le produit abortif, sur-tout dans les premiers temps de sa formation, est parfois complétement recouvert d'une couche unique qui ne diffère en rien de l'épichorion. J'ai rencontré un petit nombre d'œufs ainsi disposés dans les six premières semaines. Je ne vois pas, du reste, en quoi ils tendent à détruire ce que j'ai avancé. En effet, il est rare que, lors de l'avortement, la caduque soit chassée à l'état d'intégrité parfaite. Son feuillet utérin est presque toujours réduit en lambeaux. Le plus souvent comme combinée avec du sang épanché, des concrétions fibrineuses, etc., elle fait qu'il faut une certaine habitude pour y reconnaître, dans quelques cas, les particularités que j'ai décrites, quoiqu'elles existent réellement. Les causes qui déterminent la fausse couche forçant généralement le produit de la conception à se détacher plusieurs jours avant qu'il ne soit expulsé, font que la portion de l'ovule qui, dans l'état normal, était en contact immédiat avec la matrice, sort parfois recouverte d'une couche concrète, semblable jusqu'à un certain point à la membrane caduque. Bien plus, la caduque utérine, étant déchirée, peut se renverser. Sa face externe peut devenir interne, et réciproquement. Ne présentant plus alors qu'un seul feuillet, elle revient à la même forme que dans son état primitif, avec cette différence seulement, que sa face lisse reste en dehors, tandis que sa face poreuse, devenue interne, se trouve par-tout en contact avec la vésicule fécondée. On sent, en outre, que, pour en imposer à ce point, il suffit qu'un des lambeaux de la caduque externe se relève et se colle sur les rudiments du placenta, en même temps que les autres portions de la même lame restent dans l'utérus ou à la surface du produit expulsé. D'ailleurs, n'est-il pas évident, par cela seul qu'un œuf de cinq à six semaines sort enduit, en tout sens, d'une couche concrète non interrompue, au-dessous de laquelle se rencontrent les villosités du chorion, n'est-il pas évident, dis-je, qu'un tel œuf est déformé, ou qu'il a subi quelque altération? Autrement, en effet, il faudrait supposer que, jusqu'à l'avortement, il n'y avait eu aucun rapport entre l'ovule et la matrice; supposition contraire aux résultats de l'observation, et qui est réellement insoutenable.

A l'observation directe de Chaussier, je pourrais en opposer un grand nombre d'autres. Sur une femme, morte cinq semaines après avoir été fécondée, j'ai trouvé l'utérus distendu par une ampoule, du volume d'un œuf ordinaire, et qui, remplie d'un fluide transparent légèrement rosé, était déprimée par un ovule dont l'autre moitié occupait encore l'angle utérin correspondant. Chez une seconde femme enceinte de six à sept semaines, la caduque était disposée de la même manière. Seulement la dépression opérée par le germe ne correspondait pas à l'orifice d'une des trompes, mais bien au fond de la cavité utérine, où l'ovule avait déjà contracté de faibles adhérences. Vingt fois j'ai rencontré un arrangement presque en tout semblable, sur des produits de 25, 30, 40, 50 jours même, rendus par avortement. Au reste, l'œuf dont parle Chaussier était-il dans l'état normal? puis, est-il réellement permis, en pareille matière, de tirer des conséquences générales d'un fait particulier? Il ne s'agit d'ailleurs ici que des premiers temps de la gestation. J'y reviendrai en traitant du placenta et de la couche qui en forme la surface utérine.

§ 3. *Structure.* Ruysch (1), Haller (2), les deux Hunter, M. Lobstein, et ceux qui en ont traité avec quelques détails, même le plus récemment, tels que MM. Lee (3), Radford (4), Burns (5), Breschet (6), Seiler, prétendent avoir rencontré des vaisseaux, même en grand nombre, dans la caduque, et que, par conséquent, elle est organisée. Je crois, au contraire, que cette membrane n'est organisée à aucune époque de la grossesse. Ce n'est pas qu'elle puisse être comparée à de la matière brute. Sous ce rapport, le mot inorganique, que j'ai déjà employé faute de mieux, ne rend pas ma pensée. La vie s'y maintient, je le sais; mais c'est comme dans les cartilages, dans l'émail des dents, dans le mucus, comme dans les fluides organiques, en général; par contiguité enfin, et non par le mécanisme des tissus persistants de l'économie. Indépendante de la matrice et du chorion, qu'elle sépare pendant toute la durée de la grossesse, elle peut, à la rigueur, se confondre avec l'un ou avec l'autre, et revêtir dès lors les caractères d'une lame véritablement organisée; mais ce n'est que par accident, que par suite d'une déviation réelle de son but naturel.

C'est en voulant établir une analogie, presque complète, entre ses fonctions et celle des fausses membranes produites par l'inflammation, que J. Hunter, Wrisberg, Blumenbach, etc., sont parvenus à faire adopter l'erreur où ils ont été entraînés eux-mêmes à ce sujet, et qui règne généralement aujourd'hui. Il importe donc, avant tout, de faire voir l'inexactitude d'une pareille comparaison. Ce qui arrive dans l'utérus lors du coït fécondant, ne ressemble que très incomplétement à l'inflammation. La matière épanchée n'offre point les caractères de ce que l'on connaît sous le nom de couenne inflammatoire. Au lieu de présenter une couleur blanche, jaunâtre ou grisâtre, une grande ténacité, d'être compacte et peu extensible; cette substance est rougeâtre et se déchire avec une grande facilité, quoiqu'elle puisse s'alonger beaucoup. Paraissant être formée de gélatine, de mucus et de matière colorante, elle est toujours facile à réduire en pulpe homogène et d'une fragilité remarquable. Les fausses membranes restent rarement, au-delà d'un certain temps, en contact avec les surfaces qui les ont produites, sans contracter des adhérences reconnaissables, sans passer rapidement de l'état de simple concrétion à celui de lames bien organisées. La caduque, au contraire, n'adhère pas plus à la matrice au commencement qu'à la fin de la gestation, et son organisation n'est pas plus manifeste au moment de l'accouchement que dans les premières semaines de l'imprégnation. Avant la fin du deuxième mois, on voit qu'elle est molle, souple, spongieuse, et qu'elle jouit d'une grande élasticité. Jusque-là elle n'est que contiguë à l'utérus, et ne s'unit au chorion que par le moyen du velouté qui recouvre habituellement l'ovule, velouté dont on peut très facilement la séparer, et qui, loin de lui fournir des vaisseaux, s'atrophie au contraire quand il est en contact avec elle. A la fin de la grossesse, elle conserve la même mollesse, la même élasticité. Toujours

(1) *Thes.* IV. V.
(2) *Physiol.* t. 8.
(3) *On the Struct. of the human ovum*, etc., 1832.
(4) *On the Structure of the hum. placenta*, etc. 1832.
(5) *Lond. med. Gazette*, t. 2.
(6) *Mém. de l'Acad. R. de méd.* t. 2.

d'un gris rougeâtre, elle n'est pas moins facile à réduire en lambeaux. Ses adhérences à l'utérus n'ont pas changé. Seulement son feuillet interne s'est considérablement aminci par suite de la distension mécanique qu'il a subie. Sa composition est en tout semblable à ce qu'elle était d'abord. En un mot, depuis l'instant de sa formation jusqu'à sa sortie des organes sexuels, elle ne m'a jamais paru devoir être considérée autrement que comme une simple concrétion, une couche sans texture régulière, soit que mes recherches aient porté sur son feuillet utérin, sur sa lame réfléchie, ou sur l'ensemble de ses caractères distinctifs. Quelquefois cependant elle est tachetée de points rougeâtres, étoilés, ou de stries sanguines, qui ont pu faire croire à l'existence de vaisseaux dans son épaisseur. On voit aussi dans certains cas, à sa face interne, une pellicule fine, capable d'en imposer pour une lamelle celluleuse. Assez fréquemment encore elle semble être formée de fibres placées à côté les unes des autres, ou même diversement entrecroisées. Mais ces taches, ces stries de sang, cette pellicule, n'indiquent pas plus la présence de vaisseaux ici, qu'à la surface des concrétions croupales, des masses polypiformes du cœur. Ses apparences fibreuses, n'en prouvent pas plus la texture organique que dans les cordons fibrineux purs et simples.

Si la caduque était réellement organisée, si elle était le siége d'une véritable circulation, conçoit-on qu'elle ne contractât aucune adhérence, qu'elle ne se confondît pas d'une manière intime avec la face interne de la matrice ou la périphérie du chorion, qu'elle tapisse ou recouvre pendant neuf mois? Est-ce du placenta qu'elle recevrait sa vitalité? mais elle est déjà développée depuis long-temps lorsqu'il commence à se former: le plus souvent on peut en détacher ce corps, ainsi que la totalité de l'ovule, jusqu'au deuxième mois de la gestation, sans rien détruire, sans rien déchirer qui puisse donner la moindre idée d'une organisation déterminée. Il devrait suffire, au surplus, de rappeler que la structure de cette singulière membrane est tout-à-fait semblable, au moment de la parturition, à ce qu'elle était dans le principe de la grossesse, époque à laquelle plusieurs auteurs conviennent qu'elle n'a pas de véritable texture. D'ailleurs, je puis invoquer à ce sujet l'autorité de M. de Blainville qui professe depuis long-temps la même opinion, et qui décrit la membrane caduque dans ses savantes leçons à la Faculté des sciences, sous le nom de *lames adventives*. M. Carus me paraît encore être du même avis, dans certains passages de son travail publié en 1824.

N'étant que le produit d'une *excrétion* de la cavité utérine, le nom de membrane *anhiste* (de ἱστος, *tela*, et de l'α privatif) qui équivaut à celui de *membrane sans texture*, paraît être le seul qui puisse lui être utilement appliqué, à moins qu'on ne veuille lui conserver celui de *caduque*. En l'appelant *épichorion* avec Chaussier, on n'en désigne que le feuillet interne. Le terme d'*épione* employé par M. Dutrochet, a le même inconvénient. Dans le principe surtout sa couche utérine ne peut pas être ainsi caractérisée. Celui de *périone* employé depuis par M. Breschet, exprimant la même pensée, ne mérite pas d'autre réfutation. L'épithète de *nidamentum* proposée par M. Burdach, ne convient pas à toutes les espèces où on l'observe. L'expression *anhiste*, au contraire, ne peut appartenir qu'à elle et la distingue mieux qu'aucune autre partout où il en existe le moindre vestige. Je n'attribue d'importance à cette dénomination cependant qu'autant qu'elle pourrait faire ressortir le caractère essentiel de la tunique en question, et je ne vois nulle difficulté à ce que l'usage d'un des noms déjà proposés soit maintenu.

§ 4. *Usages.* Je ne m'arrêterais pas à combattre l'opinion de ceux qui pensent que la membrane *anhiste* sert à nourrir l'embryon, pendant les premiers temps de son existence, si des physiologistes modernes ne la défendaient encore (1). Il devrait suffire de faire remarquer que le

(1) Breschet, *Études sur l'œuf*. Voy. plus haut, *Introduction*.

cordon ombilical est inséré sur la portion de l'ovule qui n'est point d'abord enveloppée par cette concrétion, et qu'au lieu de l'absorber, le chorion semble plutôt en augmenter la masse par des excrétions consécutives, pour démontrer qu'elle est étrangère à la nutrition des premiers linéaments du fœtus. Son usage serait plutôt de retenir la vésicule fécondée sur un point donné de la cavité utérine. Si cette idée n'est pas venue à l'esprit des anatomistes, c'est parce qu'on a généralement raisonné comme si l'ovule arrivait dans la matrice au moment même de la fécondation. Alors, en effet, le germe se trouverait dans une cavité proportionnée à son volume et n'aurait réellement pas besoin d'être soutenu par une membrane particulière.

Les observations de R. de Graaf, Harvey, Haller, Nuck, MM. Prévost et Dumas, prouvent, à n'en pas douter, que le germe met au moins huit jours à se porter de l'ovaire à l'utérus. Pendant cette période, la matrice se gonfle et s'agrandit à tel point que, si sa cavité n'était pas remplie et comme sous-tendue par la caduque, l'ovule, en s'y engageant, gagnerait le point le plus déclive et courrait ainsi le risque d'être déplacé à chaque instant par les mouvements de la femme. Or c'est en remédiant à ce double inconvénient, que la membrane anhiste devient une tunique importante. Si on objectait que, chez certains animaux, l'œuf se fixe ou se maintient aussi solidement que chez la femme, et que la même chose a lieu dans les grossesses extrà-utérines, je repondrais que, dans les brutes, la surface de l'ovule et la forme des parties qu'il doit traverser, ne sont pas entièrement comparables à ce qui s'observe chez la femme. Les cornes utérines des animaux, à la différence de la matrice dans l'espèce humaine, ne se dilatent point assez pour que le germe puisse ne pas être toujours en contact avec les différents points du cercle auquel il correspond. Quand le produit de la conception se développe accidentellement dans le péritoine, la trompe ou les parois mêmes de l'utérus, il reste également contigu aux parois de la cavité qu'il s'est appropriée, et la caduque, telle que je la conçois, n'est aucunement nécessaire. Son absence, alors, ne prouverait rien contre les usages que je viens de lui assigner. En pareil cas, elle ne forme qu'une couche, et reste simple comme dans les mammifères. La membrane anhiste me paraît avoir encore pour but de circonscrire le placenta et de déterminer le lieu de son insertion. Mais je traiterai de ce point en parlant du placenta lui-même.

§ 5. *Analogie.* Ceux qui soutiennent avec Hunter, que la caduque n'existe que chez la femme, ont raison, en ce sens que nulle part on ne la retrouve avec les caractères qu'elle présente dans l'espèce humaine. Mais si, laissant de côté l'idée d'une analogie complète, on se contente d'en rechercher les élements plus ou moins modifiés, on reconnait bientôt qu'elle ne manque chez aucun autre vertébré. Par-tout elle se présente sous l'aspect d'une couche également sans texture. Dans les ophidiens, elle se réduit à une simple lame de mucus. Chez les batraciens elle est représentée par une couche semblable, quoique déjà beaucoup plus épaisse. Dans les oiseaux, c'est la coquille calcaire qui en tient lieu, quoiqu'en ait dit M. Dutrochet, et comme l'avait déjà soutenu Cuvier. Dans les mammifères, il existe, à la surface externe du chorion, une lamelle tantôt presque fluide, tantôt assez consistante au contraire et d'une certaine épaisseur considérable; tantôt d'une couleur verdâtre ou jaunâtre, qui la remplace; lamelle que V.-D.-Wiel a rencontrée chez la vache (1) qui se trouve, selon Haller, dans toutes les espèces, celles mêmes qui n'ont pas de placenta, tels que le cochon, par exemple, et que M. Lobstein a observée dans la brebis et la vache comparativement. Enfin la couleuvre, la grenouille, le pigeon, la perdrix, la poule sur-tout, le chat, le chien, la brebis, la vache, la jument, où je

(1) *De nutritione fœtûs. Exercit.*, t. 2, p. 517.

l'ai cherchée avec soin, me permettent d'avancer qu'elle ne manque que par exception dans leurs produits. On la voit, pour ainsi dire, naître et se perfectionner par degrés, dans ces diverses classes d'animaux. Je n'ai pu l'étudier dans le singe, où les recherches de J. Hunter portent à croire qu'elle se rapproche beaucoup de celle de la femme. Presque liquide et rougeâtre dans les solipèdes, d'un jaune pâle et tout aussi peu consistante chez les bisulques, elle est verdâtre et déjà concrète dans les chiens. Mais, je le répète, il est tout-à-fait inexact de croire qu'elle représente jamais une ampoule, qu'elle offre deux feuillets distincts et une cavité remplie de fluide, ailleurs que dans l'espèce humaine et, peut être, dans les quadrumanes. Son aspect de couche étendue à la périphérie de l'œuf dans la grossesse extrà-utérine, donne d'ailleurs l'idée de sa disposition dans les brutes.

Ainsi, la couche anhiste, quelquefois excrétée en partie par la face externe de l'œuf, comme le pensent M. Dutrochet (1) et M. Alessandrini (2), mais bien plus souvent et plus incontestablement par les parois de la trompe, de l'oviductus, des cornes utérines, ou de la matrice elle-même, d'un point quelconque du *canal vecteur* enfin, est analogue à la membrane caduque de la femme dans toute l'échelle animale, en ce que, placée entre le chorion et les parois de l'organe gestateur, elle n'est point inhérente à l'ovule.

Si les grossesses extrà-utérines prouvent qu'elle peut être produite par d'autres tissus que la couche muqueuse de la matrice, elles montrent en même temps que l'ovule n'est pas indispensable à sa formation.

Elle existait dans la cavité utérine, en effet, dans les cas observés par Weinknecht (3), MM. Carus (4), Hederich (5), Heusinger (6), Lanstaf (7), cités par M. Bock (8), quoique l'œuf se fût développé ailleurs. M. Lee (9) fait remarquer qu'elle existait aussi dans la moitié vide du double utérus qu'il a fait dessiner.

Il importe de ne pas oublier, au surplus, que la caduque n'est alors, ni aussi constante, ni aussi complète que dans la grossesse ordinaire. La pièce disséquée par Purcell (10), et conservée dans le Musée royal de Londres, ne permet pas de penser avec MM. Clift et Lee (11), qu'une caduque eût existé dans la moitié d'utérus restée à l'état de vacuité, qu'ils ont examinée. Chez une autre femme, morte vers la neuvième semaine d'une conception tubaire, il n'y avait point de membrane anhiste dans la cavité de l'utérus. M. Lee (12) dit s'en être assuré lui-même. Sur trois pièces de ce genre, je n'ai rencontré non plus qu'une seule fois la caduque utérine.

Dans son dernier travail, M. Dutrochet (13) prétend, comme je l'ai déjà dit, que la membrane caduque de Hunter doit être reléguée parmi les chimères, et que, sous ce rapport, son mémoire ne peut pas laisser le moindre doute dans l'esprit des physiologistes. M. Dutrochet s'est évidemment trompé sous ce double point de vue, et je m'étonne qu'un observateur aussi judicieux ait pu avancer de telles assertions, quand il avoue n'avoir étudié les secondines humaines que sur deux ou trois produits. L'œuf sur lequel sa description est principalement fondée, explique d'ailleurs l'erreur où il est tombé. Le dessin qu'il en donne prouve en effet que ce produit n'était pas dans l'état normal, ou que l'auteur a pris l'une des membranes pour l'autre. Sa

(1) *Mémoires de la Soc. méd. d'émul.*; t. 8, p. 760.
(2) Burdach, *die physiologie*, etc.; t. 2.
(3) *De concept. ext. ut.* Halæ. 1791.
(4) *Zur schwangerschaft*, etc. 1824.
(5) Bock, *oper. cit.*, p. 9.
(6) *Zeitschrift fur die org.* etc. T. 1., p. 347.
(7) *Méd. chir. trans.*; vol. 8, p. 502.
(8) *Decid. memb.* Hunt., p. 9.
(9) *Oper. cit.*, p. 8.
(10) *Phil. trans.*; v. 64.
(11) *Oper. cit.*, p. 10.
(12) *Id.*, p. 18.
(13) *Mémoires de la Soc. d'émul.*; t. 9.

méprise paraît sur-tout avoir été favorisée par la pellicule comme épidermique, qui fait partie de la face interne de la membrane caduque, et dans laquelle il a cru remarquer les caractères de *tissu*. Ce qui a dû le tromper encore, c'est que , dans les produits qu'il a pu observer, les organes dont il voulait constater l'existence, avaient disparu, en grande partie du moins, sinon en totalité, ainsi que j'espère le démontrer par la suite.

§ 6. *Conclusions*. 1° La membrane caduque existe dans l'utérus de la femme sous forme d'ampoule sans ouverture, jusqu'à l'arrivée de l'ovule.

2° Elle est alors remplie d'un liquide limpide, rosé, filant et comme gélatineux.

3° Elle est disposée, dans la matrice et autour de l'œuf, à la manière des membranes séreuses, dont elle diffère d'ailleurs par tous ses autres caractères.

4° Son feuillet interne, distendu par les progrès du développement de l'ovule, finit par toucher la caduque utérine.

5° Ses deux portions, ne se confondant à aucune époque de la grossesse, peuvent encore être séparées après l'accouchement.

6° Etant dépourvue de texture, le nom de membrane *anhiste* lui convient mieux qu'aucun de ceux qu'elle porte.

7° Elle a pour usage de circonscrire le placenta et de fixer la vésicule fécondée, sur un point donné de l'utérus.

8° Enfin, elle se retrouve, mais avec des caractères différents et très variables, dans une foule d'autres animaux, ainsi que dans la grossesse extrà-utérine.

9° Elle n'enveloppe pas la totalité de l'ovule dans le principe, mais elle ne tarde pas à se confondre avec la concrétion secondaire du placenta.

10° Aucun *tissu* ne la fixe à la matrice. Elle ne tient à la face interne de cet organe qu'à la manière d'une plaque membraniforme excrétée.

### Art. 2. *Du Chorion*.

Le chorion, ayant été compris, de tout temps, parmi les tuniques de l'œuf, fait que son histoire est exposée avec plus ou moins de détails dans les divers ouvrages d'anatomie, de physiologie et d'accouchement, qui ont été publiés depuis Hippocrate jusqu'à nos jours. Il pourrait, en conséquence, sembler peu nécessaire, aux yeux de beaucoup de personnes, d'en donner actuellement une nouvelle description. Cette description cependant est non-seulement utile, mais encore indispensable, si l'on veut répandre quelque lumière sur l'embryogénie humaine. Les propres paroles de quelques auteurs, tant anciens que modernes, relativement à la membrane dont il s'agit, le prouveront suffisamment.

§ 1er. *Historique*. L'allantoïde est environnée, en rond, dit Galien (1), d'une *troisième* tunique, nommée des Grecs *Chorion*, et de nous, *le lit* ou *l'arrière-faix*, qui tapisse l'intérieur de la matrice....

Selon Fallope (2), le fœtus humain n'a que deux enveloppes: *Chorion, semper in exteriori superficie, et si nervea sit tota, expansam habet, glutinis modo substantiam carneam, quâ toti utero agglutinatur.* En sorte que dès le premier pas, Fallope se trouve en opposition avec Galien.

C'est encore un autre langage que tient Blancardi (3): *Membrana itaque exterior totum*

(1) *De usu partium*, lib. XV, p. 661.

(2) *Observ. anat. inter op.* Vesalii, lib. XII, p. 248.

(3) *Anatomia reformat.*, p. 576-17. Lugd. Batav. 1695.

*fœtum unà cum cœteris ad eum spectantibus ambiens et amplectens, à venarum arteriarumque in ipsa, tanquam in* choro, *congerie,* Fabricio chorion dicitur. *Non tamen malumus cum celeberrimo Vop. Fortunato Plempio ejus etymologiam græco* χοριον *derivare, quod parvum locum significat; quo fœtus nempè concluditur.*

Ayant abandonné l'amnios auprès du cordon, avancez dit G. Néedham (1) jusqu'à la membrane la plus proche, à laquelle, si vous faites extérieurement, auprès du placenta, une légère incision, ou qu'avec les doigts vous la déchiriez en ses bords, vous verrez qu'elle se divise facilement en deux membranes, dont l'extérieure est poreuse, spongieuse et pleine de petites veines, tandis que l'interne est très unie, transparente, et n'a ni veines ni artères. Je prends celle-là pour le chorion, et celle-ci pour la membrane de l'urine, laquelle on ne peut pas dire être une réduplication du chorion, parce que sa substance est très différente.

On voit que Néedham prend déjà la caduque pour le chorion et donne le nom de membrane de l'urine au véritable chorion, comme Rouhault et Littre l'ont fait plus tard.

Après avoir rappelé les mille noms donnés avant lui aux membranes du fœtus, Bonaciolus (2) termine ainsi.... *Cæterum geminæ eæ membranulæ infantem ambientes, interior tenuissima, et exterior (quæ propriè* Chorion *à Græcis dicitur) à nobis confusâ voculâ etiam secundæ nominantur, quoniam et hysteras eas Græci appellant, quanquam et vulva ipsa numero singulari ab iis hystera quoque nuncupatur.*

Nic. Hoboken (3) décrit d'abord une membrane rétiforme, qu'il nomme chorion, et dit ensuite, qu'au-dessous de celle-ci, il en existe une autre qui est très mince, transparente, n'ayant aucun rameau visible de vaisseaux, très ressemblante à l'amnios, adhérente au chorion, dont on la sépare aisément, sans le service du couteau, jusqu'au placenta au-devant duquel *elle est fortement attachée.*

Selon Diemerbroëck (4), le chorion est la membrane extérieure qui enveloppe tout le fœtus. Elle est épaisse, entretissue de plusieurs fibriles, en manière de filaments, intérieurement tant soit peu inégale ou ridée, au dehors parsemée çà et là d'un peu de graisse.

Voici comment s'exprime J. Fabrice (5), en parlant des enveloppes fœtales de la vache: *una interior est, quæ, .... amnion dicta... altera huic superposita* χοριον *Græcè dicitur.... tertia dicitur* αλλαντοειδης *.... in humano, autem canino, equino, porcino, duæ tantùm priores membranæ apparent,* etc.

Littre (6) croyant avoir fait une découverte, s'étend au contraire assez longuement pour prouver que, dans un arrière-faix qu'il a disséqué, il existait, outre le chorion et l'amnios, une troisième membrane, faite comme les autres, et non pas en boudin, de même que celle qu'on trouve à certains animaux, et qu'on nomme *allantoïde.* « Je séparai entièrement avec le doigt ou par le souffle, dit-il, cette troisième membrane de l'amnios. Je la séparai aussi du chorion, jusqu'à l'endroit où celui-ci est adhérent au placenta, et même d'une partie de cet endroit, mais avec un peu plus de peine. » Cette troisième membrane est évidemment le chorion, que Littre avait isolé de la caduque, qu'il ne connaissait pas et qu'il appelle chorion.

On trouve dans le même recueil (7), que Rouhault s'est assuré d'une membrane déjà aperçue par d'autres anatomistes, mais dont ils ont eu une fausse idée : elle est entre le chorion et l'am-

(1) *De formato fœtu*, cap. 7.
(2) *De fœtûs formatione*, p. 64.
(3) *Anatomia secundin. human.*
(4) *Anatomie*; t. 1er, p. 458.
(5) *De formato fœtu*, p. 57.
(6) *Acad. des Sciences*; 1701 et 1714, p. 120 à 185. In-12.
(7) *Acad. des Sciences*; 1714, p. 18; 1715, p. 134; 1716, p. 534. In-12.

nios, et, par cette raison, Rouhault lui donne le nom de *membrane moyenne*. Celui d'urinaire ne lui convient point, parce qu'il n'y a pas d'urine dans les enveloppes du fœtus humain. D'après lui, cette membrane moyenne a pour usage de fournir une gaîne à tous les vaisseaux du placenta : ce qu'il croit avoir trouvé le premier. Il commet à ce sujet la même erreur que Néedham, Hoboken et Littre.

D'après Verheyen (1), *Chorion est membrana fœtum obvolventium externa, crassa et subalbida, multis venarum arteriarumque ramulis insignita; hæc proüt porcina pro unica computantur, dividi potest in plures lamellas, sed admodùm facile in duas, quarum interior tenuior est, lævis et pellucida, ferè sicut amnion: exterior crassior, magis ovaca, minus firma, et in superficie exteriori aspera.*

Levret (2) avance simplement que les membranes du fœtus sont le chorion et l'amnios. Le chorion est situé du côté de la matrice, et l'amnios du côté de l'enfant. Le fœtus humain n'a point d'allantoïde.

Suivant Haller (3), il existe un chorion externe et tomenteux, puis un chorion interne, transparent, ou membrane moyenne.

Icart, de Castres (4), dit que la poche du fœtus est formée par deux membranes, qu'on appelle chorion et amnios : le chorion est la plus épaisse et la plus externe ; l'amnios est la plus mince et la plus interne. On voit que l'auteur décrit en masse le chorion et la caduque.

Stein (5) n'est pas du même avis. Selon lui, les anciens n'admettaient que deux membranes dans l'œuf : le chorion et l'amnios. Mais depuis Hunter, on en connaît une troisième qui sépare le chorion de l'utérus.

M. Maygrier (6) pense que le chorion est une membrane un peu épaisse, composée de *plusieurs feuillets*, d'un tissu assez dense dans toute son étendue, excepté vers les bords du placenta où les lames de ce tissu paraissent beaucoup moins rapprochées, vu qu'elles s'écartent là pour fournir, selon Haller et Hewson, des enveloppes au placenta et aux vaisseaux.

D'après M^me^ Boivin (7), l'œuf humain est composé de trois membranes, une utérine, *l'épichorion*, les deux autres fœtales, le chorion et l'amnios ; d'où il suit que le chorion, au lieu d'être uni à la surface interne de l'utérus, en est, au contraire, séparé par l'épichorion, dans toute son étendue.

Selon M. Chevreul (8), d'Angers, le fœtus est comme renfermé dans un sac membraneux, composé de deux membranes, l'une externe, nommée chorion, l'autre interne, nommée amnios.

Enfin, M. Meckel (9) admet que le chorion, la plus externe des membranes propres de l'œuf, est mince, transparent, et garni de villosités *à ses deux surfaces*, principalement sur l'externe.... qu'il est uni par sa face externe avec la face *interne* de la caduque, et par l'interne avec l'amnios.

Je ne pense pas qu'il soit nécessaire de multiplier de semblables citations, pour démontrer

(1) *Anatomie ;* t. 2, p. 228.
(2) *Art. des Accouchements*, p. 54.
(3) *Élem. physiol. ;* t. 8, p 192.
(4) *Leç. prat. sur les Accouchemens*, p. 42. 1784.
(5) *Art. d'accoucher ;* t. I.^er^, p. 53.
(6) *Nouv. élém. de la sc. et de l'art des Accouchemens* ; 1814, p. 148.
(7) *Mémorial de l'Art des Accouchements*, p. 138.
(8) *Précis de l'Art des Accouchements.* Paris, 1826. In-12, p. 57.
(9) *Man. d'Anatomie génér. descript. et pathologique.* Paris, 1825. t. 3, p. 751.

qu'il est difficile de rien trouver de plus vague et de plus contradictoire que ce qui a été dit du chorion, soit par une infinité d'auteurs modernes, soit par la plupart des anciens.

Jusqu'à Hunter la membrane caduque n'ayant été l'objet d'aucune description spéciale, il est tout simple que l'œuf humain n'ait paru formé que de deux enveloppes. D'un autre côté, la membrane anhiste ayant été aperçue et décrite sous le nom de chorion, par quelques observateurs, le chorion véritable devint, pour d'autres, une tunique nouvellement découverte. Aussi Bonaciolus, F. d'Aquapendente, Harvey (1), Lacourvée (2), Levret, Baudelocque (3), ainsi que Galien, Néedham, Hoboken, Diemerbroëck, Littre, Rouhault, Tauvry (4), Haller, employant le même mot pour désigner des lames différentes, ont-ils pu donner des détails dissemblables, sans qu'on soit réellement en droit de les taxer d'inexactitude, ni de croire, comme on serait d'abord tenté de le faire, que les résultats de leurs recherches se contredisent mutuellement.

Ayant beaucoup plus étudié les enveloppes fœtales chez les animaux que chez l'homme, les observateurs des siècles passés ont toujours manifesté une grande tendance à supposer chez l'un, ce qu'ils avaient rencontré dans les autres. Il en est résulté que, à l'instar de Hale (5), ou de Neufville (6), prenant le chorion ou l'amnios pour l'allantoïde, ils ont admis cette dernière tunique dans l'espèce humaine, sans l'avoir jamais observée. Enfin, jugeant des secondines, en général, parce qu'on observe sur le délivre à terme, les accoucheurs et même la plupart des anatomistes ont dû, d'un autre côté, prendre, pendant long-temps, la caduque et le chorion pour une seule tunique.

Pour ne confondre, à l'avenir, le chorion avec aucune autre membrane, il suffirait de se rappeler ce que j'ai dit de la membrane caduque. C'est lui d'ailleurs qui constitue la première enveloppe solide de l'œuf, en allant de la matrice vers le fœtus. Il en forme la seconde, au contraire, en se portant de l'embryon vers l'utérus. L'amnios est en dedans, et la caduque en dehors. Pour en éclairer l'histoire, autant qu'il est en moi, je crois devoir indiquer les caractères qu'il m'a offerts aux différentes phases de la grossesse, soit dans son développement, soit dans ses rapports, soit dans sa structure, etc.

§ 2. *Description. a.— État primitif.* Sur trois produits de dix à douze jours, le chorion s'est montré avec les apparences d'une hydatide velue, ou d'une petite vésicule transparente. Sa surface externe, libre de toute adhérence, était comme fongueuse ou chagrinée dans toute son étendue. Son intérieur, rempli d'un liquide clair et séreux, ne m'a permis de distinguer, dans le premier, ni amnios, ni vésicule, ni embryon. Je n'avais même pas la certitude d'avoir disséqué un ovule plutôt qu'une hydatide, ou une vésicule quelconque, indépendante de la génération, lorsque je reçus le deuxième et sur-tout le troisième, qui renfermait les divers objets que je mentionnerai à l'article *fœtus*. Le chorion offre alors, toute proportion gardée, les mêmes caractères qu'à une époque beaucoup plus avancée, quoique la vésicule n'ait pas plus de trois à quatre lignes de dimension. Le produit annoncé par M. E. Weber vient encore à l'appui de cette proposition.

Sur des produits de trois à quatre semaines, le chorion n'est point *lisse des deux côtés* comme l'ont avancé, par erreur, une foule d'auteurs recommandables. M. Lobstein, par exemple, a eu tort de dire que « du moment où l'œuf est bien apparent dans l'intérieur de » la matrice, le chorion se présente sous l'apparence d'une membrane forte et presque transpa-

(1) *De generatione anim.*, etc.
(2) *De nutritione fœtûs*, p. 69, 70.
(3) *L'Art des Accouchements*. Paris, 1807; t. Ier.
(4) *Mém. de l'Ac. roy. des Sciences*. 1699, p. 42.
(5) *Transact. philosoph. abrégé;* t. 4.
(6) *Idem.*

» rente, mais qui, à mesure que l'œuf prend de l'accroissement, devient plus opaque ou plus » épaisse; et qu'alors seulement sa surface utérine se garnit de flocons». Ph. Béclard (1), et M. Meckel prétendent avec tout aussi peu de raison, que, dans le principe, le chorion est opaque, velu et tomenteux à *ses deux surfaces*. Wrisberg (2) s'est également trompé en soutenant que les villosités du chorion n'apparaissent guère que dans le cours du troisième mois. De semblables assertions ne peuvent avoir été émises que faute d'observations exactes. J'ai vu des ovules aussi peu développés qu'aucun de ceux dont on a parlé. J'ai eu l'occasion d'en étudier un plus grand nombre, assurément, qu'aucun des anatomistes qui s'en sont occupés jusqu'à présent, et jamais, quelque soin que j'y aie apporté, je n'ai pu remarquer que le chorion fût *lisse à ses deux surfaces*, ni opaque, ni velu à son intérieur. A quinze jours, à trois semaines à un mois comme à deux, j'ai toujours trouvé sa face externe couverte du même duvet, sa face interne lisse et régulière, sa transparence ni plus ni moins prononcée qu'à toute autre époque de la gestation. Des vésicules anormales, l'amnios détaché, ont pu seuls en imposer sur ce point.

*b. Villosités.* On pense, généralement, que le duvet qui recouvre le chorion est de nature vaculaire. Dès l'année 1823, j'osai m'élever contre cette hypothèse. Depuis lors, mes doutes n'ont fait que se fortifier. On observe ces filaments avant que les canaux sanguins du cordon ne soient reconnaissables. Jusqu'à la sixième semaine, chaque flocon est, au moins, aussi volumineux qu'un des vaisseaux ombilicaux, qui, au nombre de trois, seulement, ne suffiraient pas à en fournir plusieurs centaines. Ces villosités, indépendantes les unes des autres, sont régulièrement éparses sur toute la périphérie de l'ovule; tandis que le cordon et le placenta n'ont de rapports qu'avec une de ces régions. Malgré les efforts sans nombre d'une infinité d'anatomistes habiles, personne n'a réellement démontré qu'ils fussent creux, plutôt que concrets, des canaux vasculaires plutôt que des filaments celluleux solides. Enfin, à la loupe on voit qu'ils forment de simples spongioles aréolaires et n'ont pas des conduits perméables. A l'appui de cette opinion, je puis d'ailleurs invoquer maintenant l'autorité de M. de Blainville, qui la défend dans ses cours, celle de M. Carus qui l'a soutenue dès l'année 1824, et enfin les recherches de MM. Breschet et Raspail (3), publiées en 1828.

Il n'est pas exact de dire, d'ailleurs, que les cordons villeux du chorion se ramifient à la manière des vaisseaux. L'erreur de ceux qui l'ont soutenu, tient à ce qu'ils n'ont pu observer que des œufs d'une époque déjà trop avancée. Prenant alors pour type l'un des faisceaux qui doivent former le placenta, ils ont pu trouver, en effet, des vaisseaux, mais qui ne s'y sont développés que depuis le contact de l'ovule avec l'utérus.

Voici ce qu'une observation attentive apprend sur ce point. La vésicule fécondée est à peine visible, qu'on la trouve déjà couverte de son *tomentum*, lors même que l'embryon n'est pas encore apparent. Jusques à quatre ou cinq semaines, les filaments de ce velouté sont courts, solides, non ramifiés. Presque tous terminés par une extrémité libre et renflée, ils ont la forme de petits ganglions. Au premier coup d'œil, il semble que le chorion soit couvert de granulations très fines. Ensuite, ces cordonnets s'alongent. Leurs renflements se multiplient. Ils acquièrent, assez promptement, quatre, cinq et même six lignes de longueur. Dans ce cas, ils paraissent souvent comme coupés par deux, trois ou quatre petits grains. Un peu plus tard, et toujours dans l'ordre normal, leurs granulations semblent disparaître par suite de l'alongement des filets qui les supportent, bien qu'on en retrouve encore même à l'époque de l'accouchement.

(1) *Embryologie; Thèse*, p. 23.

(2) *Observationes anatomicæ, obstet.*, p. 13.

(3) *Répertoire d'anatomie et de physiologie*, t. 6, p. 210; — Raspail, *Nouveau système de chimie organique, fondé sur des méthodes nouvelles d'observation*. Paris, 1833. In-8, p. 262, pl. VIII$^e$.

Aussitôt que l'ovule est descendu dans la cavité de l'utérus, l'une de ses moitiés se met en contact avec les parois de cet organe, tandis que l'autre déprime la membrane caduque et s'en enveloppe. Dans le premier sens ses villosités ou ses granulations, touchant un corps vivant, organisé, habituellement gorgé de fluides, deviennent le siége d'une nutrition fort active et d'un développement rapide. Des vaisseaux ne tardent pas à s'y manifester. Ces vaisseaux, qui doivent former la plus grande partie du placenta, ne sont que l'épanouissement de ceux que renferme le cordon ombicial. Ils ne vont jamais jusqu'aux extrémités du chevelu du chorion. Dans le second, au contraire, s'implantant sur une lamelle, ou dans une pulpe dépourvue de texture, elles cessent, pour ainsi dire, dès lors, de vivre et de croître; du moins, si elles continuent de s'alonger, n'est-ce guère que mécaniquement, et par suite des tractions que l'extension de l'œuf leur fait nécessairement subir. Aussi paraissent-elles d'autant moins nombreuses et plus rares que la grossesse est plus avancée. A partir du troisième ou du quatrième mois, elles constituent des filets ronds, fins, résistants, quelquefois longs d'un pouce, et même davantage; filets qui tiennent solidement au chorion par leur racine, et au feuillet réfléchi de la membrane anhiste par leur autre extrémité.

*c. Développement anormal des granulations.* La persistance anormale, ou le développement contre nature des renflements dont il vient d'être question, m'a conduit à penser que les hydatides en grappes de l'utérus n'étaient pas des vers vésiculaires, comme on le croit généralement, mais bien le produit d'un œuf avorté, dont les petits corps gangliformes ont pris un accroissement qui ne leur est pas ordinaire. Je possède un grand nombre de pièces à l'appui de cette manière de voir. J'en ai montré quelques-unes à Desormeaux, qui en fait mention dans le Dict. de Méd. (Art. Œuf), et s'appuie sur elle, pour défendre l'opinion que je viens d'émettre. Depuis, M. Delange, médecin à Falaise, m'a fait parvenir un produit dont l'examen ne peut pas laisser le moindre doute à cet égard. Il en est de même d'un autre que je dois à l'obligeance de M. Guillemot. En cela, mon opinion est fortifiée d'ailleurs par les observations d'Albinus (1), de Wrisberg (2), de Reuss (3), de Sandifort (4), par celles de Mme Boivin (5) et de M. Cruveilhier (6). Mais ce n'est pas ici le lieu de discuter un point d'anatomie qui se rattache à la pathologie de l'œuf humain aussi bien qu'à la médecine légale. Je compte en faire incessamment le sujet d'un mémoire particulier. Je me bornerai, pour le moment, à faire remarquer qu'alors les vésicules appartiennent toujours à la face externe du chorion et jamais à l'amnios, comme le croit Mme Boivin; que leur intérieur est celluleux ou raréfié à la manière d'une éponge ou d'un corps vitré, plutôt que rempli d'un simple liquide à la manière des membranes séreuses; et qu'isolées ou en grappe, elles ont toutes une ou plusieurs racines dans le principe.

*d. Face interne.* Jusqu'à trois, quatre ou cinq semaines de la grossesse, la face interne du chorion est en contact avec une membrane très fine qui fait partie d'un corps particulier que je nommerai, provisoirement, *sac réticulé*. A six semaines ou deux mois, elle n'est plus séparée de l'amnios que par une substance vitriforme, parfaitement transparente. La matière émulsive du corps réticulé, la *substance vitriforme* ou la sérosité de l'allantoïde disparaissant

(1) *Acad. annotat.*, Lib. 1, Tal. 3, fig. 1 et 2. Leidæ, 1755. In-4.

(2) *Observ. anatom. Obst. in comment. med. phys.*, etc.

(3) *Novæ quædam obs. una struct. Vasorum in placent. human.*, fig. 2.

(4) *Observ. anatomico-pathologica*, Lib. 11, pl. VI, fig. 5.

(5) *Nouvelles recherches sur la mole vésiculaire.* Paris, 1827. In-8; fig.

(6) *Anatomie pathologique du corps humain.* Paris, 1828. In-fol., 1re livraison, pl. 1 et 2.

plus tard en grande partie, le chorion finit par toucher à peu près immédiatement l'amnios, et même par s'y coller légèrement, au moyen d'une couche onctueuse, semblable à de la gélatine ou à du mucus. Jamais cette surface n'est villeuse comme l'autre. Toujours lisse et polie, elle ne contracte d'adhérence intime avec aucun autre organe capable de changer ses apparences naturelles, tant que l'œuf ne devient pas malade.

*e. Face externe.* D'après ce qui a été dit plus haut, on voit, au contraire, que sa face externe ne conserve ni le même aspect, ni les mêmes rapports, pendant les diverses phases de son développement. D'abord également villeuse dans toute son étendue, elle semble ensuite se débarrasser graduellement du *tomentum* qui la recouvre, et devenir transparente sur la portion de l'ovule qui s'enfonce dans la caduque; tandis que l'opacité du point qui doit supporter le placenta paraît augmenter de plus en plus, et que ce même point semble se recouvrir de filaments granuleux beaucoup plus longs et plus nombreux que dans le principe. Libre d'abord, elle finit par s'unir, d'une manière assez solide, au feuillet réfléchi de la membrane anhiste d'une part, et à la face fœtale du placenta de l'autre.

La caduque et le placenta l'enveloppant de toutes parts, le chorion n'est jamais en rapport immédiat avec la surface interne de l'utérus.

*f. Épaisseur.* L'épaisseur du chorion est un autre point sur lequel les auteurs sont loin d'être d'accord. Néedham, J. Fabrice, Noortwyck, Harvey, Lacourvée, Hoboken, Littre, Rouhault, etc., pensent qu'elle est considérable. Les uns ayant confondu le chorion et la membrane caduque sous le même titre, il serait superflu de s'arrêter à combattre leurs assertions. D'autres, ayant décrit sous le nom de chorion la membrane anhiste, ont dû le trouver en effet fort épais, et ne méritent pas non plus une réfutation sérieuse. Plusieurs de ces auteurs, néanmoins, ont vu le chorion lui-même isolé des autres membranes. Seulement ils l'ont désigné, ainsi que nous l'avons vu, sous les noms de *pseudallantoïde*, de *membrane moyenne*, d'*allantoïde* ou de *membrane urinaire.* Parmi les modernes, il n'y a pas beaucoup plus d'uniformité de sentiment à cet égard. Continuant, pour la plupart, à l'instar des anciens, de ne faire qu'une seule et même tunique du chorion et de la caduque, les accoucheurs ont dû tomber dans les mêmes erreurs. Décrivant séparément ces lames, sans avoir toujours eu le soin d'enlever exactement, de sur la première, les deux couches de la seconde, ils ne pouvaient retomber dans le vrai. Les anatomistes qui ont cru rencontrer dans le chorion, l'analogue de l'allantoïde, sont donc, en réalité, les seuls qui aient donné quelque chose de juste sur son épaisseur.

M. Roux (1), auquel on doit, en France, les premières notions positives d'embryologie qui aient été consignées dans les traités classiques d'anatomie, est un de ceux qui se sont le plus rapprochés de la vérité sur ce point. « Il est bon de prévenir, dit-il, que, confondant les restes de la caduque avec le chorion, les auteurs donnent, à la membrane qu'ils décrivent sous cette dernière dénomination, plus d'épaisseur qu'à l'amnios; tandis qu'en admettant trois membranes, c'est-à-dire en isolant la caduque du chorion, celui-ci est plus mince que l'amnios. »

J'ai pu étudier le chorion sur plus de quatre cents produits, soit à terme, soit aux autres époques de la gestation. Or, il m'a constamment été possible de constater qu'il est partout transparent et mince, sur le placenta comme ailleurs, abstraction faite de ses villosités. C'est un fait dont chacun peut facilement s'assurer, en prenant la précaution de laisser macérer, dans l'eau, un délivre naturel, afin d'en séparer plus facilement le feuillet réfléchi de la caduque, ainsi que

(1) X. Bichat. *Anatomie descriptive*. Paris, 1805; t. 5, p. 371.

la couche lamellée, concrète, qui le fait paraître plus épais sous le placenta. Alors, en effet, les apparences du chorion sont exactement les mêmes, dans toute son étendue.

*g. Le chorion est-il formé de plusieurs feuillets?* Hewson, après beaucoup d'autres, soutient que le chorion est formé de plusieurs couches, qui, s'appliquant de bonne heure les unes contre les autres, finissent par n'en plus constituer qu'une seule. Il veut aussi que le placenta résulte du dédoublement, de l'épaississement de ces lames, et que les vaisseaux ombilicaux en reçoivent partout une gaîne. J'ai fait voir, dès 1824, que, dans l'homme, la cause probable de cette supposition se trouvait dans la couche concrète, lamelleuse, qui enveloppe effectivement les racines vasculaires du placenta, et sépare ce dernier corps de la face externe du chorion. Si Ruysch, Haller, et tant d'autres, ont pensé que le chorion était constitué par un nombre variable de feuillets, c'est qu'ils n'en avaient point encore isolé la membrane caduque. Mais je comprends à peine comment les modernes ont pu reproduire cette ancienne idée. Malgré les travaux de Hunter, M. Chevreul (1) a même cru pouvoir encore s'exprimer ainsi en 1826: « Le chorion, dit-il, est composé de *plusieurs feuillets.* Il s'attache par *plusieurs filaments vasculaires et cellulaires, à la surface interne de la matrice.* Parvenu au placenta, il se *porte sur sa face interne ou concave, fait corps avec elle*, et se prolonge ensuite sur le cordon qu'il recouvre jusqu'au nombril, où il paraît se continuer avec la peau qui entoure cette partie. Il s'en détache une lame très fine qui recouvre la face externe du placenta.

On a vu, plus haut, que M. Maygrier tient à peu près le même langage. M. Dutrochet (2), dit aussi avoir remarqué, sur un œuf humain d'environ deux mois, que le chorion était composé d'un tissu vasculaire assez épais, compris entre un épiderme extérieur très mince, et un épiderme interne, qui est le premier feuillet de l'allantoïde non vasculaire des quadrupèdes. Ailleurs (3) cet auteur avance que « dans l'œuf humain, il y a un *exochorion*, c'est-à-dire un chorion externe, » formé de plusieurs lames, et un *endochorion* ou chorion interne, résultant aussi de l'adosse- » ment de plusieurs couches primitives. » On doit attribuer la méprise de M. Chevreul, à ce qu'il n'a pas une idée nette de la membrane caduque. Quant à M. Dutrochet, il a réellement vu ce qu'il indique. Seulement, étant d'opinion qu'on doit retrouver, dans l'œuf humain, toutes les membranes qu'il avait souvent étudiées sur l'œuf des animaux, il a pris, dans le premier, pour des organes qui n'existaient plus, des lames qu'on ne rencontre pas, ou qui ont des caractères fort différents dans les seconds. Son erreur dépend en outre, ici, d'une cause qu'il a très bien reconnue lui-même dans les travaux de ses prédécesseurs, mais que, malheureusement, il n'a pas su éviter pour son propre compte; c'est-à-dire de ce que « le même nom a souvent été employé pour désigner des » enveloppes fœtales fort différentes les unes des autres, tandis qu'on a donné des *noms différents à des membranes analogues.* » Si les passages des auteurs cités au commencement de cet article ne suffisaient pas pour démontrer la justesse d'une pareille proposition, et que le lecteur voulût en avoir de nouvelles preuves, il n'aurait qu'à parcourir les deux principaux mémoires de M. Dutrochet (4). Il est certain, en effet, qu'en proposant de nouvelles dénominations pour les membranes de l'œuf, cet habile expérimentateur a, contre son intention formelle, singulièrement embrouillé la question qu'il cherchait à éclaircir. C'est ainsi, par exemple, qu'en imposant, comme je l'ai déjà dit, le nom d'exochorion, à la couche externe de la membrane caduque,

(1) *Précis de l'art des Accouchements*, p. 57 et 58.

(2) *Mém. de la Soc. méd. d'Ém.*; t. VIII., p. 768.

(3) *Loc. cit.*; t. IX. 1826.

(4) *Mém. de la Soc. méd. d'Émul.*; t. VIII et t. IX.

et celui d'endochorion au feuillet réfléchi de la même tunique, réuni au chorion véritable, il décrit tout autre chose que ce que M. Burdach entend par les mêmes dénominations, bien que ce dernier observateur admette aussi plusieurs feuillets dans le chorion.

A quinze jours, à trois semaines, comme à deux mois, le chorion est simple dans l'espèce humaine, et si, plus tard, il s'y adosse d'autres lames, elles appartiennent à des corps qui n'ont point encore été décrits, ou qui ne peuvent, sous aucun prétexte, être considérés comme une de ses dépendances.

§ 3. *Origine.* Hippocrate a prétendu, dans son livre *de Genitura*, que les membranes du fœtus naissaient de l'ombilic, que le chorion était par conséquent un prolongement de la peau. Harvey, insistant davantage, a dit que le cordon, l'amnios et le chorion n'étaient qu'un prolongement du ventre de l'enfant. Burton (1), défendant la même opinion, s'exprime encore plus positivement à ce sujet. *Both chorion and amnios seem to be productions of the cutis and cuticula, which immediately envelopes the fœtus.* J'ai rapporté moi-même, en 1824 (2), des observations à l'appui d'une pareille hypothèse. Dans le même temps, un anatomiste italien, M. Mondini (3) vint encore la fortifier à l'aide de recherches et de raisons particulières, et M. Mojon l'a aussi défendue. M. Roux avait déjà dit (4) que « le chorion, après avoir enveloppé le cordon, se continue avec le derme du fœtus.» On a dû remarquer que c'était également l'avis de M. Chevreul, et M. de Blainville parait professer depuis long-temps une opinion semblable.

Il faut convenir que cette théorie a pour elle des apparences et de nombreuses analogies. Mes propres dissections m'avaient même paru tellement concluantes à cet égard, que je me trouvai entraîné, pour ainsi dire malgré moi, à soutenir que les vésicules allantoïde et ombilicale siégent au-dehors du chorion et de l'amnios, au lieu d'être placées entre ces deux membranes, comme tous les observateurs l'avaient annoncé. Je fus encore affermi dans cette dernière manière de voir par la découverte des renflements habituels du cordon ombilical, pendant les six premières semaines de la grossesse, renflements qui me semblèrent représenter l'une ou l'autre des deux vésicules urinale et vitillaire, ou peut-être toutes les deux en même temps. Mais des produits plus jeunes ou plus complets que ceux qui m'avaient déjà été donnés, vinrent bientôt contredire l'idée que j'avais émise d'après l'observation des premiers. Vers le commencement de l'année 1825, je reçus de M^me^. Lebrun, un produit, âgé d'environ trois semaines et bien conservé. Dans l'espace considérable qui séparait l'amnios du chorion, je trouvai une vésicule ombilicale des plus volumineuses et des plus complètes qui aient été observées. Les parois abdominales n'étant point encore formées, non plus que la peau, l'amnios n'étant uni au cordon que par une sorte d'anneau à l'endroit où les vaisseaux ombilicaux s'écartaient l'un de l'autre, pour aller se rendre dans les organes de l'embryon, il n'y eut plus moyen de conserver le moindre doute à ce sujet. Je fus dès lors forcé d'admettre, d'une part, que la vésicule ombilicale reste, au moins quelquefois, entre le chorion et l'amnios; de l'autre, que la première de ces membranes ne se continue pas, dans tous les cas, avec le derme du fœtus. Depuis ce moment, j'ai eu l'occasion de faire une infinité de fois la même observation.

Le chorion fait partie de l'ovule, dès le commencement de la gestation. Les parois abdominales ne se développent qu'après le rachis. Avant l'apparition de la peau, le chorion offre les mêmes caractères et la même forme qu'il offrira plus tard. Donc le chorion et la peau de l'embryon sont deux parties indépendantes l'une de l'autre?

(1) *New system of midwifery*, *Lond.* 1758, p. 49.
(2) *Archiv. de méd.* t. 6, p. 595.
(3) *Id.* t. 6, p. 277.
(4) X. Bichat, *Anat. descr.*; t. V, p. 578.

C'est dans le premier mois de son développement, qu'il faut étudier le chorion pour se former une idée exacte de ses rapports avec les autres parties de l'ovule. Le cordon ombilical, très grêle, ne parait être d'abord qu'une petite tige pleine, celluleuse, qui se termine au chorion, d'une part, et dans la concavité du cercle rachidien, de l'autre. L'amnios, qui ne tient à cette tige que par un point très rapproché de l'embryon, semble être percé par elle. Si on ne voulait pas admettre que le chorion est indépendant de toutes les autres parties du fœtus, on pourrait, tout au plus, le considérer comme l'épanouissement de la trame cellulaire des vaisseaux ombilicaux et placentaires; encore, ces canaux ne se manifestant qu'assez long-temps après la fécondation, il est évident que le chorion doit leur servir de matrice ou de canevas, et non pas être produits par eux. Dans les périodes subséquentes, il se confond d'une manière tellement intime sur le cordon, avec l'amnios, et, sur-tout, avec l'anneau de l'ombilic, qu'il devient impossible d'en nier, avec certitude, la continuité avec les téguments. Comme je ne l'avais soigneusement examiné, sous ce point de vue, que sur des embryons dont la tige ombilicale était déjà complétement revêtue de l'amnios, on voit qu'il m'eût été difficile de ne pas le rapporter à l'épanouissement d'un des éléments qui entrent naturellement dans la composition des parois abdominales; tant il est vrai que les apparences sont souvent trompeuses, et qu'en embryologie humaine sur-tout, il faut avoir vu un grand nombre de fois le même objet avant de se prononcer sur sa valeur. Au surplus, je reviendrai sur ce point en traitant de l'amnios et du cordon ombilical.

§ 4. *Texture.* Une partie également fort obscure de l'histoire du chorion est celle qui concerne sa texture. On ne peut le comparer en effet, ni au derme, ni aux muscles, ni aux aponévroses. Seulement, il est difficile de révoquer en doute sa nature celluleuse. J'ai, en outre de fortes raisons de penser qu'il se forme à la manière des membranes séreuses, dont il offre véritablement tous les caractères, tant physiques que physiologiques; mais renferme-t-il des nerfs, des vaisseaux lymphatiques, sanguins, exhalants, inhalants?

Ces deux derniers ordres de canaux n'ayant guère été admis dans les corps animés, que sur la parole des physiologistes, de Bichat sur-tout, ou d'après quelques expériences de Monro, (1) expériences dont le résultat s'explique tout aussi bien par les phénomènes d'exsudation et d'imbibition générales, que par l'action de vaisseaux particuliers, il est de la bonne philosophie de rejeter leur existence sans discussion, jusqu'à ce qu'on l'ait démontrée au moyen de preuves plus concluantes. Il en est de même des lymphatiques, que l'imagination seule de Schreger (2) et de quelques autres me semble avoir rencontrés dans le chorion. Quant aux nerfs, je crois pouvoir avancer, sans faire injure à Chaussier (3) et à M. Ribes, qu'ils y sont tout aussi étrangers que les exhalants et les vaisseaux lymphatiques. Si on y en a jamais aperçu, ce dont je doute, ils appartenaient, assurément, au grand sympathique, aux vaisseaux sanguins du cordon, par conséquent. Alors, c'est tout au plus dans la partie du chorion qui supporte le placenta, qu'ils seraient entrés. Mais, il est si facile dans des recherches de ce genre, de prendre pour un nerf, un filet vasculaire, un cordonnet membraneux ou de toute autre nature, qu'à moins d'en avoir suivi, non pas une fois, mais sur vingt sujets différents à l'aide du scalpel, depuis le placenta jusque dans les cavités splanchniques, il restera bien des motifs de ne pas les supposer dans une membrane où aucun phénomène ne constate ni ne réclame leur présence. Les recherches d'E. Home (4) et de M. Bauer ne me paraissent être d'aucune valeur dans ce cas, et je ne crois pas

(1) *Essai d'Edimbourg*, vol. 1 p. 485, et vol. 2.
(2) *De fonction. placent.*, etc. 1795.
(3) *Journ. complém. des Sc. med.* t. 1, p. 233.
(4) *Philosoph. trans. for the year.* 1825, part. 1.

que les anatomistes en adoptent jamais les conséquences. Aussi ne m'arrêterai-je pas à les combattre.

La question relative aux vaisseaux sanguins mérite beaucoup plus d'attention. Admis par une foule de savants du premier mérite et d'après un certain nombre de preuves, rejetés par d'autres auteurs non moins habiles et par suite de considérations non moins puissantes, ils doivent, par cela même, être examinés avec plus de soin. Tous les observateurs qui n'ont point séparé la caduque du chorion, ou qui ont confondu ces deux membranes l'une avec l'autre dans leur description, soutiennent que le chorion est parcouru par de nombreux vaisseaux. Aucun n'a conservé le moindre doute sur ce point. C'est depuis Néeham, Hoboken, Diemerbroek, Littre, Rouhault, Haller, et sur-tout Hunter, qui ont montré que ces tuniques forment deux organes distincts, que les avis se sont partagés. En effet, si les anatomistes sont restés d'accord sur l'existence des vaisseaux sanguins dans la membrane anhiste, il n'en a plus été de même relativement à ceux du chorion véritable. Haller, par exemple, dit que le chorion fongueux reçoit un grand nombre d'artères et de veines, mais qu'on n'en a jamais rencontré dans le chorion lisse (1). Blumenbach (2), après avoir traité de la membrane caduque, s'exprime de la manière suivante : « *Exteriore altera sanguiferis est, videtur vasis destituta, quo chorion est.* . . . . . . . . . » C'est en vain, que ces vaisseaux ont été cherchés par Mayer. Béclard (3) n'est pas parvenu non plus à constater leur existence. Wrisberg (4) et Sandifort (5) sont les deux autorités principales qu'on invoque pour les admettre. Or, je ne pense pas que le texte de ce dernier observateur soit aussi concluant que beaucoup de modernes semblent le donner à entendre « *Chorion maximè transparens*, dit-il. . . . . . . *Ope superficiei externæ quæ villosa et tomentosa existit, investit atque adheret interna faciei decidua ac placentæ*, circumdat autem omnia vasa, *quæ a fœtu proveniunt, simul ac placentam atque generatìm per totam ejus substantiam vasorum tunicam extimam constituant.... Inter deciduam reflexam et chorion, multa comparent vasa, dùm chorii et amnii nexus cellulosus videtur.* » Je ne vois rien dans ce passage, qui prouve sans réplique que Sandifort ait observé de véritables vaisseaux sanguins dans la propre substance du chorion. M. Lobstein (6), avouant que, dans le grand nombre de membranes et de placentas examinés par lui à cet effet, il n'a jamais pu découvrir de vaisseaux sanguins dans le chorion, de quelque moyen qu'il se soit servi pour les rendre visibles, me paraît être une autorité beaucoup plus puissante en pareille matière.

Pour refuser des vaisseaux sanguins à la tunique veloutée de l'œuf humain, je me fonde 1° sur ce que personne, jusqu'à présent, ne les y a réellement vus de manière à ne pas laisser d'incertitude; 2° sur les essais inutiles tentés par M. Lobstein pour les y découvrir; 3° sur mes propres observations; 4° enfin, sur ce que je crois avoir trouvé la raison qui les a fait admettre en trompant nombre d'observateurs.

Lorsqu'on cherche à séparer la *decidua reflexa* de la face externe du chorion, on aperçoit bientôt un nombre indéterminé de filaments qui vont de l'une à l'autre. D'autant plus multipliés, qu'on se rapproche davantage de la circonférence placentaire ou de l'origine de la grossesse, ces filaments, que Sandifort et plusieurs autres ont pris pour des vaisseaux, ne sont, dans le fait, que des vestiges du tomentum villeux qui

(1) *Elementa physiol.*, t. VIII, p. 187, 189.
(2) *Institutiones physiol.*, p. 142.
(3) *Embryologie*, *thèse*, p. 24.
(4) *De structurâ ovi secund.*, *hum.* etc., 1782.
(5) *Observationes Anat. patholog.* Lib. 2, p. 40. Lib. 3, p. 95.; tab. 8, f. 4, *f. f.*
(6) *Essai sur la nutrition du fœtus*. Strasb. 1802, p. 18.

recouvrait la surface externe de l'ovule. Ensuite, si une foule de physiologistes accordent une circulation sanguine et des vaisseaux au chorion, c'est que, en croyant l'existence démontrée pour la membrane caduque, ils ont pensé qu'il devait en être de même pour la couche placée immédiatement au-dessous. Mais ce motif tombe de lui-même si l'on prouve, comme je crois l'avoir fait, que la première de ces lames n'est qu'une simple concrétion organique. Ceux enfin qui ont dit avoir vu des vaisseaux sanguins serpenter entre les lames du chorion, dans les environs du placenta, ont évidemment pris pour tels quelque branche anormale des canaux qui se distribuent dans ce dernier organe. Ils ont oublié alors que le gâteau vasculaire du fœtus ne se forme que sur la partie de l'œuf qui peut toucher immédiatement la matrice. En admettant, ce qui n'est pas, qu'il y en eût primitivement sur toute la périphérie de l'ovule, ces vaisseaux s'atrophieraient et disparaîtraient nécessairement ensuite sur tous les points enveloppés par l'épichorion. D'ailleurs, le système vasculaire ne se développe que dans les parties de nouvelle formation qui se trouvent en contact avec de véritables tissus. Or le chorion existe avant l'embryon. A part le point qui doit supporter le placenta, il est complétement séparé de l'utérus par une couche de dépôt. Les vaisseaux ombilicaux et placentaires n'apparaissent, dans le nouvel être, qu'à partir du moment où l'ovule se fixe à la surface interne de la matrice. C'est donc dans l'aire circonscrite par la réflexion de la membrane anhiste seulement, que les villosités du chorion permettent aux vaisseaux de se développer. Aucun de ces vaisseaux d'ailleurs, n'appartient à la texture propre du chorion. Je prie de remarquer toutefois que mes assertions ne concernent ici que la femme. Dans le cheval, par exemple, la surface externe du chorion est rouge et vasculaire, depuis la base jusqu'au sommet de l'œuf.

M. Dutrochet ayant confondu diverses lames sous le titre d'exochorion et d'endochorion, on ne peut pas savoir au juste s'il admet ou s'il nie l'existence des vaisseaux sanguins dans le chorion de l'œuf humain. Cependant on peut conclure d'un passage de son dernier Mémoire, qu'il penche pour la dernière de ces hypothèses; car il répond à M. Bojanus de Wilna, qui lui a reproché d'avoir avancé le contraire (1), qu'il n'a jamais émis une pareille opinion, et que si l'anatomiste Polonais lui a prêté cette manière de voir, c'est qu'il n'a connu ses recherches que par l'analyse qu'en a donnée Cuvier (2). Quant à ce dernier auteur, il applique effectivement le nom de chorion à une membrane non vasculaire. Mais les raisons, pour ou contre, invoquées par ces observateurs, ressortant d'expériences tentées sur l'œuf des animaux, ne peuvent être que d'une faible importance dans la question actuelle.

Les injections les plus fines, les dissections les plus attentives, soit du chorion lui-même, soit de ses filaments, à une époque avancée, soit de son velouté ou de ses granulations dans le principe, ne m'ont pas permis de conserver le moindre doute à cet égard. A la loupe comme au scalpel, ces objets paraissent pleins et s'écrasent à la manière du tissu cellulaire. Jamais je n'y ai remarqué la moindre apparence de canal.

Des expériences variées au microscope et dues au talent bien connu de M. Raspail (3) constatent le même fait, et ne me semblent donner prise à aucune réplique. Je n'ai pas besoin de dire, au reste, qu'il ne s'agit que des vaisseaux propres du chorion, et non de ceux qui le traversent pour se ramifier dans le placenta ou dans le velouté de sa surface.

(1) *Journal complém. des Sc. médicales*, t. 2, p. 84.

(2) *Mémoire du Muséum d'histoire naturelle*, t. 2.

(3) *Rép. d'anat. et de phys.*, t. V, p. 211, pl. XI, ou *Nouveau système de chimie organique*, etc. *Paris*, 1833. In-8°.

§ 5. *Analogie.* Le chorion se retrouve dans tous les animaux vertébrés, mais avec des modifications, telles que plusieurs physiologistes n'ont pu tomber d'accord sur sa détermination. Dans les batraciens, il forme, comme chez la femme, la coque de l'ovule. C'est lui qui, en parcourant l'oviductus, se recouvre de cette couche de mucus que je compare, pour la nature, à la membrane anhiste, et que MM. Prévost et Dumas croient nécessaire à la fécondation. Dans les sauriens, il offre déjà une épaisseur plus grande et beaucoup plus de solidité, quoique ayant les mêmes rapports avec les organes de la femelle. Dans les ophidiens, il constitue la membrane si dense et si difficile à rompre qui en forme la coque ou l'enveloppe externe. Chez les oiseaux, le chorion est beaucoup plus éloigné du vitellus, et ne se forme réellement qu'après plusieurs autres lames; c'est lui qui tapisse la face interne de la coquille, et qu'on connaît sous le nom de *membrane de la coque.* Enfin, dans les mammifères, comme dans l'espèce humaine, il supporte le placenta ou les cotylédons, et n'est séparé de la matrice ou de ses cornes, dans le reste de son étendue, que par une couche sans texture, d'épaisseur et de consistance variables.

M. Dutrochet (1) établit d'autres comparaisons. Selon lui, le chorion n'enveloppe que vers le dixième jour de l'incubation, la totalité de l'œuf, c'est-à-dire l'amnios contenant le poulet, le vitellus avec son sac herniaire et les débris de ses épidermes; enfin ce qui reste d'albumen dans le petit bout de l'œuf. « En sorte qu'en dehors du chorion, on trouverait encore la double membrane de la coque et la couche calcaire. Dans l'œuf de la couleuvre il a vu le chorion au-dessous de la membrane de la coque. Sur ceux du lézard vert, le chorion tapissait tout l'intérieur de la coque à laquelle il était fortement collé ». De manière que, dans son système, le chorion, chez les reptiles ophidiens et sauriens, ne serait que la seconde membrane de l'œuf, et seulement la troisième dans les oiseaux, en allant de l'extérieur vers le centre. Dans la brebis, M. Dutrochet admet que le chorion est la tunique qui supporte les placentas et se trouve recouverte d'une couche non vasculaire, qu'une macération de quelques heures fait aisément tomber en écailles (pag. 51); mais il blâme Cuvier d'avoir pris pour le chorion, la membrane de la coque dans les oiseaux, et l'accuse, en outre, d'avoir donné le même nom à la membrane qu'on doit considérer, dans les carnassiers, comme l'analogue de la caduque de Hunter (2).

Tout cet embarras me paraît dépendre, je le répète, de ce que l'habile physiologiste de Château-Renaud n'a point été à même de se former une idée exacte des enveloppes du fœtus humain, dont il s'est trop empressé de vouloir transporter les noms aux autres espèces zoologiques. En s'en tenant aux analogies ou aux déterminations que j'ai annoncées plus haut, on mettrait fin, il me semble, à toutes ces difficultés, et chacun pourrait facilement comprendre ce qui se rapproche ou ce qui diffère du chorion de l'homme, dans l'œuf des animaux.

§ 6. *Conclusions.* 1° Le chorion, dans l'espèce humaine, n'est d'abord qu'une simple vésicule arrondie.

2° Ses villosités ne sont point des vaisseaux, mais seulement de petits filaments granulés, qui serviront plus tard au développement des vaisseaux du placenta, sur la portion de l'ovule qui touche la face interne de l'utérus ou correspond à la racine du cordon.

3° C'est aux granulations de ses filets qu'il faut rapporter l'origine des hydatides en grappe de la matrice ou de la môle hydatoïde.

(1) *Recherches sur l'œuf des oiseaux.* — *Mém. de la Soc. méd. d'Ém.*, t. VIII, p. 7, 20, 23, 24, 30.

(2) *Mém. de la Soc. méd. d'Émul.*, t. VIII, p. 763.

4° Dans l'état normal, la moitié, au moins, de ces corps gangliformes s'implantent dans l'épichorion et cessent de se développer, tandis que les autres, en contact avec l'utérus ou correspondant aux vaisseaux du cordon, constituent les rudiments du placenta.

5° Le chorion n'est point une expansion du derme, ou d'une autre partie des parois abdominales, comme l'ont avancé plusieurs auteurs, comme j'avais été moi-même porté à le penser; mais il a, dès le principe de la grossesse, des rapports et une continuité intime avec la trame cellulaire du cordon ou des vaisseaux ombilicaux.

6° Il n'est multifolié à aucune époque de son développement.

7° Il ne reçoit ni vaisseaux ni nerfs qui lui appartiennent en propre.

8° Il est de nature celluleuse, et se forme par le même mécanisme que les membranes séreuses.

9° Dans tous les animaux où il existe une caduque ou quelque couche analogue, il forme la seconde membrane de l'œuf, en procédant de dehors en dedans, et la première quand il n'y a point de concrétion anhiste.

10° A terme, sa face externe, tapissée par l'épichorion et le placenta, se réfléchit sur la racine du cordon qu'il recouvre jusqu'au ventre du fœtus. Sa face interne est partout en contact avec l'amnios.

## Art. 3. *De l'Amnios.*

L'amnios est celle des membranes de l'œuf humain dont on s'est le moins occupé, et qu'on regarde, néanmoins, comme la mieux connue. Aussi les auteurs qui en ont parlé se sont-ils presque tous servi des mêmes paroles. Les extraits suivants mettront le lecteur à même d'en juger.

§ 1^er^. *Historique. A.* L'enfant est enveloppé de toutes parts d'une membrane subtile et déliée nommée, des Grecs, *Amnion*, et de nous, la *Coiffe*, ou la crêpe qui reçoit comme la sueur du fruit, dit Galien. (1)

*B.... Humore interiorem vulvæ faciem inungens, et ejus aspritudinem lævigans, membrana fit, quam Græci amnion vocant, hanc aiunt eum, qui fœtus veluti sudor est, recipere. Ex ipso autem semine altera membrana gignitur : eam Græci à farciminis similitudine allantoidea nominârunt. Hoc foramine in vesicam pertinente cava intrà se infantis veluti lotium usque ad partûs tempora colligit. Extrà has in orbem tertia quædam membrana superdatur, quam Græci chorion, Latini secundas dixére : et per iter quoddam usque ad infantis vesicam perforatur* (2).

*C. Præter hæc, quæ hactenùs memoravimus, tertia est in humano fœtu consideranda membrana, qua neque bruta ipsa destituuntur. Hoc unum interest, in illis crassa est, quemadmodum ait Galenus, in nobis autem tenuissima est, diciturque* ἄμνιος *: ab hâc quoque universus involvitur fœtus, et in eâ immediatè fœtus situs est, et sudor à fœtu emanans, atque ejus excrementum continetur, in quo sudore innatat, atque ab eo fulcitur : ita enim minus molestus est puer matri.* (3)

(1) *De usu partium.* Lib. XV, p. 683.

(2) Theophilus : *De corp. hum. fabric., lib. V, cap.* 18. *De fœtu ad fœtumque pertinentibus*, p. 85. J. P. Crassus interp., 1565.

(3) R. Colombo, *De re anatomica*, lib. 12, *de formatione fœtûs*, p. 457. Paris. 1562.

*D.* La troisième tunique du fœtus est appelée amnios ou coiffe, qui enveloppe de toutes parts la semence ès premiers jours, ès jours subséquents environne et enveloppe de toutes parts le fœtus comme une chemise fort déliée, fort ténue.... et délicate, à raison de quoi est appelée *Agnelette.* (1)

*E. Membranæ hæ circà humanum fœtum duæ sunt, circà brutorum tres.... Prima amnios dicitur, ob mollitiem et tenuitatem, aliis agnina, charta virginea, indusium, etc. Estque omnium tenuissima (alba mollis, translucens, paucis iisque exiguis venulis et arteriolis donata, fœtum immediatè cingens inter duplicaturam ejus dispersis : coherens chorio ferè ubique, præsertim in extremitatibus, circà placentam et in medio ejusdem ubi vasa umbilicalia prodeunt, unita. A chorio tamen facilè separavimus), in qua multus et copiosus reperitur humor, cui fœtus innatat, ortus in brutis ex sudore, in homine et ex sudore et urinâ.* (2)

*F.* La deuxième tunique, qui est plus prochaine du fœtus, est l'amnios, ainsi dite des Grecs, à raison de sa blancheur, et des Latins *Agnina,* comme qui dirait peau d'agneau. Elle est beaucoup plus déliée que la première à laquelle elle est fort adhérente par l'endroit que le nombril sort de l'épigastre. Son usage est de recevoir et de contenir les eaux qui proviennent de l'urine et de la sueur de l'enfant. (3)

*G.* L'amnios est la membrane intérieure qui enveloppe immédiatement le fœtus et le reçoit mollement. S'étendant doucement partout sous le chorion, elle ne lui est néanmoins attachée qu'en un seul endroit, savoir en sa partie supérieure où est la caroncule. Elle est extrêmement déliée, molle, polie, transparente, et séparée du fœtus par un assez grand intervalle. (4)

*H. Sequitur hic altera membrana, quæ non minus quam prior totum fœtum ambit et proximè investit, amnios dicta, id est amiculum quod amice fœtum obvolvat.... Hujus membranæ substantia chorio longè albicantior atque tenuior est : vasa accipit ab ombilicalibus, quidquid enim ex illis in placentam aut chorion transit, in se recipit.* (5)

*J.* Je découvre le fœtus d'une membrane à qui je donnerai le nom de chorion : elle est épaisse et comme double, polie en dedans et assez inégale en dehors vers la surface qui regarde le placenta. Après avoir ôté cette membrane, j'en découvre une autre, plus mince, plus polie et comme transparente, que j'appellerai l'amnios. Enfin, ayant levé cette seconde membrane, je vois le fœtus comme flottant dans un liquide qu'elle contient. (6)

*K. Amnion est membrana tenuis, alba, mollis et translucens, totum fœtum cum humore cui innatat undequaque amplectens, et proximè investiens.* (7)

*L. Amnion verum et proprium fœtûs involucrum est, multò chorio firmior, et mediæ etiam membranæ robur superat.* (8)

*M. Binas esse præcipuas ovi membranas, jam novit antiquitas chorion et amnion, extrinsecùs crassa membrana est, quæ vocatur chorion.... Tunicam internam vocat*

(1) *Trésor des remèdes pour les mal. des femmes.* 1587. p. 673.

(2) Bartholin, *Anatomia reformat. hagæ comitis,* in-8°, 1666. p. 194.

(3) Gelée, *Anatomie française*, 1683, p. 362.

(4) Diemerbroëck, *Anatomie*, t. 1er, p. 459.

(5) Blancardi, *Anatom. reformata.* In-8°, cap. 29, p. 579.

(6) Pesse, *Traité de la génération.* Toulouse, 1701, p. 143.

(7) Verheyen, *Supplem. anatomic.*, etc. In-4°, t. 2, tract. 5, cap. 11, p. 340. Lugdun. 1712.

(8) Bohërhaave, *Prælectiones. acad.*, tome 4, pars 2; *de conceptu*, p. 176. (*note de Haller.*) 1745.

*amnion, illam, quæ hanc proximè insequitur, chorion, externam omnium deciduam. Internæ tunicæ, amnii, firmæ, utcunque densæ, pellucidæ tamen, vasis destitutæ, superficies externa cingitur chorio, cum quo coheret per speciem gelatinæ, ità ut facillimè separari et detrahi possit, progrediendo continuatur ad funem, eique lævigatum dat involucrum.* (1)

*N.* L'amnios est manifestement blanche, dépourvue de vaisseaux, mince et transparente, par conséquent plus délicate que le chorion. (2)

*O.* L'amnios, comme le chorion, est lisse et diaphané, mais tant soit peu plus épaisse et plus forte que ce dernier. Elle a moins d'étendue que lui, quoiqu'elle se continue sur le cordon ombilical. Sa face fœtale est parfaitement lisse et baignée par les eaux. Sa face utérine est contiguë au chorion auquel elle est *unie par le moyen de filaments* qu'on regarde comme celluleux. (3)

*P. The amnion is thin, pellucid, and totally without the appearence of either vesels or regular fibres, etc.* (4)

*Q.* L'amnios, l'enveloppe la plus interne de l'œuf, concentrique au chorion qu'elle touche par sa face externe, et auquel elle adhère faiblement au moyen d'une substance filamenteuse, *comme un tissu cellulaire mou à peine distinct, et que l'on croit vasculaire.* Sa face interne est libre, parfaitement lisse, et répond à l'eau de l'amnios. Au terme de la grossesse, cette membrane, quoique très mince, l'est moins cependant que le chorion. Elle est demi-diaphane, d'une couleur blanche, comme laiteuse, élastique et plus ténue que le chorion. (5)

*R.* L'amnios est une membrane très mince et transparente, qui enveloppe immédiatement le fœtus. Sa face externe adhère assez faiblement au chorion, si ce n'est dans l'endroit où elle revêt la face interne du placenta. L'interne, au contraire, est libre. Ces deux faces sont parfaitement lisses, abstraction faite, toutefois, *du tissu cellulaire très lâche* qui couvre l'externe (6).

D'après ces observateurs, l'amnios, encore désigné, comme on vient de le voir, par une foule d'autres épithètes, est donc la membrane la plus interne de l'œuf humain. Lisse, transparente, séparée du fœtus par le liquide du même nom, elle adhère fréquemment au chorion à l'aide *des filaments* ou *des lamelles celluleuses* qui recouvrent sa face externe, etc.; en sorte qu'il semble ne devoir rester que très peu de chose à en dire. Néanmoins, comme ce qui vient d'être avancé n'est pas exact de tout point, n'est sur-tout applicable qu'à l'époque de l'accouchement, il ne sera peut-être pas inutile d'en donner une nouvelle description d'après nature, depuis le principe de son apparition jusqu'à son développement complet.

§ II. *Développement.* Sur un produit de 10 à 12 jours que je dois à l'obligeance de M^me^ La Chapelle, et qui, débarrassé de la membrane caduque, n'avait que quatre lignes de diamètre, j'ai vu à l'intérieur du chorion un petit sac transparent, qui était *probablement* l'amnios. Sur un autre ovule, de même volume, et que m'a donné M^me^ Pelletant, l'amnios était évident, ainsi que l'embryon, l'allantoïde et la vésicule ombilicale.

Sur un ovule de 12 à 18 jours, qui me fut donné par M. Bermond, de Bordeaux, j'ai trouvé, fixé sur un point de la cavité du chorion, une petite poche transparente, d'environ 3 lignes, renfermant de la sérosité et un embryon très reconnaissable.

(1) Sandifort, *Observ. anatom. pathologicæ.* Lib. 2, p. 39.

(2) Stein, *L'Art d'Accoucher*; t. 1er., p. 58.

(3) Lobstein, *oper. cit.*, p. 23.

(4) J. Burns, *Principles of midwifery.* London, 1814, p. 146.

(5) Ph. Béclard, *Embryologie*, p. 25.

(6) Meckel, *Mém. d'Anatomie*, t. 3, p. 738.

Sur un quatrième ovule, à peu près du même âge que le précédent, et que me donna le même médecin, l'amnios offrait une disposition semblable.

Sur un cinquième, d'environ trois semaines, et que je dois encore à la complaisance de M. Bermond, l'amnios représentait une vésicule de 3 à 4 lignes de dimension, et se trouvait comme plaqué à la surface interne du chorion. Il renfermait un embryon, dont le cordon ombilical et les tubercules des membres étaient beaucoup plus développés que dans celui qui fait le sujet du n° 3.

Sur un sixième produit, d'une vingtaine de jours, des plus complets, et que voulut bien me donner Mme Charonnet, en 1823, l'amnios, excessivement fin et blanchâtre, n'était séparé de l'embryon que par un espace d'une ligne et demie.

Sur un ovule d'environ un pouce de diamètre, âgé de trois semaines à un mois, et que me donna Mme Lebrun, l'amnios formait une petite poche, séparée de l'embryon par une couche peu épaisse de liquide, et qui laissait la plus grande partie du cordon ombilical à découvert dans la cavité du chorion. La tige omphalo-placentaire et le pédicule de la vésicule ombilicale semblaient l'avoir perforé pour se porter au-devant de la colonne vertébrale.

Sur un autre ovule, du même âge ou un peu plus jeune, et que m'apporta le Docteur Terreux, la disposition de l'amnios était en tout semblable à ce qui vient d'être noté. Il y avait cette différence, toutefois, que le prolongement de la vésicule ombilicale et les vaisseaux du cordon ne paraissaient plus l'avoir perforé pour se rendre aux viscères abdominaux, mais bien s'en être déjà formé une gaîne infundibuliforme, qui s'étendait du point où l'ombilic doit naturellement exister, jusques à deux lignes en dehors vers le placenta.

Dès lors je me trouvai conduit à l'une de ces deux propositions : ou bien l'amnios ne se continue pas primitivement avec la peau de l'embryon, ou bien la portion de l'amnios qui forme l'épiderme avait été détruite sur ces ovules.

Au mois de mai 1827, je reçus de M. Hénoque, accoucheur très répandu du faubourg Montmartre, et l'un de mes anciens condisciples à l'hôpital Saint-Louis, un œuf entier très frais, qui n'avait été mis dans aucun liquide conservateur, et qui n'était hors de l'utérus que depuis quelques heures. Sur cet ovule, l'amnios, séparé du chorion par une vésicule ombilicale volumineuse, n'était attaché au cordon que par un anneau circulaire, et seulement à l'endroit où les vaisseaux s'écartaient les uns des autres pour aller se rendre dans la concavité de l'embryon, dont les parois abdominales n'existaient pas encore. Cet anneau était mince, très fragile, légèrement blanchâtre et à peu près complétement recouvert par le sac réticulé ou allantoïdien.

Rien n'était altéré dans cet œuf. Tous les objets qu'il doit naturellement renfermer s'y trouvaient à l'état d'intégrité le plus parfait. Aucun d'eux n'avait été déplacé.

Avant la formation du ventre de l'embryon, l'amnios ne semble donc avoir de rapports qu'avec le point circulaire du cordon ombilical, qui doit être par la suite renfermé dans l'anneau de l'ombilic. Mais, les parois abdominales une fois développées, il n'en est plus de même. A partir de là, en effet, mes recherches subséquentes n'ont fait que confirmer ce que j'avais avancé en 1824; savoir, que la membrane agnelette s'étend sur toute la longueur du cordon ombilical, et *semble* se continuer avec l'épiderme du fœtus.

Dans un œuf que j'ai reçu de M. Fournier, œuf qui, d'après les dimensions de l'embryon, ne paraissait avoir que quatre à cinq semaines, l'amnios formait une poche trois à quatre fois moins grande que le chorion, et se réfléchissait sur le cordon à une ligne et demie de sa racine, pour lui fournir une gaîne jusqu'au ventre. Cet amnios qui offrait d'ailleurs tous les caractères de l'état normal, était séparé du chorion par une matière sur laquelle je reviendrai par la suite, et par la vésicule ombilicale.

Sur un produit de six à sept semaines, donné par M^me^ Lachapelle, il commençait à se réfléchir en forme d'entonnoir sur le cordon, à six lignes en dehors de l'ombilic, et se confondait avec le pourtour du nombril, d'une manière tellement intime, qu'il était impossible d'établir la moindre ligne de démarcation entre lui et l'épiderme de l'embryon.

Sur un œuf un peu plus âgé, qui me fut apporté par M. Morisse, chirurgien-accoucheur, il était encore séparé du chorion par un espace considérable et s'appliquait sur le cordon, pour l'engaîner, à partir du lieu où le prolongement de la vésicule ombilicale venait s'y implanter, jusqu'au ventre, où toutes les apparences portaient à croire qu'il se continuait avec l'épiderme.

Sur un ovule, à peu près du même volume, que m'envoya M^me^ Lebrun, et sur lequel la racine du cordon faisait un relief d'une demi-ligne à l'intérieur du chorion avant de devenir tout-à-fait libre, l'amnios tapissait d'abord ce relief et l'origine véritable de la tige funiculaire, d'où on pouvait le séparer sans difficulté jusqu'à l'endroit où le pédicule vitellin venait s'y rendre. Ensuite, il enveloppait la totalité du cordon et allait se confondre avec les téguments de l'embryon. Mais, dans ce cas, comme dans les observations précédentes, l'adhérence des tissus était si intime, l'amnios si mince et si fragile, qu'il ne m'a pas été possible de l'isoler assez complétement pour oser affirmer qu'il ne constituait réellement, avec l'épiderme, qu'une seule et même couche.

L'hypothèse, qui admet que l'amnios et l'épiderme ne se confondent qu'après le premier mois de la vie embryonnaire, me paraît donc réunir le plus de probabilité. Outre les faits relatés dans cet article, en voici deux autres qui ne laissent pas de l'appuyer assez fortement.

Une jeune femme, admise à l'hôpital de perfectionnement pour une perte utérine qui durait depuis douze heures, rendit le lendemain un produit entier de six semaines à deux mois. Dans cet œuf, l'amnios pouvait être facilement suivi depuis la racine du cordon jusqu'à l'ombilic. Là, une rainure évidente le séparant encore des parois abdominales, il semblait s'enfoncer dans le ventre avec les vaisseaux ombilicaux, et sa continuité avec l'épiderme ne pouvait pas être admise.

Sur un sujet de huit à neuf semaines, que me donna M. Boulon, la surface externe de l'amnios touchait, pour ainsi dire, le chorion, et enveloppait la totalité du cordon qui était très long et déjà tourné en spirales. D'un autre côté, l'embryon était très développé, et toutes les parties de ses membres étaient parfaitement distinctes. Le foie et la plus grande partie des autres organes abdominaux se trouvaient cependant encore à découvert. Il ne pouvait donc y avoir sur ce sujet, ni continuité, ni même contiguité entre l'amnios et la couche épidermique.

Toutefois, dans une matière aussi délicate, c'est en multipliant les observations qu'on devient circonspect. On s'est trompé si souvent, les méprises de tout genre sont si faciles, qu'on ne peut prendre trop de précautions avant de porter un jugement définitif! Si je n'avais examiné qu'un petit nombre de produits, je ne conserverais pas d'incertitude : je prononcerais sans hésiter. En 1824, j'étais convaincu, parce que je n'appuyais mon opinion que sur douze ou quinze observations. Aujourd'hui que j'ai pu étudier les mêmes objets sur près de deux cents ovules, je n'ose plus affirmer avec la même assurance.

Ce qui m'empêche de renoncer entièrement à ma première idée, c'est que, nombre de fois, sur des œufs de six semaines, deux mois, trois mois même, j'ai vu une pellicule transparente, séparée du cordon et de presque toute la périphérie du corps de l'embryon, par de la sérosité, ressembler assez exactement à l'amnios pour qu'il fût de toute impossibilité d'établir entre elles la plus petite différence.

Sur un produit de trois mois, au moins, très complet, très régulièrement développé, et qui m'a été procuré par M. Morisse, vingt-quatre heures après que la femme l'eut rendu, l'épiderme était si complétement isolé des autres parties du fœtus, par une couche épaisse de sérosité légèrement trouble, qu'on aurait pu l'en dépouiller avec la plus grande facilité. La même chose s'observait d'un bout à l'autre du cordon. Seulement ici la pellicule était rapprochée des vaisseaux dans quatre points différents; ce qui donnait lieu à quatre étranglements et à quatre vésicules placées à égale distance. Les adhérences de l'amnios sur les collets de la tige ombilicale et celles que l'épiderme avait conservées sur quelques parties des membres, n'en permettaient pas moins de remarquer la plus parfaite continuité entre toutes ces lamelles.

Il résulte, je crois, de semblables notions : 1° que pendant les quinze premiers jours de la gestation, l'amnios n'a de rapports immédiats qu'avec la portion embryonnaire du cordon ombilical sur lequel il se replie un peu plus tard pour lui former une gaîne et le mettre en contact avec la surface interne du chorion; 2° que cette disposition se maintient, sauf quelques exceptions, jusqu'à ce que les parois abdominales soient complétement développées; 3° que jusques là il n'y a aucune continuité entre la membrane agnelette et l'épiderme, mais qu'ensuite cette continuité est difficile à contester.

§ III. *Espace qui sépare l'amnios du chorion.* L'amnios est loin de toucher la face interne de la tunique veloutée de l'ovule, à toutes les périodes de la grossesse, ainsi qu'on le croit assez généralement. Ces deux membranes sont, au contraire, séparées l'une de l'autre par un espace considérable pendant un temps variable.

Le vague où les auteurs ont laissé ce point de l'histoire de l'œuf humain, m'engage à entrer dans quelques détails à son sujet. Déjà j'en avais dit un mot en 1824 (1); mais ne possédant pas alors un assez grand nombre de faits pour espérer entraîner la conviction générale, je crus devoir remettre à une autre époque les preuves que je puis donner maintenant. —Dans un ovule de douze à quinze jours, l'amnios formait un sac qui n'occupait pas plus du cinquième de la cavité du chorion. —Dans un autre, âgé d'environ un mois, il en remplissait le quart ou le tiers, et offrait le volume d'une noisette ordinaire. —Sur un troisième, de cinq à six semaines, il en occupait à peu près la moitié, et représentait une vésicule régulièrement arrondie. —Sur un quatrième qui, d'après des renseignements aussi précis qu'il était possible d'en obtenir en pareille matière, était âgé de deux mois, l'amnios constituait une vessie pyriforme, suspendue en haut de la cavité du chorion dont il remplissait les deux tiers. —Sur un œuf un peu plus avancé que le précédent, et qui me fut apporté par M. Bernardin, je trouvai l'amnios séparé du chorion par un espace de deux ou trois lignes, dans toute son étendue, à l'exception du point où s'attachait la racine du cordon. —Sur un autre œuf, âgé de trois mois au moins, rendu à une heure du matin, et que j'examinai à dix, en présence de M. Guillon qui me l'avait apporté, et de M. Paillard, l'amnios n'était encore en contact avec le chorion qu'au pourtour de la racine des vaisseaux ombilicaux. Partout ailleurs ces deux lames étaient séparées par une couche de substance vitriforme, épaisse d'une à deux lignes. —Enfin, sur un œuf entièrement exempt de déchirure, quoiqu'il eût été rendu à cinq mois et demi de grossesse, et que me fit parvenir M. le baron Larrey, il n'existait plus, entre le chorion et l'amnios, qu'une couche très mince de substance muqueuse ou gélatineuse qui s'opposât au contact parfait de ces deux membranes. A l'époque même de l'accouchement, la matière intermédiaire aux

(1) *Archives génér. de Méd.*; t. 6, p. 592.

deux tuniques principales de l'œuf, n'est, en général, complétement détruite que vis-à-vis du placenta ; en sorte que leur contiguité n'est, à proprement parler, jamais immédiate.

Ainsi, l'espace situé entre l'amnios et le chorion est d'abord très grand relativement à la cavité du chorion, beaucoup plus grand que le sac amniotique lui-même, pendant tout le cours du premier mois. Ensuite, il diminue par degrés en proportion de l'agrandissement de l'amnios, et de manière qu'à deux mois, il égale à peu près celui qui sépare l'embryon de son agnine. Enfin, l'accroissement disproportionnel de cette dernière membrane finit par le faire disparaître presque en totalité, et de telle sorte que, vers le quatrième ou le cinquième mois, il faut vraiment soupçonner qu'il existe, pour le reconnaître. J'ai acquis la conviction qu'une pareille disposition est naturelle, qu'elle a constamment lieu dans les œufs non altérés et dont le développement s'est régulièrement opéré : je m'appuie sur un nombre tellement considérable de faits, qu'il m'est impossible de conserver le moindre doute à cet égard.

Si l'espace qui existe naturellement entre le chorion et l'amnios, pendant une assez longue période de la grossesse, n'a pas été admis généralement, ce n'est pas cependant que plusieurs auteurs n'aient eu l'occasion de l'observer. Il en est même un certain nombre qui l'ont très positivement noté dans leurs écrits. Voici, par exemple, comment Claude de Lacourvée (1) s'exprime à son sujet : *Defluit igitur ab utero succus alimentitius, primum intrà chorion; sed quasi nondùm satis esset depuratus, iterùm trajicitur per amnion, quasi per setaceum, aut pannum delicatissimum, imò etiam voluit natura mirabili artificio, ut hæc membrana esset reduplicata, ut quasi per duplicem chartam emporeticam, filtratus humor, purior esset ac delicatior.—Hâc etiam doctrinâ redditur ratio, quare primis mensibus in chorio, major sit copia liquoris, quàm in amnio, et vice versâ, ultimis mensibus major sit in amnio hujusce liquoris copia, quàm in chorio.....* Néedham et Diemerbroeck me paraissent avoir également rencontré cet intervalle et l'humeur qui le remplit, mais seulement à une époque fort avancée du développement de l'œuf. De Saint-Hilaire (2) dit que « le chorion et l'amnios sont d'abord éloignés l'un de l'autre par un peu de liqueur qui est entre deux, comme on peut le voir dans un fœtus de six semaines à deux mois ; mais que, par la suite, les deux membranes venant à s'épaissir, occupent tout cet espace, et se joignent si étroitement l'une à l'autre, qu'il est bien difficile de les séparer.» Rouhault (3) prétend que « l'amnios est une membrane fine, molle, transparente, inégale par sa surface externe, qui renferme le cordon, les eaux et le fœtus, qui est couchée sur la membrane muqueuse, et se termine au cordon à peu près à l'endroit de la division des vaisseaux ; enfin, qu'entre ces deux membranes on trouve parfois un suc un peu épaissi, que Warthon appèle de la gelée.» W. Hunter a plusieurs fois observé que le chorion forme une vessie plus grande que l'amnios, et pense qu'il doit exister un espace libre entre ces deux tuniques ; mais il croit que cet écartement ne persiste que jusqu'au second mois, et que dès le troisième, les enveloppes propres du fœtus sont unies par le moyen de filaments celluleux souples et très délicats. Dans des œufs du second et du troisième mois, bien complets, M. Lobstein n'a point rencontré l'espace dont il s'agit ; mais il l'a observé sur deux produits, l'un de quatre, l'autre de cinq mois. « Je ne déciderai donc pas, dit-il, d'après mes propres recherches, si réellement on trouve, dans les premiers mois de la gestation, une collection d'eau entre les membranes..... Je pense que l'existence constante

(1) *De nutrit. fœtus in utero, etc.* Dantisci, Paradoxa, 1655 ; p. 207.

(2) *L'Anat. du corps hum.* Paris, 1698 ; t. 2, p. 218.

(3) *Mém. de l'Acad. Roy. des Sciences;* 1714 ; p. 187. In-12.

de ces eaux n'est pas rigoureusement démontrée, et je suis porté à croire que, lorsqu'on les observe, c'est dans des cas contre nature et de maladie ». Selon Ph. Béclard et M. Meckel, «l'amnios, dans le commencement de la grossesse, n'est pas concentrique au chorion. Ces deux membranes, réunies vis-à-vis de l'abdomen du fœtus, sont souvent, sinon toujours, séparées dans le reste de leur étendue par un espace plus ou moins grand, dans lequel est contenu un liquide qu'on appèle fausses eaux de l'amnios.» D'après M. Roux (1), dans les premiers temps de la gestation, l'amnios forme une poche plus petite que le chorion. Des lamelles celluleuses très distinctes et un fluide qui n'a aucune communication avec celui au milieu duquel nage le petit embryon, remplissent alors l'intervalle qui sépare ces deux membranes.

Blumenbach avait déjà dit : *Binæ hæ ovi membranæ propriæ primis ab incohatâ ovuli formatione septimanis amplitudine suâ magnoperè ab invicem differunt; ità ut chorion majorem exhibeat vesicam cui amnion tanquàm longè minor vesicula ei saltem loco intùs adhæret, cui circà cintro floccosæ chorii superficiei externæ respondet.*

*Reliquum verò interstitium quod tunc adhuc chorion atque amnion intercedit, cristallina repletur aquosa dubiæ originis et brevis ovi.* (2)

Ces fragments, qui prouvent incontestablement que nombre d'anatomistes avaient aperçu l'espace qu'on remarque entre le chorion et l'amnios, prouvent en même temps qu'on ne s'en était formé qu'une idée bien imparfaite, et que plusieurs de ceux qui l'ont positivement mentionné, sont restés dans le doute à l'effet de savoir s'il appartenait à l'état normal, ou s'il ne dependait pas, au contraire, d'une disposition pathologique de l'œuf.

Une des causes qui paraissent avoir le plus reculé l'instant où la vérité devait se dévoiler en entier est la suivante. Lorsque l'avortement a lieu dans les premiers mois de la grossesse, il arrive souvent que le sac amniotique se déchire ou se détruit même, en tout ou en partie, quoique le chorion reste intact. Alors, pour peu que l'on tarde à examiner un pareil œuf, ou qu'on le laisse macérer dans un liquide conservateur, sa membrane interne semble quelquefois avoir entièrement disparu; de manière qu'on aura dû s'y méprendre fréquemment, et croire que déjà elle était en contact, ou peut-être même confondue avec la surface interne du chorion. Sur un produit d'environ six semaines, que M. Baudelocque eut la complaisance de me prêter, en 1823, le chorion et le feuillet réfléchi de la membrane anhiste, ainsi que l'embryon et le cordon ombilical étaient très distincts et très faciles à isoler; mais il fut impossible d'y reconnaître le moindre vestige de l'amnios. Cet œuf macérait depuis plusieurs mois dans l'alcool.

Sur un second œuf, âgé de deux mois, qui appartenait à M. Breschet, il n'existait plus que quelques lambeaux irréguliers de l'amnios. Deux ou trois de ces lambeaux, néanmoins, adhéraient encore au chorion dans les environs de la racine du cordon ombilical.

Sur un troisième que m'avait donné M. Guillon, et qui était âgé de sept à huit semaines; sur un quatrième que me donna M. Pailloux, et qui n'avait qu'un mois; sur un cinquième que j'avais reçu de M. Lacroix; sur un sixième et un septième que je dois à l'obligeance de M. Morisse, je trouvai dans le chorion la matière qu'on y rencontre dans l'état naturel, l'embryon avec ses caractères de l'état normal, et quelques détritus membraneux, semblables à des pelotons de toiles d'araignée, mais point d'amnios. Tous ces produits avaient été conservés dans l'alcool affaibli.

Sur un ovule d'environ six semaines, que Mme Delavarde, sage-femme distinguée de Paris,

(1) X. Bichat, *Anatomie descriptive*; t. 5, p. 573.

(2) *Institutiones physiologiæ*, p. 443.

eut la bonté de m'apporter de la part de M. Avroin, après avoir ouvert le chorion avec toutes les précautions convenables, j'aperçus, à travers la matière cristalline qu'il contenait, la membrane amnios déchirée en plusieurs sens, mais tenant encore à la racine du cordon.

En 1823, M. Bérard aîné apporta chez moi un produit assez complet en apparence, et ayant le volume d'un œuf de poule. Nous le disséquâmes ensemble. Après avoir divisé le chorion, nous trouvâmes la vésicule ombilicale séparée de son pédicule, l'embryon presque entièrement détruit, ainsi que le cordon, et libre dans une substance semblable à du blanc d'œuf. L'amnios, lacéré, était à peine reconnaissable.

Le 20 mai 1827, j'ai reçu de M. le Docteur Tanchou, un œuf qui paraissait avoir de deux mois à deux mois et demi de développement, enveloppé d'une membrane caduque bien entière, et qui me fut remis dix heures après son expulsion. Je le disséquai sur-le-champ. Je ne rencontrai dans son centre ni embryon ni amnios, ni vésicule ombilicale, mais seulement quelques vestiges du cordon, et une grande quantité de matière vitriforme.

Enfin, dans l'ovule dont j'ai déjà parlé, et que me donna M. Bernardin, quoiqu'on eût conservé le tout le plus soigneusement possible, la membrane amnios présentait cependant une déchirure fort étendue, et qui n'était, sans aucun doute, que le premier degré des altérations que je viens de relater.

Ces faits, et beaucoup d'autres que je crois inutile d'accumuler ici, prouvent, à mon avis, que la tunique interne de l'œuf se déchire et se détruit avec une très grande facilité, pendant les deux premiers mois de son existence, soit par l'effet de maladies, soit par l'action des liquides au milieu desquels elle nage, soit sous l'influence des moyens conservateurs que l'on met en usage. En tout cas, on conçoit qu'un tel état de choses peut aisément tromper les observateurs qui n'ont pas une grande habitude de ces sortes de recherches, ceux sur-tout qui n'ont pas appris à bien isoler et à distinguer le chorion des diverses parties de la membrane caduque.

Avant d'abandonner ce sujet, je dois avertir que l'écartement qui se trouve entre le chorion et l'amnios, ne disparaît pas avec la même rapidité dans tous les produits. Très considérable encore dans quelques œufs de deux à trois mois, on le voit presque entièrement effacé sur quelques autres qui n'en sont qu'à la septième ou à la huitième semaine de leur évolution. Sous ce rapport, on remarque une foule de variétés que l'observateur doit s'attendre à rencontrer, variétés qu'il est facile de comprendre, quoiqu'il soit impossible encore d'en indiquer les lois. La règle générale veut que ces deux membranes, d'abord très écartées l'une de l'autre, se rapprochent graduellement pour se toucher vers le quatrième mois, ou du moins pour n'être plus séparées alors que par une couche mince d'humeur gélatineuse, qui peut persister jusqu'au terme de l'accouchement. Mais il faut savoir aussi que ce contact peut avoir lieu dès le premier mois, comme il peut arriver qu'il ne s'opère qu'au septième, et même plus tard. Toutefois, si j'en juge d'après mes propres observations, ces exceptions extrêmes ne laissent pas que d'être rares.

§ IV. *Structure.* Il est inutile de revenir sur ce que j'ai dit de la non existence des vaisseaux dans le tissu propre du chorion, pour démontrer que ces canaux manquent bien plus certainement encore dans l'amnios. Rien, en effet, ne conduit à les admettre dans cette dernière lame. Jamais elle n'est recouverte de villosités, comme la première; jamais elle n'a de liaison intime avec aucun organe qui en reçoive. Tout ce qu'ont avancé quelques auteurs pour soutenir qu'elle en renferme, se réduit, dans le fait, à de simples assertions, ou bien à de pures suppositions. Les observations consignées dans cet article prouvent jusqu'à l'évidence, que l'amnios n'est formé que d'une seule couche, aux diverses époques de la gestation. Je ne m'arrêterai donc pas à combattre l'opinion de ceux qui ont pensé qu'elle était constituée par plusieurs feuillets, dans le principe de son développement.

§ V. *Conclusions.* 1° La membrane amnios ou agnelette est la tunique la plus interne ou la plus profonde de l'œuf humain.

2° Elle est, dans tous les cas, quand le germe n'est pas altéré, séparée du chorion par un intervalle d'abord très considérable, mais qui diminue ensuite insensiblement, depuis la première quinzaine jusqu'au troisième ou quatrième mois de la grossesse.

3° Sa face externe, quoique moins lisse que l'autre, ne supporte ni filaments celluleux, ni vaisseaux qui puissent l'unir au chorion.

4° Sa face interne est primitivement très rapprochée de l'embryon, dont elle se trouve ensuite d'autant plus éloignée proportionnellement, que l'œuf est plus développé.

5° Il n'est pas complétement exact de soutenir avec Hippocrate, Harvey, Burton, comme je croyais l'avoir démontré moi-même, comme l'a prétendu de nouveau le Dr Pokels, qu'elle se continue, dans l'origine, avec l'épiderme dont elle ne serait qu'une dépendance, ou qui, de cette manière, serait produit par elle.

6° Dans le premier mois elle n'a de rapports qu'avec le cordon ombilical, qui semble la perforer pour aller au-devant du rachis se perdre dans quelques-uns des viscères abdominaux.

7° Plus tard, lorsque les parois du ventre sont formées, elle s'unit assez intimement avec la couche épidermique de l'embryon ou du fœtus, pour qu'il soit difficile de ne pas admettre une véritable continuité entre ces deux lames.

8° Enfin, elle ne renferme point de vaisseaux qui lui soient propres, et jamais il n'entre qu'un seul feuillet dans sa composition.

9° Les rapports de l'amnios avec l'embryon dans les autres mammifères, sont les mêmes que dans l'espèce humaine.

# CHAPITRE II.

## DES VÉSICULES.

Les vésicules décrites jusqu'ici comme appartenant à l'œuf humain, sont au nombre de trois, et connues sous les noms de vésicule ombilicale, d'allantoïde, et de vésicule érythroïde.

### Art. 1er. *De la Vésicule ombilicale.*

La vésicule ombilicale est un organe que les anciens n'ont pas connu, dont les modernes ont beaucoup parlé, soit pour mettre son existence hors de doute, soit, au contraire, pour la rejeter parmi les anomalies ou les altérations pathologiques, mais qui n'a point encore été décrite d'une manière assez exacte, pour que les physiologistes aient pu s'en former une idée nette.

§ 1er. *Historique.* Albinus est le premier qui ait réellement observé la vésicule ombilicale avec quelque soin. Si différentes personnes ont cru en trouver des notions dans les ouvrages d'une époque plus reculée, cela tient à ce que, n'ayant été vue qu'un petit nombre de fois, on s'est fréquemment mépris sur son existence. Aussi est-il moins extraordinaire que ne semble le penser M. Meckel (1), de voir, encore aujourd'hui, Osiander, Dœllinger et Samuel, la ranger au nombre des organes imaginaires. C'est donc à tort que M. Lobstein, Béclard et M. Meckel, en font remonter la connaissance jusqu'à Néedham, Diemerbroëck, ou seulement à Ruysch.

Néedham (2) traite fort au long de l'allantoïde, mais je ne sache pas qu'il ait dit un mot de la vésicule ombilicale dans l'espèce humaine.

Il faut que M. Lobstein n'ait parlé de Diemerbroëck, que d'après des citations inexactes, ou une lecture peu attentive. Autrement, il n'aurait pas avancé que cet anatomiste : « a déjà trouvé dans trois œufs avortés, dont l'un était de la septième semaine de la grossesse, une bulle de la grosseur d'une petite aveline, remplie d'une humeur cristalline » ; puisqu'au lieu de trois faits, l'auteur batave (3) n'en rapporte qu'un seul que voici : « En l'année 1663, la même dame fit une fausse couche presque à la fin de la sixième semaine de sa grossesse. L'avorton était de la grosseur d'un œuf de poule ; la portion de chair adhérante extérieurement aux membranes, était beaucoup plus grande qu'aux précédents, s'étendant presque jusqu'à la moitié du chorion. Entre les membranes, il y avait une médiocre quantité d'humeur, comme dans les précédents, et dans cette humeur flottait un très petit embryon de la grandeur d'une grosse fourmi..... Outre ce petit embryon, nageait encore dans la même liqueur une vésicule ou bulle cristalline (je n'en trouvai pas de semblable dans les avortons précédents), de la grandeur d'une aveline, et de couleur transparente, dans laquelle je ne pus remarquer aucun trait ou délinéament d'embryon ; peut-être que de cette bulle il se serait formé une femelle (car on dit que la femelle reçoit sa perfection plus tard que le mâle), laquelle aurait été formée dans la suite : ainsi, il serait venu au jour deux jumeaux. » Je ne vois pas non plus, sur quoi M. Lobstein se fonde pour penser que cette hydatide était une vésicule ombilicale. Il me semble, en effet,

(1) *Journal complém. des Sc. méd.*, t. 2, p. 122.
(2) *De formatione fœtu.* Lond., 1667.
(3) *Anatomie, traduc. par* Prost, tome Ier, p. 407.

que la supposition de Diemerbroëck est beaucoup mieux appuyée, c'est-à-dire que cette petite vessie n'était autre qu'un germe primitif, resté à l'état d'hydatide, ainsi qu'il n'est pas très-rare de le rencontrer.

Dans le courant de 1826, j'eus l'occasion de faire une observation presque entièrement semblable à celle de Diemerbroëck, sur l'un des produits que M. le Docteur Bermond eut la bonté de me donner. Outre la vésicule qui contenait le germe, j'en trouvai une seconde à peu près du même volume, également collée contre la surface interne du chorion, à quelques lignes de la première. Cette vésicule hydatoïde ne renfermait aucune trace d'embryon. Ses parois étaient minces, pellucides, quoique assez résistantes. Elle était remplie d'une humeur limpide, parfaitement transparente. Je la séparai facilement du chorion, et dès lors, il n'eût plus été possible de la distinguer d'une hydatide solitaire de la matrice. Elle n'avait aucune espèce de ressemblance avec la vésicule ombilicale, et me parut être une bulle amniotique dont l'embryon avait disparu. Je fus sur-tout affermi dans cette opinion, en remarquant que dans la vésicule voisine, le petit fœtus n'était plus à l'état normal, et que tout annonçait en lui un commencement de destruction.

Combien de fois, d'ailleurs, les accoucheurs n'ont-ils pas rencontré des œufs, au milieu desquels plusieurs vésicules de ce genre nageaient dans le même liquide que l'embryon. Pour n'en citer qu'un exemple, je relaterai celui de Paul Portal (1). « J'aperçus, dit cet auteur, au milieu de ce corps (l'œuf), une vessie transparente, fort déliée, de la grosseur d'une noisette, ayant la forme d'un petit œuf, remplie d'un liquide clair et limpide, où il nageait un petit corps d'une matière blanche et graisseuse, avec quelque commencement de formation d'enfant, et fort petite, ayant la forme d'un embryon ou enfant, de la grosseur et longueur d'une mouche ou d'un clou de girofle. Outre cette vésicule où était contenu cet embryon, je remarquai dans cette masse charneuse et membraneuse, quantité de petites vésicules que je fis voir aux assistants, semblables à celles qui se rencontrent dans la poule, ou pour se mieux faire entendre, en forme de grappe de raisin, transparente, et de différentes grosseurs; mais les plus grosses n'avaient pas plus de circonférence qu'un petit pois, fort claires, comme sont de petites phlyctènes faites ou causées par le feu, qui sont faites par l'eau. »

Je n'ai nullement l'intention de soutenir que les vésicules observées par Portal fusssent des germes altérés. Je veux seulement faire voir qu'on ne peut, en aucune manière, les rapprocher de la vésicule ombilicale, non plus que celle que j'ai notée moi-même, ni que celle qu'a rencontrée Diemerbroëck, et qu'on n'a pas de motif d'aller chercher si loin la découverte d'un organe qui n'a réellement été décrit que depuis Albinus (2), dont voici le texte : *In duodecimâ illâ* (il explique la planche où est représentée la vésicule ombilicale) *prætereà filum album ab ipso usque ventre embryonis per umbilicum pertinens, anteque finem ejus exiens, lævitergue se curvans, ac desinens in vesiculam, puro limpidoque distentam humore hydatis specie. Vesicula sub amnio sita, in processu ejus infundibuliformi, quem detraxi cum amnio. Umbilicus integer. Quoniam perlucidus, cerni intùs in eo filum potest. Præter filum vesiculæ, tria intùs fila, quæ non expressa*, etc. En sorte que cet anatomiste ne sait même pas trop ce que c'est que cette vésicule, qu'il prend pour une espèce d'hydatide, et dont on se formerait difficilement une image, sans le dessin qu'il en a donné.

(1) *La Pratique des Accouchements*. Paris, 1685; p. 365.

(2) *Anat. academ. Annotat.*, lib. I, cap. 19, p. 74.

Si Boerhaave (1) n'a point voulu parler de l'allantoïde, il me semble avoir incontestablement désigné la vésicule ombilicale par ces mots :

*Cum fune umbilicale deducente exporrigi* urachum *usque ad radicem placentæ, ubi desinat in vesicam singularem propria, ab amnio et chorio distinctissima, membrana constantem subtiliori quam reliquæ duæ, figura ovalem, sitam inter placentam amnio et chorio obductam, et intrà chorion suprà eam reflexam eique adnatam.* Mais Boërhaave n'ayant point fait figurer la vessie dont il parle, ce passage, généralement négligé par les auteurs qui ont traité depuis la même matière, était insuffisant et beaucoup trop vague, pour qu'on y eût attaché quelque importance sans la remarque d'Albinus.

Ce que Ruysch mentionne sous le titre d'hydatide du cordon, et qu'on a cru être relatif à la vésicule ombilicale, est bien plus vague encore, et même, d'après toutes les probabilités, complétement étranger au sac vitellin. En effet, la figure 3, tabl. 2. du 6me Tres. anat. de cet Auteur, prouve, à n'en pas douter, ainsi qu'il le fait observer lui-même, que l'œuf dont il parle, était un produit anormal, n'y ayant aucun rapport entre l'étendue des membranes et le volume de l'embryon. Quant à la vésicule figurée dans ce dessin : ou bien ce n'était qu'une simple hydatide, comme l'a prétendu Ruysch lui-même, ou bien elle constituait l'un des renflements que j'ai rencontrés tant de fois dans le cordon ombilical.

Les fig. 4 et 5, tab. 8, lib. 3, fig. 3 et 4, tab. 6, lib. 2, ainsi que le texte qui les précède et leur est relatif, démontrent, à mon avis, qu'il ne s'agit aucunement de la vésicule ombilicale, dans les observations anatomico-pathologiques de Sandifort, et je ne comprends pas comment un si grand nombre d'auteurs ont pu s'y méprendre les uns après les autres. Jusqu'à présent, la vésicule ombilicale a donc été plutôt indiquée que véritablement décrite. Diemerbroëck, Ruysch, Boërhaave, Sandifort, au surplus, ne lui ont attribué aucun rôle; et si leurs observations ont donné lieu à quelques erreurs, c'est bien moins leur faute que celle des auteurs qui ont voulu leur faire dire ce qu'ils n'avaient point pensé.

Dans l'ouvrage de Hunter (2), les figures 5, 6, tab. 33 et 2, tab. 34, font voir, à la vérité, que cet anatomiste a vraiment observé la vésicule ombilicale; mais il est facile de voir, d'après le texte et les planches de son travail, que cette petite poche n'était plus dans l'état normal, lorsqu'il put l'étudier. J'en pourrais dire autant de Boëhmer et Madei (3), ainsi que de Blumenbach; de manière que, rigoureusement parlant, on ne peut, à cet égard, tirer aucunes notions précises de leurs travaux. Wrisberg (4) est le seul qui en donne une idée un peu exacte; encore est-il loin d'avoir rencontré le cas le plus ordinaire, si l'artiste a bien rendu les objets qu'il avait sous les yeux.

C'est en prenant pour type la vésicule ombilicale décrite par M. Lobstein, que les anatomistes modernes ont disserté sur cet organe. C'est sur ce fait qu'ont dû se fonder MM. Oken, Dutrochet, Béclard, Meckel, Bojanus, etc., pour avancer que la vésicule ombilicale est d'abord appuyée sur le devant du rachis de l'embryon; qu'elle peut avoir de quatre à six lignes de diamètre, lors de sa plus grande largeur; que ses dimensions l'emportent sur celles de l'embryon, dans le principe de son existence, etc. S'il est vrai que plusieurs des assertions émises à ce sujet soient exactes, en effet, il ne l'est pas moins que le pro-

(1) *Institutiones medicæ*; 684.
(2) *Anatomia uteri humani gravidi*, etc.
(3) *Anat. ovi humani fœcondati*, etc. Halæ, 1763.
(4) Sandifort, *Thesaurus dissert.*; t. 3, p. 207, tab. 2, fig. 2 et 3.

duit observé par M. Lobstein ne peut pas en donner la preuve, car il n'était certainement pas dans l'état naturel. Les propres paroles de l'auteur, mises en rapport avec la figure, d'ailleurs très-bien faite, qu'on trouve à la fin de son excellente dissertation, le démontrent sans réplique. Si on examine avec quelque soin cette figure, on reconnaît bientôt en effet, par le volume de la totalité de l'œuf, qu'il pouvait avoir de six semaines à deux mois, comme le prétend le professeur de Strasbourg; mais on ne tarde pas à remarquer aussi que l'embryon ne pouvait pas avoir plus d'une vingtaine de jours, et que, du reste, il n'offre ni la forme, ni aucun des autres caractères qu'il doit présenter à une période quelconque de son développement. La vésicule figurée par M. Lobstein se continue avec l'extrémité coccygienne du germe dont elle n'est séparée que par un rétrécissement ou pédicule très court. Elle avait trois lignes un quart de diamètre, et se trouvait remplie d'une humeur claire, limpide, quoiqu'elle eût au moins cinquante jours d'existence; tandis que, dès le quinzième ou le vingtième jour, une vésicule ombilicale naturelle présente déjà un pédicule long de plusieurs lignes, qui se fixe, non à l'extrémité de l'embryon, mais bien dans la concavité du cercle que forme alors ce dernier. Ainsi dans l'œuf dont il s'agit, le fœtus avait cessé de vivre et de se développer depuis longtemps, ou bien il s'était atrophié et complétement déformé. Sa vésicule n'était, selon toutes les apparences, qu'une production pathologique, ou, au moins une vésicule ombilicale altérée, transformée en un kyste hydatiforme. En conséquence, toutes les données qui ont paru résulter de l'examen d'un pareil œuf, ne peuvent être d'aucun poids dans la science. La 2me fig. de Sœmmering ressemble à plusieurs de celles que j'ai rencontrées. Seulement il est singulier que l'ovule qui la renferme soit privé d'amnios, et qu'elle semble être tout-à-fait libre à l'intérieur du chorion.

Une autre figure de la vésicule ombilicale, dans l'espèce humaine, se trouve annexée au mémoire de M. Meckel (1). Mais il faut que le dessin ait mal rendu la pièce originale, que l'auteur n'ait pas observé avec toute l'exactitude dont il a tant donné de preuves, ou que ce produit eût subi quelque altération; car ce n'est point ainsi que se rencontrent habituellement le sac vitellin, l'embryon lui-même et ses enveloppes, à la fin de la quatrième semaine.

Parmi les dessins qui ont été cités par les auteurs, sans en excepter celui de M. Dutrochet, je n'en connais donc que deux ou trois qui représentent incontestablement la vésicule ombilicale à l'état naturel, dans les six ou huit premières semaines de la grossesse: ce sont ceux d'Albinus, de Wrisberg, de Sœmmering (3); encore laissent-ils beaucoup à désirer, le premier sur-tout, sous une foule de rapports.

Avec des notions si peu précises, il est tout simple qu'on ait défendu, pour ainsi dire avec les mêmes avantages, les opinions les plus contradictoires et les plus opposées; que, même actuellement, divers anatomistes puissent soutenir avec Osiander, Jœrg, et Samuel, que la vésicule ombilicale n'est qu'un être de raison, que ce qu'on a décrit sous ce nom, n'était qu'une production pathologique du cordon ou de toute autre partie de l'œuf, en même temps que d'autres admettent, avec MM. Kieser, Dutrochet et Meckel, qu'elle forme un organe constant, indépendat de l'allantoïde, et qui représente dans l'homme le vitellus des oiseaux, tandis que quelques-uns prétendent au contraire, avec M. Lobstein, que cette vésicule est natu-

(1) *Journ. compl. des Sc. méd.*; t. 2, p. 310, fig. 2.

(2) *Mém. de la Soc. méd. d'émul;* t. IX. Paris, 1826, pl. 1. fig. 5.

(3) *Icones embryonum*, Francofurti, etc. 1795. In-fol., fig. 2.

relle, à la vérité, mais qu'elle tient lieu de l'allantoïde, et que plusieurs autres zoologistes, au nombre desquels on doit sur-tout placer Cuvier, MM. Emmert, Hoechstetter, tout en la regardant comme l'analogue de la vitelline, nient cependant qu'elle communique, à l'aide d'un canal qui lui soit propre, avec le tube digestif. Il m'a donc semblé qu'avant tout il importait d'éclaircir un premier point de l'histoire de la vésicule ombilicale, savoir, celui qui est relatif à son existence ou à sa non existence dans les œufs régulièrement développés.

§ II. *Description d'après nature.* Les observations nombreuses que j'ai recueillies à ce sujet, me permettent d'affirmer que l'œuf humain renferme constamment, jusqu'à la huitième semaine de son évolution, une vésicule semblable ou à peu près semblable à celles qu'ont notées Albinus, Soemmering, MM. Meckel, Dutrochet, etc. , etc. Cette vésicule ne doit point être confondue avec l'allantoïde. Si nombre de naturalistes ne l'ont pas rencontrée, c'est qu'ils la cherchaient sur des produits dont elle avait disparu, soit par suite des progrès naturels de la grossesse, ou de la rupture des membranes pendant l'accouchement, soit par suite d'une altération morbide quelconque, ou d'une décomposition chimique de quelques-unes des parties qui entrent dans la contexture de l'œuf; ou bien parce qu'ils n'avaient pas assez l'habitude de ce genre de recherches pour la découvrir toujours, quand même elle eût véritablement existé.

Quand je dis que beaucoup de personnes ont pu rechercher en vain la vésicule ombilicale, quoiqu'elle existât réellement dans le produit qui faisait le sujet de leur dissection, je n'avance rien qui doive être pris en mauvaise part. Elle est, en effet, quelquefois si petite, qu'elle peut aisément échapper aux yeux qui ne l'ont point encore observée, ainsi qu'aux physiologistes qui ne s'occupent pas spécialement d'embryologie. Dans d'autres circonstances, elle est tellement encadrée entre les membranes ou dans le cordon, tellement éloignée du point où elle semble devoir se rencontrer d'après ce qu'on en a écrit; sa forme et ses autres caractères sont parfois si différents de ceux qu'on pourrait s'attendre à rencontrer, qu'il est non-seulement pardonnable de se tromper, mais encore presque impossible à l'observateur exercé de ne pas commettre assez souvent des erreurs à ce sujet.

En 1825, M. Terreux, exerçant actuellement près de Nevers, et qui avait suivi mes leçons d'accouchement, m'apporta un produit d'environ un mois. L'ayant inutilement cherchée sur cette pièce, il concluait que la vésicule ombilicale n'est pas un organe naturel à l'embryon humain dans les premières semaines de son développement. Elle existait cependant, et je pus lui montrer sur-le-champ qu'il ne l'avait pas convenablement cherchée.

Je pourrais parler ici de plusieurs autres confrères qui m'autorisent à faire connaître leur nom, et qui se sont trompés de la même manière. Je dois avouer aussi que moi-même je trouvais rarement la vésicule ombilicale, dans le principe de mes recherches; tandis que, maintenant, je la rencontre sur presque tous les œufs que j'étudie.

C'est sur-tout à partir du moment où l'amnios s'est mis en contact avec le chorion, que la vésicule ombilicale peut échapper aux regards de l'anatomiste. Comme ce contact s'effectue tantôt de bonne heure et tantôt très tard, on conçoit par cela même qu'il était difficile de tomber d'accord sur l'époque de sa disparition, avant de l'avoir observée un grand nombre de fois.

J'ai déjà dit que l'évolution de l'œuf en général, ou de quelques-unes de ses parties, était fréquemment entravée ou arrêtée dans le commencement de la grossesse. Ceci peut tenir à plusieurs causes : 1° A ce que l'embryon meurt ou cesse de croître, pendant que le reste du produit continue à se développer. 2° A ce que la vésicule ombilicale s'atrophie, se transforme en une hydatide, se sépare de son pédicule, etc., avant le temps ordinaire. 3° Enfin à ce que les membranes amnios et chorion, se tiennent trop long-temps éloignées, ou se rapprochent au contraire prématurément. Viennent ensuite les maladies qui agissent sur l'embryon en le déformant, qui peuvent porter sur toutes ses enveloppes comme sur chacune d'elles en particulier, sur les matières qui les séparent, sur la vésicule vitelline ou son pédicule, sur l'allantoïde comme sur le cordon ombilical. Dans tous ces cas, la maladie peut avoir altéré seulement, ou détruit en entier, soit partiellement, soit complétement, les parties qui en ont été le siége.

Quand on pense que l'œuf se présente dans l'un de ces états, au moins trois fois sur cinq, il est aisé de comprendre comment une infinité d'observateurs ont pu ne pas trouver la vésicule ombilicale, quoiqu'ils la cherchassent dans des produits fort jeunes, et qu'ils fussent doués de toutes les connaissances nécessaires pour ne pas s'y méprendre, si elle eût existé. Alors on se rend compte aussi des idées diverses qu'on a données de sa forme, de son volume, de sa position et de plusieurs autres de ses caractères.

Par cela seul que l'œuf est chassé de l'utérus dans les premiers temps de la gestation, on doit présumer qu'il n'est pas dans l'état naturel. 1° Ainsi que je l'ai dit dès le principe, l'avortement est le plus souvent déterminé par une des maladies dont je viens de parler. 2° Quand il dépend d'une cause différente, le sang et les autres matières qui exsudent alors de la matrice, ne manquent pas de se mêler aux membranes ou de s'épancher entre elles, et de les déchirer en détruisant tous les rapports naturels de l'œuf. 3° En admettant même qu'il n'y ait rien eu de tout cela, il faut néanmoins que le germe supporte, pendant le travail, la pression que la matrice exerce sur lui en se contractant pour dilater le col. On prévoit ainsi que le produit de la fécondation doit le plus ordinairement sortir incomplet. Aussi trouve-t-on alors les membranes déchirées, réduites en lambeaux, vidées du liquide qu'elles renfermaient; la vésicule ombilicale détruite, ou simplement séparée du cordon et flottante dans les eaux; la tête du fœtus isolée du tronc; la tige omphalo-placentaire rompue, etc. Au milieu de tant d'anomalies, d'altérations si nombreuses et de nature si variée, est-il donc étonnant que l'observateur reste indécis, qu'il prenne une partie pour l'autre, le produit d'une maladie ou d'une lésion physique pour une disposition naturelle; en un mot, qu'il ne sache à quoi s'en tenir sur un organe aussi fugace et aussi facile à détruire que la vésicule ombilicale?

Ce n'est en conséquence qu'après avoir comparé un bon nombre de produits des plus entiers, qu'on peut avoir l'espérance de distinguer avec quelque certitude l'état normal de l'état anormal. On voit par là qu'il n'est pas permis d'accorder la confiance que semblent commander leur nom et leur savoir aux auteurs qui n'ont fondé leur opinion que sur un petit nombre d'œufs, bien qu'observés aux périodes les moins avancées de la gestation, puisqu'on n'a guère l'occasion d'étudier, dans l'espèce humaine, que ceux qui ont été rendus par avortement. Il en résulte comme conséquence naturelle, que peu de personnes ont pu acquérir des notions exactes sur la vésicule ombilicale. Quand on étudie le germe fécondé dans l'utérus même, il semblerait, il est vrai, qu'aucun des éléments qui le composent n'a pu être déplacé ni déformé; mais alors même il peut encore avoir été altéré par les maladies mentionnées plus haut. Si dans les animaux la chose est facile, chez la femme, le hasard, ou des circonstances qui ne se rencontrent que rarement, sur lesquels il n'est pas permis de compter, peuvent seuls en amener la possibilité.

J'insiste sur ces difficultés, parce qu'il importe qu'elles soient bien senties et continuellement présentes à l'esprit de l'observateur; parce qu'elles donnent la raison du peu d'accord qui règne entre les auteurs; parce que leur connaissance empêchera peut-être, à l'avenir, de se prononcer avec autant d'assurance ou aussi peu de circonspection qu'on a pensé pouvoir le faire; enfin, parce qu'elles aideront à faire comprendre les erreurs où je pourrais m'être engagé moi-même.

Sur un total de près de 200 produits examinés avant la fin du troisième mois, je n'ai rencontré que trente fois la vésicule ombilicale dans un état qu'on peut appeler naturel.

1° Vers la fin de 1825, M. Pailloux, alors interne des hôpitaux, eut la complaisance de m'apporter un ovule bien complet, dégagé de la membrane caduque, et qui n'avait pas plus d'un pouce de diamètre. Après avoir placé cet ovule sous l'eau afin de mieux distinguer les objets, je trouvai dans la cavité du chorion, outre le sac amniotique, une vésicule libre et bien isolée de toutes les autres parties. Cette vésicule était ovalaire ou pyriforme. Sa petite extrémité regardait du côté de l'embryon. Ses diamètres transverses étaient de deux à trois lignes, et le longitudinal d'environ trois lignes. Son pédicule, long de quatre à cinq lignes, cylindrique, épais d'une demi-ligne seulement, venait se rendre dans le ventre du fœtus, et se terminer au-dessous d'une masse brunâtre qui, selon toutes les apparences, était principalement formée par le foie. Là, ce pédicule semblait se bifurquer, puis se perdre immédiatement au-devant du rachis. La moitié de sa longueur était en dehors de l'amnios, et le reste, entre cette membrane et le corps de l'embryon. Il n'était uni au cordon ombilical, d'ailleurs aussi court et beaucoup plus grêle, qu'au moment où ils traversaient ensemble la membrane agnelette. Deux canaux vasculaires se voyaient très distinctement dans son épaisseur et venaient se distribuer, en se ramifiant un grand nombre de fois, dans les parois de la vésicule où il était encore bien plus facile de les étudier. De plus, il formait lui-même un véritable canal, car j'ai pu, à l'aide d'une douce pression, faire passer le liquide contenu dans la vitelline, de son extrémité vésiculaire jusqu'à son extrémité abdominale, *et vice versâ*, sans aucune difficulté. Cette matière était très fluide et légèrement jaunâtre. Les parois de la vésicule offraient une certaine opacité, plus d'épaisseur et non moins de résistance que le chorion. Leur couleur était grisâtre. Vues à l'extérieur, elles semblaient inégales, grenues et légèrement ridées. Mais ce produit avait macéré dans l'alcool, et n'était pas récent; de sorte que quelques-unes de ses apparences pouvaient très bien ne pas être naturelles.

2° Dans un produit que m'a donné M. Hénoque, et qui était encore moins âgé que le précédent, il existait, entre le chorion et l'amnios, une vésicule ayant plutôt la forme d'une sphère que celle d'un ovale. Son pédicule, un peu plus court que celui dont il a été question tout-à-l'heure, traversant aussi l'amnios, se continuait avec un canal onduleux qui montait de l'extrémité pelvienne de l'embryon vers sa poitrine. Distendue par une matière d'un blanc jaunâtre, cette vésicule était lisse à l'extérieur et ne présentait aucunes rides ni rugosités. Ses parois, d'un blanc mat ou légèrement jaunâtre, ne jouissaient que d'une transparence incomplète. Leur épaisseur et leur ténacité m'ont permis de la presser et de la tirailler avec une certaine force dans toutes les directions, sans qu'elle se soit déchirée. Son liquide a passé sans obstacle jusque dans le tube où j'ai dit que son pédicule venait se terminer et qui était, je pense, le canal intestinal. Je ne suis pas parvenu à faire retourner ce liquide dans la vésicule, quelque précaution que j'aie prise à cet effet; mais c'est probablement à cause de la mollesse des parties, ou parce que les intestins, déjà fort développés, tordus en zigzags, d'ailleurs dépourvus de point d'appui, et difficiles à tendre, ne pouvaient être qu'incomplétement oblitérés quand je les pressais avec le dos de mon aiguille. Les vaisseaux de cette vésicule et de son prolongement m'ont paru un peu moins développés que dans le sujet de la première observation. Au surplus, ici, tout devait être dans l'état normal et sans la moindre altération. L'ovule était frais, n'avait été mis dans aucun liquide conservateur, pas même dans l'eau; et ses différentes parties offraient une disposition telle, qu'il eût été impossible à toute personne un peu adonnée à ce genre d'études de ne pas admettre qu'elles avaient régulièrement suivi l'ordre naturel en se développant.

3° Après avoir mis les membranes en place pour m'assurer de leur disposition primitive et les avoir isolées de nouveau, dans le produit que je dois à M. Terreux, je trouvai la vésicule ombilicale située, comme de coutume, entre le chorion et l'amnios, n'adhérant ni à l'un ni à l'autre, mais étant enveloppée et comme perdue dans la substance que j'ai appelée précédemment *corps réticulé*. Débarrassée de cette matière, la vésicule m'offrit la forme et le volume d'une graine de coriandre n'ayant qu'une ligne de diamètre en tous sens. Elle était remplie d'une substance concrète et d'un jaune assez foncé. Son pédicule, libre dans l'étendue d'environ deux lignes en dehors de l'amnios, s'implantait sur le cordon ombilical, à une ligne de la partie inférieure du ventre de l'embryon, et n'avait pas un quart de ligne d'épaisseur. Je n'y ai point trouvé les vaisseaux omphalo-mésentériques ni de canal de communication avec un organe quelconque de la cavité abdominale.

4° Sur un œuf d'environ six semaines, reçu par M^me^ Lachapelle, la vésicule se trouvait au-dehors de la tige omphalo-placentaire. Du volume d'une petite lentille, aplatie, de couleur jaune, adhérante à la face externe ou convexe, et comme placée entre les lamelles de l'amnios, cette vésicule se terminait par un pédicule très fin, long de trois à quatre lignes, et qui venait se perdre dans la racine du cordon ombilical. Pendant que j'y insufflais de l'air, elle a pris une forme arrondie, en se remplissant sur-le-champ de ce gaz que je n'ai pu faire pénétrer dans son pédicule. Ses parois m'ont offert la même résistance et la même épaisseur que dans celles qui viennent d'être mentionnées.

5° Sur un autre produit que m'a donné M. Fournier, la vésicule ombilicale, également collée contre la face externe de l'amnios, ayant la même forme, le même aspect et seulement un peu moins de volume que la précédente, venait aussi se terminer, au moyen d'un filament long de quatre lignes, à la racine du cordon, qui n'avait, lui, qu'environ une ligne d'étendue.

6° Dans un ovule de six à sept semaines, l'embryon ressemblait à celui de l'observation n° 4. Le cordon n'avait plus de renflement. La vésicule ombilicale, adhérante à l'amnios, avait un pédicule long de quatre à cinq lignes, était sphéroïde, jaune et aplatie.

7° Sur un autre produit du même âge, la vésicule, au lieu d'être appliquée à la surface externe de l'amnios, se trouvait collée sur la face interne du chorion. Son pédicule, très fin, long de cinq à six lignes, ne s'accolait aux vaisseaux ombilicaux que vers le milieu de la longueur du cordon, et cela, parce que celui-ci rampait dans l'épaisseur de la membrane tomenteuse, quelque temps avant de devenir libre à son intérieur. Du reste, cette vésicule avait tout-à-fait le même volume et la même forme que celle de la dernière observation.

8° Un ovule de cinq à six semaines, que je tiens de M. Morisse, m'a présenté une vésicule ombilicale qui ne différait des deux précédentes qu'en ce que son pédicule, long de sept à huit lignes était tellement grêle, qu'il devenait presque imperceptible avant d'arriver à la racine du cordon sur lequel on voyait encore trois renflements distincts.

9° J'ai trouvé une vésicule ombilicale, très régulièrement arrondie, jaune, d'une ligne et demie de dimension, libre entre le chorion et l'amnios, à près d'un pouce en dehors de la racine du cordon, sur un œuf qui n'avait guère moins de trois mois. Le filament de cette vésicule était capilliforme et ne pouvait être suivi que dans l'espace de quelques lignes au milieu de la gaîne des vaisseaux ombilicaux. C'est le lendemain de son expulsion, que M. Morisse m'apporta ce produit qui n'avait été mis en contact avec aucune matière capable de l'altérer.

10° En juillet 1827, j'ai rencontré la vésicule ombilicale sur un œuf très complet, âgé de trois mois au moins, et qui m'a été procuré par M. Guillon, quelques heures seulement après avoir été rendu, plus grosse que celle dont je viens de parler. Réduite à une espèce de coque, elle était située à plus de deux pouces en dehors du cordon. Son pédicule était rompu. Toutefois ce pédicule pouvait être facilement suivi de la vésicule sur la face externe de l'amnios, dans l'étendue de 12 à 15 lignes. Se transformant ensuite en une espèce de strie sanguine, visible jusqu'à quelque distance de la racine du cordon, où elle disparaissait tout-à-fait, on l'eût prise pour un vaisseau capillaire, si, en la tiraillant avec la pointe d'une aiguille, on ne se fût promptement aperçu qu'elle ne formait pas un cordonnet solide. Le tout était, au surplus, invisqué dans une couche vitriforme encore fort épaisse qui séparait le chorion de l'amnios.

11° Quelques jours auparavant je l'avais observée sur l'œuf que j'ai reçu de M. Bernardin, et qui n'avait que six à sept semaines. Déjà son pédicule ne pouvait plus être suivi jusqu'à la racine du cordon. Elle était vide d'ailleurs et pouvait être comparée à un grain de chenevis aplati, pour le volume et pour la forme.

12° Plusieurs fois je l'ai rencontrée avec tous ses caractères, complétement séparée des autres parties de l'ovule et flottante dans l'eau de l'amnios ou dans le fluide vitriforme qui écarte cette membrane de la tunique veloutée; mais une pareille séparation s'était opérée pendant l'avortement, ou par suite de quelque autre violence. Sur un produit que je disséquai avec M. Bérard, nous trouvâmes l'épichorion entier et divers lambeaux de la caduque utérine. Le chorion était intact, et sa cavité remplie d'une matière semblable à du blanc d'œuf. C'est au milieu de cette substance que nageait la vésicule ombilicale et que se voyaient quelques débris de l'amnios.

13° et 14° Je l'ai observée sur un œuf de cinq à six mois, expulsé sans que les membranes eussent été rompues, et que m'avait envoyé M. Larrey. Elle existait aussi sur un produit de six mois, que je reçus au mois de mai 1825 à l'hôpital de l'École de Médecine, et qui était également sorti entier de la matrice. Dans le premier, elle était à près de quatre pouces en dehors du cordon. Dans le second, elle n'en était éloignée que d'environ trois pouces. Dans les deux cas, son pédicule, extrêmement fin, se perdait bientôt dans l'épaisseur de la membrane amnios. Du reste, son volume, sa forme, sa couleur, etc., ne différaient pas de ce qui avait lieu dans l'observation n° 11.

15° Depuis, je l'ai observée dans un ovule de 12 jours, du volume d'une petite noisette, qui me fut donné par Mme Pelletant, sage-femme, exerçant à Paris dans l'île Saint-Louis. Là, elle m'a offert les mêmes caractères que dans le n° 2, à l'exception du volume, qui était moitié moindre. Son pédicule, extrêmement court, comme coupé par l'amnios, se rendait au ventre de l'embryon déjà très distinct. Plutôt sphéroïde qu'ovalaire, elle se fixait à la face interne du chorion au moyen d'une pointe à peine distincte, et que je n'ai remarquée sur la grosse extrémité d'aucune autre vésicule. Ses parois, son liquide, sa densité, ne différaient pas, à proprement parler, de ce qui a été dit des autres. C'est le produit le plus remarquable que j'aie reçu, à cause de l'âge sur-tout. J'y reviendrai nécessairement dans les articles suivants.

§ III. *Description générale.* D'après ces faits, la vésicule ombilicale est un petit sac pyriforme, arrondi ou sphéroïde, qui, vers le 15e ou le 20e jour de la fécondation, offre le volume d'un pois ordinaire, c'est-à-dire de deux à quatre lignes de diamètre. Il est probable qu'elle acquiert ses plus grandes dimensions dans le courant de sa troisième ou de sa quatrième semaine : au-delà d'un mois je l'ai toujours vue plus petite. J'avouerai qu'avant la fin de la première quinzaine, je n'ai eu occasion de n'en examiner qu'une seule (n° 15), mais qui était aussi moins volumineuse. Quand elle est réduite au volume d'une graine de coriandre, ce qui arrive en général vers la cinquième, la sixième ou la septième semaine, elle cesse ordinairement de diminuer. Alors elle s'aplatit et ne disparaît ensuite qu'insensiblement. Quelquefois on ne la trouve plus dès le troisième mois, tandis que, dans d'autres circonstances, on la rencontre encore sur des produits de quatre, cinq et six mois.

Elle est incontestablement située entre le chorion et l'amnios. Si j'ai soutenu le contraire en 1824, c'est que je l'avais confondue avec un corps vésiculeux qui lui ressemble jusqu'à un certain point, quoique, dans le fait, il en soit très différent, ainsi que nous le verrons par la suite. Regardant les membranes propres de l'ovule comme une dépendance de la peau de l'embryon, il m'était à peu près impossible de comprendre la communication de cette vésicule avec l'intestin ou quelque autre organe abdominal, à moins d'admettre qu'elle fût naturellement placée à l'extérieur du chorion. Maintenant, je sais, à n'en pas douter, que cette dernière lame, au moins, ne se continue pas avec les parois du ventre. Quand même cette continuité existerait réellement, il n'en faudrait pas moins convenir que l'ampoule vitelline occupe, dans l'état normal, le lieu que je viens de lui assigner, puisque j'en ai eu la preuve irréfragable sur plus de vingt objets différents.

Etant habituellement enveloppée dans le corps réticulé jusqu'à trente ou quarante jours, il faut, pour la trouver, la chercher au milieu de cette matière. Si elle reste quelquefois libre et ne contracte, par la suite, d'adhérence avec aucune autre partie, le plus souvent, néanmoins, elle se colle et s'applique, ou sur la face externe de l'amnios, ou sur la face interne du chorion. Il semblerait alors que l'une ou l'autre de ces deux membranes la renferme entre ses feuillets. C'est même ainsi que je l'ai le plus fréquemment rencontrée, quoique je l'aie aussi parfois trouvée entièrement flottante sur des œufs de deux, et même de trois mois.

*Pédicule vitellin.* — Les caractères du pédicule qui l'attache à l'embryon, varient selon l'époque de la grossesse. Jusqu'à la fin du premier mois, et dans l'état normal, je ne l'ai point vu présenter moins de deux ni plus de six lignes de longueur. A cette période de son développement, ce pédicule offre souvent jusqu'à un quart de ligne d'épaisseur. En se confondant avec la vésicule, il subit en général une sorte d'épanouissement infundibuliforme. Du côté de l'abdomen, il ne s'élargit pas, mais il ne se rétrécit pas non plus d'une manière bien sensible. Sa continuité avec le tube intestinal ne peut pas être révoquée en doute, actuellement, chez l'homme. Avant que les parois de l'abdomen ne soient complétement formées, il est comme divisé en deux portions par l'amnios, qu'il semble avoir traversé ou perforé. L'une de ses portions se trouve entre le rachis et le lieu qu'occupera par la suite l'ombilic; l'autre reste à l'extérieur, entre l'amnios et la vésicule.

Après le premier mois, le pédicule de la vésicule ombilicale s'alonge et devient de plus en plus fin. Sa portion abdominale se perd dans le cordon, et cesse de pouvoir être suivie jusque dans le ventre. Sa longueur peut aller jusques à un demi-pouce, un pouce, et même un pouce et demi. Toutes les fois que je l'ai trouvé entraîné à une plus grande distance de la racine du cordon, cela dépendait évidemment de ce qu'il s'était rompu, par suite des tractions que les membranes exercent naturellement sur lui, quand la vésicule contracte de bonne heure des adhérences un peu fortes avec elles. Selon que cette rupture s'opère plus tôt ou plus tard, que les adhérences sont plus fortes ou plus faibles, que la grossesse est plus ou moins avancée, on trouve l'organe vitellin de l'embryon plus ou moins éloigné du cordon ombilical, ou, si l'on veut, plus ou moins rapproché de la circonférence placentaire.

Jusqu'à vingt ou trente jours, cette tige est incontestablement creuse, puisque, sur deux sujets, il m'a été possible de faire passer le liquide de la vésicule dans son intérieur, sans rien rompre. Les objections de MM. Emmert (1), Hœchstetter (2), Cuvier, etc., restent ainsi sans valeur, en tant au moins qu'on voudrait en faire l'application à l'homme. Elle s'oblitère à une époque qui ne m'a pas paru être constamment la même. Cependant je pense qu'en général, son canal n'existe plus à cinq semaines, que la disparition de ce canal se fait de l'ombilic vers la vésicule, à mesure que le cordon se complète, et que c'est probablement dans l'anneau de l'ombilic qu'il se ferme primitivement.

Les parois de la poche vitelline sont fortes, résistantes, assez épaisses et difficiles à déchirer. Elles ne m'ont jamais paru plus fragiles que les autres membranes de l'œuf, à moins qu'elles n'eussent été amincies par un travail morbide, ou mécaniquement. Lisses et régulières quand la vésicule est pleine, elles se rident ou se plissent, au contraire, quand ce petit corps est vide. Leur couleur est ordinairement jaunâtre; mais peut-être cette teinte dépend-elle du liquide qu'elles renferment. Leur transparence n'est pas parfaite non plus; ce qui peut bien tenir à la même cause.

Ceux qui ont observé la vésicule ombilicale chez les brutes, et qui ont admis sa continuité avec les intestins, prétendent qu'elle doit être formée de trois lames. La même continuité existant dans l'espèce humaine, on serait également en droit de lui accorder ici trois tuniques, ainsi que le veut M. Dutrochet. Mais, d'une part, ce n'est là qu'une simple supposition, et, de l'autre, il n'est pas démontré que les trois couches qu'on rencontre dans le tube digestif des animaux adultes, soient déjà distinctes dans le principe de la grossesse. Toujours est-il que je n'ai pu, dans aucune circonstance, reconnaître plusieurs membranes dans la vésicule ombilicale, ni dans son pédicule dont les parois m'ont toujours paru homogènes, et d'autant moins ténues qu'on se rapprochait davantage de l'abdomen ou du moment de la fécondation. J'admettrais en conséquence dans cet appareil, une *surface séreuse* et une *surface muqueuse*, mais non une *membrane séreuse* et une *membrane muqueuse*, encore moins une *tunique musculeuse*. Ce n'est qu'à une époque plus avancée de la vie, que ces distinctions de tissus s'opèrent, même dans les organes où elles seront le plus tranchées par la suite.

*Vaisseaux omphalo-mésentériques.* Des vaisseaux artériels et veineux se distribuent visiblement à la vésicule ombilicale. Je les ai observés non-seulement dans l'épaisseur des parois du canal vitello-intestinal, mais encore dans celles de la vésicule elle-même : deux fois dans celle-ci, plus de vingt fois dans le cordon ombilical. Dans le premier cas, je les ai vu former un très beau réseau et de nombreuses ramifications arborescentes, extrêmement faciles à suivre sans aucune préparation particulière, et même à l'œil nu. Dans le second, ils se réduisaient à deux troncs très fins du côté de la vésicule, de plus en plus gros, à mesure qu'ils se portaient vers l'abdomen. Ces vaisseaux que Boehmer et Madei (3) semblent avoir entrevus, qui sont assez grossièrement figurés dans l'ouvrage de Hunter (4), que Wrisberg (5) et Blumenbach ont mieux décrits, que Kieser (6), MM. Ribes et Chaussier ont fait connaître en France, et que plusieurs zoologistes ont regardé et regardent encore comme le seul moyen de communication qui existe entre l'embryon et la vésicule ombilicale, sont connus dans la science sous le nom de vaisseaux *omphalo-mésentériques*, et mériteraient mieux, à mon avis, le titre de *vitello-mésentériques*, ou tout simplement celui de *vitellins*. D'après mes propres observations ils n'iraient point se rendre, comme

(1) Reil, *Arch. de Physiol.*, t. 10, p. 70.
(2) *Id.*
(3) Schlegel, vol. Ier., p. 393.
(4) Pl. 34, fig. 2.
(5) *De struct. embryon.* Gœtting, 1764. Ou Sandifort, *Thes. dissert.* vol. 3. tab. 2, fig. 3.
(6) Meckel, *Journ. comp. des Sc. méd.*, t. 2, p. 119.

on l'a dit, dans le tronc de la veine et de l'artère mésaraïques supérieures. J'ai remarqué qu'ils s'abouchaient avec l'une des branches du second ou du troisième ordre de ces gros canaux, avec celles, en particulier, qui vont se distribuer au cœcum. Je les ai souvent suivis de la cavité abdominale, à travers l'anneau de l'ombilic, jusqu'à un, deux, et même trois pouces, dans le cordon, sur des produits de six semaines, de deux et de trois mois. Seulement, à ces différentes époques, ils finissaient par disparaître et se perdre dans le tissu spongieux de la tige ombilicale, avant d'arriver à la vésicule ; ce que l'on doit sans aucun doute attribuer aux mêmes causes qui ont produit l'oblitération du canal vitello-intestinal. Plusieurs fois je suis parvenu à les injecter. Alors ils avaient le volume d'un gros cheveu. En général, leur finesse est assez grande, néanmoins, pour qu'il soit très facile de les rompre quand on les cherche sans y apporter les plus minutieuses précautions.

Puisque je les ai observés sur divers ovules, en même temps que le pédicule du sac vitellin, dont ils étaient parfaitement distincts, on devra, il me semble, les considérer dorénavant comme destinés à porter et à reprendre, dans les parois de la vésicule et de son conduit, les matériaux qui servent à la nutrition ou aux usages particuliers de ce curieux appareil, et non pas à transporter dans la circulation générale la substance vitelline. Se ramifiant dans la vésicule ombilicale, à l'instar des vaisseaux ombilicaux dans le placenta, ils doivent s'atrophier lorsque la première cesse de communiquer avec les organes du fœtus, comme il arrive aux seconds après la naissance ; en sorte qu'il ne faut plus s'attendre à les rencontrer du côté de la vésicule dès que son canal est fermé, et que c'est du côté du ventre qu'ils doivent persister le plus longtemps.

*Liquide vitellin.* De nombreuses raisons, tirées de l'analogie, ont conduit divers auteurs à comparer la matière vitelline au jaune, ou à la substance du vitellus des oiseaux. Albinus, Boërhaave, Hunter, Wrisberg, M. Lobstein, disent, au contraire, que cette matière est transparente, très fluide, semblable en un mot à de la sérosité. L'une de ces propositions, prise d'une manière absolue, doit être erronée, et c'est évidemment la dernière. En effet, sur la vésicule ombilicale la plus volumineuse, la mieux conservée, la seule peut-être où j'aie observé que cette matière fût dans l'impossibilité d'avoir éprouvé le moindre changement, elle était d'un jaune pâle très prononcé, opaque par conséquent, de la consistance d'une émulsion un peu épaisse, et différente, sous tous les rapports, de la sérosité, ainsi que des autres fluides de l'organisme. Sur quelques-unes, je l'ai trouvée plus liquide et plus claire ; d'autres fois, plus jaune et plus épaisse. Dans plusieurs, elle était composée d'un ou de deux grumeaux concrets ressemblant, d'une manière remarquable, à du jaune d'œuf cuit et nageant au milieu d'un fluide très peu coloré. Sa couleur est donc analogue à celle que présentent les parois de la vésicule elle-même, après la sixième semaine de son développement. Au total, c'est une substance nutritive, une sorte d'huile, en grande partie semblable à celle qui constitue le fluide vitellin du poulet.

*Usages.* Les usages de cet appareil sont évidemment relatifs à la nutrition des premiers linéaments du fœtus. Son fluide émulsif ne me paraît toutefois fournir au développement de l'embryon que jusqu'à ce que les cordons et les vaisseaux soient formés, jusqu'à ce que l'ovule soit exactement appliqué à la face interne de la matrice. De nombreux matériaux pouvant alors passer des parties de la femme à celles de l'œuf, la vésicule ombilicale ne tarde pas à devenir inutile. Dans cette hypothèse, elle ne serait que temporaire, et aurait pour but de donner à l'organisme le temps d'établir, avec sa lenteur et sa régularité ordinaires, des moyens permanents de nutrition dans l'œuf des mammifères. Depuis le moment de la fécondation jusqu'au temps où l'ovule se colle à l'utérus, le produit de la conception humaine est presque en tout semblable, en effet, à l'œuf des oiseaux. Libre et indépendant, comme celui-ci, de toutes les parties de la mère, il faut qu'il porte en lui-même de quoi se suffire, qu'il renferme une substance quelconque aux dépens de laquelle le développement de l'embryon puisse s'effectuer ; de la même manière qu'il faut au poulet, renfermé dans sa coque, un corps qui puisse servir à son évolution. Chez l'un, cet arrangement n'est que passager, il est vrai, tandis que, dans l'autre, il persiste jusqu'à l'éclosion ; mais une telle différence tient à ce que, dans le premier, l'incubation se fait à l'intérieur d'organes vivants, d'organes qui peuvent distribuer en abondance des matières alibiles à la *jeune plante* qu'il renferme, au lieu que, chez le second, tout se passe dans l'atmosphère, hors des parties de l'animal adulte.

Ainsi, la vésicule ombilicale de l'homme est l'analogue de la poche vitelline du poulet, dont elle se rapproche par la forme, la position, son union avec les intestins, la composition de ses parois, par les apparences du fluide qu'elle renferme, et sur-tout par ses usages. Il est vrai qu'elle en diffère aussi. Elle finit par rentrer en totalité dans l'abdomen de l'oiseau, par exemple, tandis qu'elle s'éloigne, au contraire, de l'embryon humain, au fur et à mesure que la grossesse avance. Là, son canal est toujours très court et très gros, tandis, qu'également assez volumineux dans l'origine et assez court, il s'alonge de plus en plus ici, et finit par devenir extrêmement fin. Mais de pareilles dissemblances s'expliquent sans peine par la présence du placenta ou du cordon ombilical dans l'œuf de la femme. On les comprend, en outre, en remarquant que le fœtus des mammifères, croissant aux dépens de la matrice, depuis le premier mois jusqu'à la fin de la gestation, et aux dépens de la mère quelque temps encore après la naissance, peut se séparer de bonne heure et sans inconvénient de la vésicule ombilicale, tandis que le poulet ne tirant rien de la poule, par exemple, depuis l'instant de la ponte jusqu'à l'éclosion, n'en recevant rien non plus après son éclosion, avait besoin d'un vitellus énorme pour subvenir à son alimentation pendant tout le cours de l'incubation, d'en conserver même quelques restes immédiatement après sa sortie de la coque.

## Art. 2. *De l'Allantoïde.*

Il existe dans les animaux bisulques, entre le chorion et l'amnios, une troisième membrane. Les anciens ont désigné cette tunique par les épithètes d'*allantoïde*, *de toile farciminale* ou *de membrane intestinale*, parce qu'elle offre, disent-ils, quelque ressemblance avec le gros intestin. Elle communique avec la vessie urinaire, par un conduit connu sous le nom d'*ouraque*. Elle a été observée dans l'œuf du chien, de la brebis, de la vache, des reptiles sauriens et ophidiens, des oiseaux, etc. Développée de très bonne heure, elle acquiert rapidement une grande capacité, et contient une matière qui n'est pas la même à toutes les époques de la gestation, ni chez tous les animaux. Dans les ruminants, et quelque temps avant le part, c'est un fluide semblable à de la sérosité citrine et verdâtre qui la remplit. Dans les solipèdes, il s'y mêle des flocons qui finissent par se rassembler en masse, et former ce que l'on appelle *hippomanes*. Dans les oiseaux, des flocons du même genre se développent aussi, quoique moins constamment, dans le liquide de l'allantoïde, à une certaine époque de l'incubation. MM. de Blainville et Jacobson l'ont d'ailleurs déjà fait remarquer. Dans l'œuf de la couleuvre à collier, la matière de l'allantoïde est demi-liquide, d'un blanc légèrement jaunâtre, floconneux comme de la neige. Cependant, malgré d'aussi nombreuses différences d'aspect, la plupart des naturalistes ont soutenu que cette substance était de la même nature que l'urine, et que son enveloppe était une dépendance de la vessie.

§ 1. *Historique.* L'allantoïde a été admise et rejetée tour-à-tour, dans l'espèce humaine, depuis qu'on cultive l'anatomie. Maintenant, on est à peu près d'accord sur sa non existence. Tous ceux qui l'ont décrite, en effet, en ont simplement parlé d'après l'analogie, ou bien ont pris pour elle un organe avec lequel il importe de ne pas la confondre.

Cuvier se contente de dire qu'elle doit exister dans l'œuf humain, à une époque peu avancée de son développement, mais il ne l'a point observée. C'est la vésicule ombilicale elle-même que M. Lobstein a décrite pour l'allantoïde. M. Dutrochet prend pour telle la pellicule inorganique qui tapisse l'intérieur de la membrane caduque. Toutefois *Néedham, Lacourvée* (1), *Hoboken, Diemerbroëck, Hale, Neufville, Littre, Rouhault*, etc., affirment qu'ils l'ont observée à toutes les époques de la grossesse. Ils l'ont même figurée, pour la plupart; mais toutes leurs observations se rattachent à une première erreur : c'est le chorion, confondu, avant eux, avec la membrane anhiste, qu'ils ont décrit à la place de l'allantoïde.

Pour détruire jusqu'à l'ombre du doute à cet égard, je vais rapporter les propres expressions des anatomistes qui semblent avoir traité de l'allantoïde.

Ruffus, d'Ephèse (2), est le premier, je crois, après Galien, qui ait admis l'allantoïde au nombre des membranes du fœtus; encore son texte est-il extrêmement vague. Après avoir avancé que celle des enveloppes du fœtus, qui est molle et ténue, a été nommée amnios par Empédocle, il ajoute simplement : *Nos hanc tunicam dissecantes, humoris cujusdam longè illo cui in secundis continetur, mundioris plenam invenimus, accuratèque estimantibus veluti cuidam fœtus sudor videbatur*, per urinaculum *verò humorem quemdam in secundas instar urinæ transfundi cognovimus....* « *È secundis umbilicus oritur ex duabus venis totidemque arteriis compositus et ex quinto appellato urinaculo, brevi vasculo, utrinque cavo, è vesicæ fundo in secundas intrante....*

Spigel (3) dit positivement *: allantoïdem in homine vesicam esse oblongam*, inter chorion et amnion mediam *totam ea solum parte conclusam, quâ placenta cooperitur.*

Cependant c'est à Néedham (4) qu'il faut arriver pour en trouver une description détaillée. Voici comment il s'exprime à ce sujet dans son livre : « *Hâc circà funiculum relectâ ad proximam membranam perge, quam si vel externè propè placentam vulneraveris, vel ad extremas fimbrias digitis laceraveris, videbis in duas facilè dividi : quarum exterior porosa est et spongiosa venulisque scatet. Interior lubrica admodum est, et dura, summèque pellucida venis arteriisque vacua, illam ego pro chorio habeo, hanc pro tunicâ urinariâ; prioris duplicatura dici non potest ob dissimilitudinem substantiæ sed sive locum ipsius, sive figuram, aut substantiam spectemus, prorsùs eâdem est cum membranâ urinariâ placentiferorum et equi* : », d'où il suit évidemment que Néedham s'est attaché, dans le délivre humain, à séparer le chorion, qu'il a pris pour l'allantoïde ou la membrane urinaire, de la membrane caduque qu'on ne connaissait point alors, et qu'il a décrit à la place du chorion véritable. Avant lui, Harvey (5), Riolan (6),

(1) *De nutrit. fœtus*, etc., cap. 8.
(2) *De appellat. part.*, lib. I, cap. 37, p. 17.
(3) *De format. fœt.*, cap. 5, pag. 5.
(4) *De format. fœt.*, pag. 197.
(5) *Exercit. de generat. animal.*, etc., p. 538.
(6) *Anthrop.*, *cap.* 12 ; *et de Fœtu hum.*, *cap.* 4.

Fabrice, Bauhin, Bonaciolus, Lacourvée, Everard, avaient longuement disserté pour prouver qu'il n'y a point d'allantoïde, non-seulement dans l'homme, mais encore dans plusieurs autres animaux où divers auteurs prétendaient l'avoir rencontrée.

Tout en admettant l'allantoïde dans la femme, Hyghmore (1) passe bien plus légèrement sur elle, cependant, que Néedham. Ce que Hoboken indique sous le titre de membrane moyenne, est trop exactement semblable à la description donnée par l'auteur anglais, de la membrane urinale, pour que je rapporte ici ses paroles.

Diemerbroeck (2) expose tout au long l'opinion de Néedham, et se prononce en ces termes pour son propre compte. « Moi-même, dit-il, ayant pour guide Néedham, je l'ai cherchée (cette membrane urinale) et l'ai trouvée, et par ce moyen, j'ai dissipé et chassé de mon esprit les nuages dont il avait aussi été par-ci-devant obscurci sur ce sujet de l'allantoïde des femmes. » Ces assertions n'empêchent point la presque totalité des anatomistes de l'époque de classer l'allantoïde humaine, parmi les chimères. De Graaf doute si peu de l'existence de l'allantoïde humaine, qu'il prétend l'avoir insufflée, et qu'il en donne la figure. Mais un coup d'œil sur ses planches prouve aussitôt qu'il est tombé dans la même erreur que Néedham et Rouhault. J'en dirai autant de Bidloo, qui donne évidemment le nom d'allantoïde à quelques lambeaux du chorion, qu'il a fait dessiner. La méprise de Tyson (3) est également frappante. Appliquant le nom de chorion à la caduque, il croit trouver l'allantoïde dans le chorion. Cowper (4) en fait autant. C'est en vain que Harvey le fait remarquer. Cette confusion ne devait cesser qu'après la découverte de Hunter.

Littre (5) en fit une question plusieurs fois débattue à l'Académie des sciences au commencement du 18me siècle. Tauvry soutint d'abord, en traitant de la nutrition du fœtus (6), qu'entre l'amnios et le chorion, il y a une troisième membrane où s'amasse l'urine, et qu'on appelle par cette raison, la membrane urinaire. Elle est située vers le placenta, qui filtre tous les sucs nourriciers que le fœtus tire de sa mère. « Puis il est dit (7) que Littre ayant dans ses mains un fœtus humain, mort dans le sein de sa mère, vers le huitième mois, y trouva la membrane allantoïde, qu'il l'a encore découverte cette année, dans un autre fœtus, et qu'il commence à soupçonner qu'elle pourrait bien y être toujours, quoique jusqu'à présent inconnue. » Voir pour de plus amples détails, le passage que j'ai extrait de Littre, en traitant du chorion.

En 1714, 1715 et 1716, Rouhault rappela de nouveau l'attention du monde savant sur une troisième tunique du fœtus, tunique qu'il croit différente de l'allantoïde, mais qui, d'après la description qu'il en donne, est évidemment la même que celle dont avaient parlé Néedham, Diemerbroeck, Hoboken et Littre. « On trouve au-dessous du placenta et du chorion, une membrane très-fine, que Néedham appelle pseud'allantoïde, et Hoboken, membrane moyenne ; nom que je lui ai conservé, dit-il, pour ôter l'idée que l'on pourrait avoir qu'elle contient l'urine du fœtus, comme fait l'allantoïde dans les animaux. » Cette membrane recouvre le placenta et le chorion, et, quoique très-mince, elle donne passage, dans son épaisseur, à tous les vaisseaux sanguins, qui rampent sur la surface du placenta du côté du fœtus. Une année plus tard, le 19 août 1716, Rouhault revint encore sur ce fait. « J'ai fait voir,

(1) *Disquis. Anat.*, etc.
(2) *Anatomie du corps humain*, etc. t. 1er. p. 549.
(3) *Phil. trans. abrég.*, v. 4, p. 578.
(4) *Id.*, p. 579.
(5) *Histoire de l'Acad. des Scienc.*, année 1699, p. 42 ; in-12.
(6) *Ibid.* 1701, p. 30, 31 ; in-12.
(7) *Acad. des Sc.*, 1715 ; p. 135 ; in-12.

dit-il, dans le mémoire que je donnai le 1er août 1714 sur les enveloppes du fœtus, qu'elles étaient composées de trois membranes distinctes, savoir, du chorion, de la membrane moyenne, et de l'amnios. La seconde membrane qui est la moyenne, et que quelques auteurs ont dit mal à propos être une partie du chorion, est blanche, très-fine et transparente. Elle est couchée sur le placenta du côté de l'enfant, et sur le chorion auquel elle est adhérente. Elle enveloppe entièrement le cordon ombilical jusqu'au ventre de l'enfant, et recouvre l'amnios qui contient le fœtus et les eaux. »

S'il restait encore du doute dans l'esprit du lecteur, il n'aurait qu'à jeter les yeux sur un des dessins qui accompagnent le mémoire de Rouhault, pour être convaincu qu'il s'agit ici du chorion, et non de l'allantoïde, ni d'aucune autre membrane nouvelle.

C'est encore ce même feuillet que Neufville (1) décrit fort au long, sous le nom d'allantoïde humaine. Un observateur qui a plus insisté qu'aucun autre sur la tunique farciminale, qui croit en avoir décidément démontré l'existence dans le délivre de la femme, c'est Richard Hale (2). Il me paraît difficile de savoir au juste de quelle membrane a voulu parler cet auteur; mais si l'on en juge par les figures qu'il invoque, je suis porté à penser qu'il a réellement observé une lamelle distincte du chorion; à moins que ce ne soit l'amnios lui-même qu'il ait pris pour l'allantoïde, dans l'œuf double, et assez mal représenté, dont il parle. Quoiqu'il en soit, ainsi que ses prédécesseurs, il est vivement combattu par Noorthwyk (3), qui, après une réfutation très détaillée de tous les arguments apportés en faveur de l'existence de l'allantoïde, arrive à la conclusion suivante : *itaque cum Harveo concludam, haud præfractè negare me, dari allantoïdem, vel cavum quoddam vicarium inter membranas fœtûs, urinæ per urachum allatæ receptaculum.*

Tous les faits, toutes les observations sur lesquels on s'était fondé pour admettre cette membrane dans l'œuf humain, se rapportent donc directement au chorion. Si Hale n'a pas commis la même méprise, il est au moins le seul qui paraisse avoir aperçu dans l'œuf humain, une membrane qui n'était ni le chorion, ni la membrane caduque, et qui n'a été rencontrée depuis par aucun anatomiste. Ce qu'il en dit toutefois, et les trois figures qu'il en donne, me portent à croire, je le répète, qu'il s'agit de l'amnios dans son Mémoire, ou de quelque vésicule anormale.

Tel était l'état de la science lorsque je commençai mes recherches en 1822. Sans trop me rendre compte de ce qui avait pu tromper tant d'observateurs habiles, sans trop savoir pourquoi ni comment MM. Dutrochet (4), Meckel (5), Cuvier (6), etc., pouvaient partager l'opinion des anciens, en parlant de l'allantoïde, je crus bientôt avoir la certitude que cette membrane ne se trouvait pas entre l'amnios et le chorion. Fondé sur la présence de plusieurs renflements ou vésicules qui n'avaient pas encore été décrits, et que je rencontrai nombre de fois dans le cordon ombilical, sur ce que je pus suivre l'ouraque jusque dans ces renflements, j'annonçai (7) que si l'allantoïde existait dans l'homme, elle devait se trouver en dehors du chorion, et non dans la cavité de cette membrane.

(1) *De Allantoid. human.* p. 40.

(2) *The philosophical transact. abredged*, t. 4, p. 577, ou *Trans. philos.*, v. 22, année 1701.

(3) *Uteri gravidi humani anatome et historia*, p. 201.

(4) *Soc. méd. d'émul.*, t. 8. p. 768. — *Journal compl.*, t. 5, p. 241, et *Soc. méd. d'émul.*, t. 9, p. 20.

(5) *Manuel d'Anatomie*, t. 3, p. 765.

(6) *Journ. des Savants*, 1817; *Mém. du Mus.*, t. 3, p. 16; *Analyse des travaux de l'Inst.*, 1815.

(7) *Archiv. gén. de méd.*, t. 6, p. 585.

Cependant je ne tardai pas à présumer que je m'étais trompé à mon tour. La présence d'une vésicule ombilicale très distincte et très volumineuse, entre le chorion et l'amnios, ébranla d'abord ma conviction. Dès lors il me sembla que l'allantoïde pouvait bien ne pas être située en dehors du chorion. Dans son Mémoire déjà cité, M. Pokels, qui affirme avoir observé les œufs de femmes, les plus jeunes qu'on ait encore étudiés, assure aussi que l'allantoïde n'existe point chez l'homme, et paraît croire que c'est une des deux vésicules, ombilicale ou érythroïde, qu'on a pris pour elle. Cette question me parut donc plus embrouillée que jamais. D'un côté, toutes les analogies pour faire admettre l'affirmative, de l'autre, des centaines d'observations en faveur de la négative !

En revenant sur mes pas, il me fut facile de voir que la matière contenue entre les deux membranes propres de l'embryon, ne se présente pas toujours avec les mêmes caractères. Je vis que cette matière diffère essentiellement du liquide amniotique et de celui que renferme naturellement la membrane anhiste. Je savais déjà que cette substance et l'espace qui la renferme existent, à peu près constamment dans l'état normal, jusqu'à la fin du second mois de la gestation ; que sa quantité est en raison inverse du degré de la grossesse, etc. Je me rappelai encore que, tantôt elle m'avait offert les apparences du blanc d'œuf ; que d'autres fois elle était beaucoup plus fluide, et que, dans plusieurs circonstances, j'y avais rencontré des flocons roussâtres, spongieux et mollasses. Ces différentes remarques me ramenèrent à l'idée, qu'il y avait très probablement, entre le chorion et l'amnios, un appareil qui, jusques là, avait échappé à mes investigations comme à celles des autres observateurs. Mes observations sur ce point se sont transformées en certitude complète. En voici la preuve.

§ II. *Observations et Description.* 1° Sur un œuf d'environ cinq semaines, que m'apporta M. Lacroix, œuf complet, mais qui était resté dans l'alcool pendant plusieurs mois, je remarquai, au milieu du liquide de la cavité du chorion, un très grand nombre de flocons, d'un roux ochracé, ayant quelque analogie avec des pelotons de toiles d'araignée qui auraient macéré dans le même fluide. Une couche mince et inégale de matière semblable adhérait à la surface interne du chorion, qui ne renfermait plus ni embryon, ni amnios, ni vésicule ombilicale.

2° Sur un second œuf, de même âge, que m'avait donné M. Morisse, et que j'avais aussi conservé dans l'esprit-de-vin, je rencontrai une disposition semblable, si ce n'est que l'embryo et l'amnios n'étaient pas encore entièrement détruits.

3° Un troisième, que m'avait donné M. Guillon, que je laissai dans le liquide conservateur beaucoup moins long-temps que le premier œuf, et qui était à la sixième ou huitième semaine de son développement, m'offrit également de ces lambeaux floconneux. Cependant l'amnios et l'embryon s'étaient maintenus dans leurs rapports naturels. Il n'y eut, dès lors, plus moyen de refuser à cette substance une existence distincte et indépendante des membranes entre lesquelles je la rencontrais.

4° Un nouveau produit me fut donné par M<sup>me</sup> Lebrun. Il était dans son premier mois et ne dépassait pas le volume d'un œuf de perdrix. En ouvrant le chorion, il en sortit quelques gouttes de sérosité limpide ; mais je n'en trouvai pas moins dans la cavité de cette membrane une couche continue, irrégulière, poreuse, tenace et filandreuse ou comme réticulée, enveloppant l'amnios et la vésicule ombilicale en totalité. Cette couche était roussâtre, mollasse, spongieuse et de la même nature évidemment que les flocons dont j'ai parlé plus haut. Ses adhérences au chorion et à l'amnios étaient faibles. Comme elle ne constituait point un véritable tissu, et que, lorsque je la saisissais par un point avec des pinces, elle se déchirait par l'autre, je n'en fus pas moins obligé de la râcler pour l'en isoler complétement. Aussi, après cette préparation délicate, qui exigea beaucoup de temps et de précaution, me fut-il démontré que la substance dont il s'agit formait un organe à part, distinct de la vésicule ombilicale, un organe qui occupait la place que tous les auteurs ont assignée à l'allantoïde des animaux. Malheureusement les parties étaient encore restées quelques jours dans l'alcool. En conséquence je ne pouvais pas avoir la certitude que ce que je voyais était bien l'état normal.

5° Un œuf d'environ vingt jours, celui que je dois à l'obligeance de M. le Dr Terreux, n'avait été mis dans aucun liquide conservateur. Quoique je ne l'aie observé que trois jours après son expulsion; quoiqu'on l'eût déjà soumis à quelques recherches, il fut aisé, néanmoins, d'en étudier toutes les parties, et de voir qu'aucune d'elles n'avait été dénaturée. L'espace qui sépare l'amnios du chorion, d'ailleurs considérable comme il doit l'être dans le premier mois de la gestation, était presque exactement rempli par une substance fongueuse, d'un jaune rouillé. C'est au milieu de cette masse qu'il fallut aller chercher la vésicule ombilicale, ainsi que le sac amniotique qui renfermait l'embryon. Son épaisseur était d'autant moindre, qu'on approchait davantage du point où était attaché le cordon ombilical, qu'elle dépassait de plusieurs lignes vers le point diamétralement opposé. Malgré cette grande épaisseur, il me fut impossible de la diviser en plusieurs lames. Elle semblait n'être formée que par une infinité de filaments, de lamelles disposés sans ordre, et de manière à constituer une sorte de *magma réticulé*. En la pressant avec l'aiguille à dissection, j'en fis sortir quelques parcelles d'une matière blanchâtre et pulpeuse. En la détachant, je reconnus qu'elle tenait au chorion, à l'aide de filaments fins et très fragiles; que son adhérence à l'amnios et au sac vitellin était moins régulièrement établie; enfin, qu'elle enveloppait aussi le cordon ombilical sur lequel l'amnios ne s'était pas encore replié, et qu'elle pouvait être suivie aussi loin que le pédicule de la vésicule ombilicale.

6° Il est rare de pouvoir examiner des œufs aussi complets. Cependant M. Hénoque m'en a procuré un plus remarquable encore. Cet œuf, de trois à quatre semaines, n'avait subi aucune déformation ni déchirure. J'en fis l'examen à l'instant même. Je trouvai immédiatement au-dessous du chorion, une toile d'un blanc mat, extrêmement fine, presque aussi facile à rompre que la rétine. Malgré toutes les précautions, elle se déchira, et par le fait de la seule pression que j'exerçais sur un autre point de l'ovule, en divisant le chorion. Cette toile était exactement appliquée à la surface interne et dans toute l'étendue de celui-ci, auquel elle tenait par de nombreux petits filets blancs. Une fois déchirée, je vis qu'elle était pleine d'une substance émulsive ou crêmeuse, d'un blanc très légèrement jaunâtre, qui tendait à s'échapper en grumeaux homogènes et comme pulpeux. Sa face interne donnait naissance à des filets et à des lamelles, à des prolongements sans nombre, qui s'entrecroisaient dans toute sorte de sens, à l'instar de ce qui a lieu dans la rate, la glande séminale, les corps caverneux, et ainsi qu'on l'admet pour la membrane hyaloïde de l'œil. Ces filaments allaient gagner, en traversant la matière blanche demi-liquide, une seconde lamelle qui touchait sans intermédiaire toute la périphérie de l'amnios, de la vésicule ombilicale, et de son pédicule. Comme de pareilles dissections ne pouvaient être faites que sous l'eau, une grande partie de la substance laiteuse se perdit dans ce liquide en s'échappant sous forme de flocons lanugineux. Toutefois, cette matière n'étant pas miscible à l'eau, je pus en conserver une certaine quantité dans le sac réticulé qui la contenait. Des lambeaux isolés, flottants et lavés de ce sac, m'offrirent une transparence presque parfaite et beaucoup moins d'épaisseur que l'amnios. En somme, ce nouvel organe constituait ici une poche à double feuillet, moulée sur la cavité du chorion, emboîtant la vésicule ombilicale et l'amnios, à la manière des membranes séreuses, formant enfin un véritable réseau à mailles larges et inégales, dans lequel se trouvait logé le fluide émulsif. Ses deux feuillets, écartés de plus de trois lignes dans un point, se rapprochaient de plus en plus en se portant vers la racine du cordon ombilical. En se rapprochant de l'abdomen ou du rachis, ils semblaient se confondre. Leur ténuité était telle, qu'ils offraient l'aspect d'une toile d'araignée, et tellement grande, qu'il m'a été de toute impossibilité de m'assurer avec quel organe abdominal ils se continuaient. Outre l'insertion du cordon, cette poche laissait un autre point du chorion, qui était presque en contact immédiat avec le sac amniotique; de sorte qu'elle était disposée dans l'œuf comme la tunique vaginale l'est autour de l'organe sécréteur de la semence.

7° L'ovule âgé de 12 jours, que m'a donné M^me^ Pelletant, présentait aussi le corps nouveau dont je parle. Ses caractères étaient les mêmes que dans celui de M. Hénoque, à l'exception de sa couleur qui était plus foncée, et de son fluide qui était moins homogène ou moins crêmeux. Ainsi que je l'ai déjà dit, ce dernier ovule n'était âgé que de 12 jours. Sous ce rapport, c'est évidemment le plus précieux qu'il m'ait été permis d'observer.

Est-on en droit de conclure actuellement, qu'une telle vessie est bien l'allantoïde ? Je ne suis point parvenu à démontrer sa communication avec la poche urinaire; mais cette communication n'a pas été mieux établie dans les reptiles, et même dans plusieurs mammifères. Au surplus, la vessie elle-même était encore si grêle ou si peu dévelopée sur le premier et le deuxième de ces sujets, que je n'ai pas la certitude de l'avoir distinguée. Quant au troisième, il est permis d'affirmer qu'elle n'existait pas encore. Puisque, d'une part, le sommet du réservoir de l'urine arrivait jusqu'au cercle de l'amnios, et que, de l'autre, j'ai suivi le sac réticulé, de la racine du cordon jusqu'à ce même anneau dans d'autres produits plus développés, il était impossible d'approcher plus près du but sans y arriver, de rendre plus probable cette continuation sans la démontrer.

Enfin, sur d'autres embryons, j'ai maintes fois suivi l'ouraque dans le cordon ombilical, où je l'ai vu s'effiler, se transformer en tissu poreux, et se terminer, soit dans l'un des renflements quand ils existent encore, soit dans le tissu gélatineux de la tige placentaire, après six, huit lignes, un pouce ou quinze lignes de trajet. J'ai vu plus : sur un œuf de cinq à six semaines, l'ouraque venait se perdre dans la couche vitriforme qui remplace, à cette époque, le corps poreux de l'ovule. J'avouerai cependant qu'ayant insufflé de l'air dans la vessie de fœtus plus âgés, je n'ai pu réussir à faire pénétrer ce gaz dans l'ouraque, qui a toujours conservé les caractères d'un filament solide.

Bien que j'eusse souvent remarqué, sur des produits de six semaines, deux mois, deux mois et demi, que la matière contenue entre le chorion et l'amnios, est presque entièrement semblable à du blanc d'œuf, que cette couche transparente est parfois divisible en plusieurs lamelles, au lieu d'être un simple liquide; bien que j'eusse fait cette remarque avant la publication de mon premier travail sur les enveloppes du fœtus, en 1824, que je l'aie souvent répété depuis ; bien que M. Breschet, qui avait été témoin de mes premières recherches, ait eu la complaisance, à son tour, de me montrer, en 1825, une disposition analogue sur un œuf de deux à trois mois ; que sur cet œuf il soit parvenu à isoler deux lamelles diaphanes entre lesquelles se trouvait un fluide limpide, et que, suivant lui, ce fut là le sac allantoïdien, j'étais resté néanmoins dans le doute jusqu'au moment où le produit que me donna M. Terreux, vint exciter plus vivement que jamais mon attention. Depuis lors, je l'ai étudié plus attentivement, et voici les résultats que j'ai obtenus.

8° Sur un produit d'un mois et demi environ, que m'envoya M^me Quicerne, sage-femme à Chaillot, les deux membranes primitives de l'ovule étaient encore séparées par un espace considérable. Il existait dans cet espace, une matière d'une transparence parfaite, à l'exception de quelques légers flocons verdâtres qui s'y trouvaient mêlés, matière ayant les apparences du verre fondu, ou plutôt exactement semblable, pour la consistance et les autres attributs physiques, à l'albumen de l'œuf des oiseaux. En suspendant par l'un de ses points l'œuf qui la contenait, son poids l'entraînait vers la partie la plus déclive; mais elle ne s'échappait pas comme un liquide, et se comportait à peu près comme le corps vitré qu'on cherche à faire sortir de l'œil. Il était assez difficile de la séparer de l'amnios. Sa surface externe, très lisse, adhérait beaucoup moins au chorion. Si j'en séparais une lame avec l'instrument, il en sortait une gouttelette de sérosité très fluide. Au-dessous, je trouvais une lamelle semblable à la première; de façon que ces lamelles, diversement mêlées, formaient évidemment les vacuoles où se trouvait renfermé le liquide séreux.

Comme le corps réticulé, cette couche vitriforme s'amincissait insensiblement en approchant de la racine du cordon où elle semblait se continuer avec la substance gélatineuse de Warthon. Là, elle s'unissait en même temps d'une manière beaucoup plus intime aux autres membranes.

9° Sur un autre œuf, un peu plus volumineux que le précédent, je l'ai vue former une couche encore plus épaisse, mais en même temps un peu plus consistante. Elle ne renfermait de flocons d'aucune espèce. On pouvait aisément en séparer le chorion. Pour l'amnios la chose était plus difficile. En se réfléchissant sur le cordon avec cette membrane, elle lui adhérait d'une manière intime. En la poursuivant du côté de l'ombilic, elle me parut se confondre avec le tissu cellulaire spongieux qui entoure les vaisseaux ombilicaux, et dans lequel l'ouraque venait aussi se perdre ou s'épanouir. Du restè, et sa transparence, et ses lamelles, et ses vacuoles, et son liquide, tout était analogue à ce que j'avais observé dans l'autre.

10° Sur un œuf de trois mois, examiné quelques heures après son expulsion, et que je présentai, le soir même, en 1827, à la Société philomathique, la couche vitriforme commençait à perdre de sa translucidité, à présenter une teinte citrine ou légèrement verdâtre. Son épaisseur était encore de plus d'une ligne à l'opposite du placenta. Près du cordon elle se confondait avec l'amnios, auquel elle était très fortement collée. Ses lamelles, appliquées les unes contre les autres, ne pouvaient être que difficilement séparées, et la sérosité avait disparu de leur intervalle. Elle ne semblait plus former alors qu'une couche homogène dont je pus néanmoins disséquer des lambeaux assez larges, sans avoir recours à de grandes précautions. En la râclant et la roulant sur elle-même avec l'aiguille, elle devint pulpeuse et d'un jaune assez prononcé. Je l'ai soumise au foyer du microscope, et je n'y ai remarqué aucune trace de vaisseaux. Si l'on veut y admettre une organisation, ce sera à la manière du corps vitré dans l'œil, ou de l'albumen dans l'œuf des oiseaux, et du corps demi-fluide qu'on trouve dans les animaux en général.

11° Sur le produit de cinq à six mois, que je dois à la complaisance de M. le baron Larrey, il restait également une lame très mince de la couche vitriforme, entre le chorion et l'amnios. Cette lame, plus molle qu'aux époques antérieures, ressemblait presque à du mucus ou plutôt à de la gélatine étendue en membranes et figée. Filante, transparente quoique verdâtre, onctueuse au toucher et facile à séparer du chorion, elle ne différait de la couche gélatineuse qu'on trouve assez fréquemment entre les deux principales membranes du délivre, à l'époque de l'accouchement, qu'en ce qu'elle était un peu plus épaisse et plus consistante.

D'après ces faits et un grand nombre d'autres, je crois être autorisé à dire que depuis la cinquième semaine de la conception jusqu'à la fin de la grossesse, le chorion et l'amnios sont séparés par une couche transparente, incolore ou d'un jaune légèrement verdâtre. Cette couche, au lieu d'être de la sérosité simple, est lamellée à la manière du corps vitré de l'œil. Elle diminue d'épaisseur en raison du développement des autres membranes. La quantité de fluide que renferment ses mailles est, au contraire, en raison inverse des progrès de la gestation. En s'amincissant, elle finit par ne plus former qu'une couche homogène et pulpeuse, par se transformer en un simple enduit gélatineux ou muqueux, qui disparaît lui-même en totalité chez beaucoup de femmes, avant l'époque de l'accouchement. Plusieurs de ses lamelles se collent à la surface externe de l'amnios, principalement à la racine du cordon ombilical. La même chose arrive, mais plus rarement, pour le chorion. Occupant la place du corps réticulé, elle se continue, comme ce dernier, avec la substance gélatineuse du cordon. Enfin, existant constamment dans l'état normal, elle doit remplir un rôle déterminé dans l'évolution de l'œuf humain.

§ III. *Nature.* La couche dont il s'agit est-elle indépendante du sac poreux qui la précède, ou bien n'en est-elle qu'une modification?

Cette dernière version me paraît, sinon certaine, du moins extrêmement probable. Les deux substances se ressemblent sous le point de vue fondamental. Même siége, en effet, et mêmes rapports généraux, même mode d'union avec le chorion et l'amnios, même place dans le cordon, et même épaisseur proportionnelle dans les divers points de leur étendue. L'une est filamenteuse, à la vérité, réticulée à son intérieur, et remplie d'une matière émulsive ou d'une sorte de crême homogène et pulpeuse, tandis que l'autre est lamelleuse, formée de vacuoles, et contient une matière gélatineuse ou séreuse; mais de pareilles dissemblances sont légères et me paraissent dépendre de l'évolution naturelle des parties. A mesure que l'œuf grossit, l'espace qui sépare les deux membranes se rétrécit, et la matière qui le remplit gagne en étendue ce qu'elle perd en épaisseur. Les filaments primitifs de la poche réticulée, uniformément comprimés entre deux surfaces régulières, peuvent très bien se transformer en lamelles. La couleur blanche et l'opacité font place à la transparence et à l'aspect de verre fondu, soit parce que la substance laiteuse ou floconneuse disparaît en tout ou en partie, pour être remplacée par de la sérosité ou de la gélatine, soit, parce qu'au lieu d'être agglomérées, réunies en masse, les molécules de cette substance, de plus en plus éloignées, perdent ainsi leur couleur en passant d'une forme à l'autre. L'aspect pulpeux, la teinte jaune que j'ai observés n° 10 sur la même couche, qui était diaphane avant d'être roulée en grumeaux, militeraient en faveur de cette dernière hypothèse. Ces flocons, ces parcelles de duvet blanchâtre qui nageaient au milieu de la matière albumineuse de l'œuf n° 8, plaideraient, au contraire, en faveur de la première.

Sur les produits n°s 8, 9, 11, mais sur-tout dans l'œuf n° 10 que je montrai à la Société philomathique, le corps vitré, quoique d'une consistance un peu plus considérable et d'une teinte verdâtre, ressemblait parfaitement à une couche régulière de blanc d'œuf. Après en avoir éloigné le chorion en le renversant vers le placenta, il suffisait de le pincer légèrement sur un point et de le soulever un peu, pour donner l'aspect d'une toile fine et transparente à son feuillet externe. Une des figures que j'emprunte à M. Breschet rend parfaitement cette disposition. Une lame semblable emboîtait immédiatement l'amnios, et leur intervalle en renfermait un certain nombre d'autres, à la fois moins régulières et moins distinctes.

Toutefois, si je n'ai rencontré qu'un seul et même organe aux diverses phases de son développement, il est au moins certain que ce corps éprouve des changements qui doivent être mentionnés. Parmi ces changements, il en est un que je n'ai pas encore indiqué, et qu'il importe cependant de ne pas taire. Dans l'œuf n° 6, les lambeaux que je pus séparer de la toile réticulée, semblaient appartenir à une véritable texture, avaient une épaisseur intrinsèque, et offraient d'ailleurs tous les autres caractères de l'amnios. Dans les produits nos 10 et 11, au contraire, les lamelles de la couche vitriforme étaient ou plus minces ou plus épaisses, selon que je portais mon scalpel plus ou moins profondément, ressemblaient, à part la consistance, aux couches minces que l'on peut séparer de la cornée transparente, paraissaient être, en un mot, de la nature de l'épiderme, des ongles, ou du tissu corné; de manière qu'à en juger par les apparences physiques, l'organe dont il s'agit, serait d'abord formé d'une grande proportion d'albumine, tandis que plus tard la gélatine y prédominerait.

§ 4. *Développement et disposition.* Maintenant, quelle est la marche que suit cette substance dans son évolution pendant le premier mois de la gestation? A quelle époque apparaît-elle dans l'œuf? Pour répondre catégoriquement, il faudrait des faits plus nombreux que ceux que je possède. Cependant toutes les analogies portent à croire que le corps réticulé se présente, dans l'origine, sous la forme d'une vésicule assez volumineuse, entre les deux membranes de l'ovule, et comme une dépendance du ventre de l'embryon; que son agrandissement proportionnel est ensuite extrêmement rapide; qu'il emboîte bientôt l'amnios et le sac vitellin en totalité, et que les deux extrémités opposées de sa surface externe, finissent par se toucher, par se confondre même, comme il arrive à l'allantoïde des oiseaux, dans le lieu que M. Dutrochet appelle point de conjonction; qu'alors il est à l'époque de son développement extrême, et qu'aussitôt après, il change d'aspect en commençant à décroître.

De ce que les ovules les plus jeunes que j'aie étudiés ne me l'ont point offert d'abord, je ne me crois pas en droit d'en conclure qu'il n'existait pas; car, ou bien ces œufs avaient macéré dans un liquide conservateur, ou bien ils n'étaient pas complets, ou bien je n'avais point encore songé à le chercher. Le plus petit de tous, celui de Mme Pelletant, en contenait un à l'état parfait.

§ 5. *Analogie.* Pour acquérir des notions plus étendues sur le corps en question, les zoologistes pourront recourir avec avantage à l'anatomie comparée. J'ai trouvé, entre l'allantoïde des ovipares et le corps réticulé de l'œuf humain, la plus exacte analogie.

A la fin de juillet 1826, M. le docteur Aubertin m'apporta un chapelet d'œufs de couleuvre. Sur tous ces œufs, que je disséquai les uns après les autres dans l'espace de quatre jours, j'observai la même disposition. Le serpenteau, roulé en spirale, ayant près d'un pouce de long, était renfermé dans son amnios, et logé dans une dépression d'un vitellus encore très volumineux. Ce vitellus était enveloppé, ainsi que le sac amniotique, et séparé de la coque de l'œuf, par une membrane extrêmement fine, à double feuillet, entièrement remplie d'une matière blanchâtre, crémeuse, tellement analogue à celle que j'ai notée dans l'œuf humain n° 6, qu'il eût été facile de s'y méprendre. Or, c'est cette membrane, qui, au dire de M. Dutrochet, constitue l'allantoïde des reptiles. Seulement, au lieu d'une substance floconneuse immiscible à l'eau, cet auteur n'y a vu qu'une matière glaireuse.

Tous les anatomistes ont observé, et j'ai observé moi-même vers la fin de l'incubation sur l'œuf des oiseaux, que la poche qui communique avec le cloaque du petit, renferme une matière blanche, grasse, comme caséeuse, et que cette poche emboîte l'amnios, le vitellus et les restes de l'albumen. M. Jacobson a vu que l'allantoïde des oiseaux se forme dans le premier tiers de l'incubation; qu'elle contient d'abord un fluide clair et limpide, que ce fluide devient plus jaunâtre et visqueux, qu'il s'y forme des flocons et des concrétions blanchâtres (1).

(1) *Arch. gén. de Méd.*, t. 6, p. 305. Voy. aussi *Journ. de phys.*, nov. 1822. Lett. à M. de Blainville, etc.

Dans les mammifères, j'ai trouvé, même au terme de la gestation, que l'ouraque, après avoir traversé le cordon ombilical, s'épanouissait en une toile poreuse, qui finit par s'unir d'une manière intime avec les faces correspondantes des tuniques, entre lesquelles elle est naturellement placée. C'est dans cette membrane criblée qu'on rencontre, à d'autres époques, des pelotons de matière grasse concrète, semblables aux *hippomanes* des chevaux. Comme la vessie vient s'ouvrir dans son intérieur, elle fait incontestablement partie de l'allantoïde. Il est donc évident qu'il existe entre le sac connu sous le nom d'allantoïdien chez les mammifères, les oiseaux et les reptiles, et le corps réticulé que j'ai découvert dans l'œuf humain, les rapports les plus frappants de ressemblance.

En soutenant que l'allantoïde est destinée à contenir l'urine du fœtus, les naturalistes se sont principalement fondés sur sa communication avec la vessie, sur la saveur salée du liquide qu'on y rencontre, et sur l'odeur urineuse répandue par ce liquide (1). Je ne pense pas que, même dans les vivipares, ces données suffisent pour faire admettre une pareille opinion. L'odeur urineuse est un caractère qui, certes, est trop fugace pour qu'on y attache une grande importance. Sur ce point, est-il bien certain en outre que Daubenton ne se soit pas mépris ? En second lieu, que prouve ici la saveur salée ? Ne la rencontre-t-on pas dans l'eau de l'amnios ? N'est-ce pas de ce dernier liquide qu'elle avait été transmise à celui qui l'a présentée ? Quel rapport peut-il y avoir entre le fluide urinaire et la matière visqueuse, grasse, blanchâtre, que renferme l'allantoïde des bisulques ? Entre l'urine et cette masse blanche, féculente et réticulaire, contenue dans l'allantoïde du poulet, vers le dixième jour de l'incubation ? Entre l'urine et le fluide laiteux ou floconneux, que j'ai rencontré dans l'œuf de la couleuvre ? Non assurément : contenir de l'urine n'est pas le seul, pas même le principal usage de l'allantoïde.

Quand il est généralement reconnu par le fait, que cet organe existe avant les reins, qu'il est énorme lorsque la vessie est à peine distincte, que ses dimensions diminuent à mesure que la sécrétion urinaire augmente, que les apparences physiques de son liquide sont tout autres que celles de l'urine, je ne puis taire mon étonnement de lui voir attribuer une pareille fonction. La dissection de plusieurs œufs de brebis me permet, au surplus, d'affirmer que dans les premiers temps de la gestation, ils diffèrent à peine, sous ce rapport, de celui de la femme. Pendant long-temps j'en ai conservé un dont l'allantoïde était distendue par une matière vitrée, absolument semblable à celle que j'ai notée dans l'espèce humaine, ou qu'on trouve dans l'œuf des oiseaux, hors le temps d'incubation.

Que le corps réticulé soit l'analogue de l'allantoïde, ou qu'il forme un organe différent; qu'il communique par le moyen d'un canal avec la vessie, ou qu'il en soit indépendant, il me paraît impossible de songer à établir le moindre rapprochement entre la substance qu'on y rencontre et le liquide urinaire : 1° Parce que, dans l'œuf n° 3, ce corps était extrêmement ample relativement aux autres parties de l'ovule, et qu'il y existait déjà par cela même depuis long-temps, tandis que l'embryon ne renfermait encore aucun rudiment visible des reins. 2° Parce que, jusqu'à la quatrième ou cinquième semaine, seule période pendant laquelle il est possible que sa cavité communique avec la vessie, il est exactement rempli par une substance qui ne ressemble pas plus à l'urine que le lait ne ressemble à la bile. 3° Parce que la couche, ou le corps vitriforme qui le remplace un peu plus tard, offre tous les caractères extérieurs de la gélatine ou du mucus. 4° Enfin parce que, dès ce moment, l'ouraque étant complétement et

(1) Daubenton, *Academ. des Sc.*, année 1751, p. 86 et 446, t. 86, in-12.

certainement oblitéré, l'espace qui sépare les membranes de l'œuf et la poche urinaire restent nécessairement sans communication.

§ 6. *Usages.* Les fonctions de l'allantoïde comme celles de la vésicule ombilicale, se rattachent, selon moi, à la nutrition des premiers temps du germe. Peut-être sert-elle au développement de quelque organe en particulier, de quelque appareil spécial ? A ce sujet, on peut se livrer à mille conjectures. Je me contenterai de faire remarquer que la face interne des lambeaux que j'en ai renversés, était couverte d'une couche adhérente de la matière crêmeuse contenue dans son intérieur, que, vue au microscope, ses parois avaient une apparence villeuse, et que, d'après cette double particularité, il est probable que la substance du corps réticulé est sécrétée par ses propres parois. Ce serait, au surplus, un argument en faveur de l'opinion de Harvey, de Jœrg et de Oken, relativement au fluide de l'allantoïde des animaux. Je dirai encore que cette matière conserve son aspect crêmeux, floconneux, ses apparences d'une huile émulsive, ses caractères de substance nutritive, jusqu'à ce que l'ovule soit fixé dans la matrice; et qu'ensuite elle disparaît très rapidement en faisant place à la couche albuminiforme qui doit persister jusqu'aux derniers temps de la grossesse. En définitive, puisque tout porte à croire que le corps cribleux ou réticulé et la couche vitriforme sont, dans l'espèce humaine, les analogues de la membrane farciminale des autres vertèbres; puisque, dans les reptiles ophidiens, les oiseaux et les mammifères, la matière que renferme cette poche est loin de ressembler à de l'urine, je crois pouvoir dire qu'il existe une *allantoïde* dans l'œuf humain.

Quoique cette allantoïde n'ait été positivement décrite par aucun auteur, à ma connaissance, il en est cependant plusieurs qui semblent l'avoir entrevue. C'est ainsi que certains passages de Warthon, Rouhault, Blumenbach, M. Roux, que j'ai cités en parlant de l'intervalle qui sépare le chorion et l'amnios, s'y rapportent évidemment. M. Lobstein a très certainement voulu désigner la couche vitriforme par ces paroles. « Dans un œuf du quatrième mois, l'humeur contenue entre le chorion et l'amnios était parfaitement transparente. Elle ne s'écoulait que lentement et par gouttes, quoique l'ouverture que je fis à la première membrane eût été assez large : sous ce rapport, le fluide était analogue à l'humeur vitrée de l'œil. En examinant les membranes qui avaient appartenu à un œuf de cinq mois, je trouvai que cette eau n'était pas épanchée comme dans une cavité formée par l'écartement des deux membranes, mais qu'elle était infiltrée dans le tissus cellulaire qui les unissait. Ce qui m'était démontré par l'air que j'y soufflai après que l'eau en eut été écoulée. »

Ph. Béclard prétend avoir observé la même chose, en ne donnant toutefois, à cet égard, qu'une simple assertion.

La phrase suivante de M. Meckel, bien que très vague, paraît aussi se rattacher au même fait. En résumant les motifs qui doivent faire admettre une allantoïde dans l'homme, l'auteur dit..... « A la vérité, quelques observations de ce genre sont très suspectes, mais je me suis plusieurs fois assuré moi-même de l'existence d'une couche délicate, différente du reste de l'œuf, qui forme d'abord une vessie close jusque vers le milieu du second mois de la grossesse, et qui ne paraît plus ensuite que sous l'aspect d'une simple lame (1). J'ai trouvé dans un embryon humain, d'environ quatre semaines, entre le chorion et l'amnios, et indépendamment de la vésicule ombilicale, une poche plus grande, à parois minces affaissées sur elles-mêmes, et contenant un liquide limpide» (2). Ces remarques sont, comme on le voit, à peu près

(1) *Man. d'Anat.*, t. 3, p. 768.

(2) *Id. loc. cit. et dans les Arch. de Reil*, t. 3.

semblables à celles que j'avais faites en 1824, à celles qu'a renouvelées depuis M. Breschet (1). Quant au corps réticulé, je n'en ai trouvé aucune notion dans les observateurs.

### Art. III. *Vésicule érythroïde.*

J'ai pu espérer un moment que les recherches du Dr Pockels, de Brunswick (2), viendraient m'éclairer au sujet de l'allantoïde. J'avais d'abord pensé que la vésicule érythroïde de cet observateur n'était autre que l'organe réticulé encore peu développé; mais l'auteur lui-même, et les figures annexées à son Mémoire, m'ont bientôt enlevé cette ressource. D'après lui, en effet, la vésicule érythroïde est pyriforme, beaucoup plus longue, quoique de la même largeur, que la vésicule ombilicale. C'est dans son intérieur que se forment les intestins. Elle est transparente et d'un blanc laiteux. « Lors du passage de l'embryon dans la cavité de l'amnios, la grosse extrémité de la vésicule érythroïde s'en détache pour suivre l'abdomen du fœtus, qui se retire dans l'espèce de gaine formée par les tuniques de l'œuf et la remplit complétement. Dans l'œuf humain, cette tunique devient ainsi le cordon ombilical. Ce changement s'opère vers la *troisième semaine*, et dans les œufs bien conformés, on ne trouve plus, à cette époque, la vésicule érythroïde à la surface de l'amnios. » Or, la vessie que j'ai observée n'a point de rapports avec les intestins, est complétement opaque, acquiert un volume énorme, n'a aucun rapport de continuité avec la vésicule ombilicale, et persistait encore, plus volumineuse que jamais, dans un œuf bien conformé, de 3 à 4 semaines.

En supposant que la ténuité des objets, que des maladies ou des altérations de l'œuf n'aient point induit M. Pockels en erreur, c'est donc une troisième vésicule, distincte ou indépendante des deux autres, qu'il a découverte. Pour moi, je ne l'ai jamais rencontrée, ni avant, ni depuis la publication des recherches propres à ce médecin. Les figures de son Mémoire m'autorisent à penser qu'aucun des œufs qu'il a fait dessiner, n'était à l'état normal; et je ne crois pas que les planches reproduites à ce sujet par M. Seiler, soient plus concluantes. Il m'a d'ailleurs été impossible de rien trouver dans Everard (3) ni dans Néedham (4), qui puisse en donner l'idée, comme les traducteurs (5) de M. Pockels le prétendent.

(1) *Acad. roy. de méd.*, t. 2.

(2) *Isis*, décembre 1825, Heft. XII, p. 1342; Taf. XII, XIII, XIV.

(3) *Novus gen. homin. brutique exortus.* 1661.

(4) *Disquisitio Anat. de formato Fœtu.* Londini, 1667.

(5) *Arch. gén. de Méd.*, t. 12, p. 289.

# CHAPITRE III.

## ORGANES DE CIRCULATION.

Les objets étudiés jusqu'ici paraissent tous avoir pour but de nourrir l'embryon ou de protéger le fœtus. Le rôle de ceux qui nous restent à examiner, est de resserrer ses rapports de vitalité avec les organes maternels, ou de le faire communiquer avec la partie vasculaire de l'œuf : ce sont le cordon ombilical et le placenta.

### Art. 1er. *Du Cordon ombilical.*

§ 1er *Description.* Le cordon ombilical (*funis umbilicalis*) est une tige qui attache le ventre du fœtus aux membranes de l'œuf, depuis le commencement jusqu'à la fin de la gestation. Sa longueur, assez variable, est en général la même que celle de l'enfant à l'époque de la naissance, c'est-à-dire de quinze à vingt-quatre pouces. Denman (1), Lhéritier, MM. Morlane, Nolde (2) et Maygrier (3), ont parlé de cordons ombilicaux qui avaient jusqu'à quatre, cinq et six pieds. Celui d'un fœtus de 4 mois, observé par M. Dezeimeris, avait 28 pouces. J'en ai vu un de 31 pouces à six mois. Sandifort (4) cite une foule de cas du même genre. On en a vu d'autres qui n'avaient que quelques pouces, qui faisaient même que le placenta touchait immédiatement le fœtus. Dans un cas relaté par Chaussier (5), la face placentaire adhérait au foie. Chez un autre fœtus (6), c'était sur le ventre que s'attachait le placenta. Mais ces dimensions extrêmes sont rares, et quelques-unes des observations qui les constatent auraient besoin d'être renouvelées. Tantôt plus gros, tantôt plus grêle, il offre ordinairement le volume du petit doigt. A cet égard cependant, ses anomalies sont plus souvent apparentes que réelles, et tiennent à ce que le tissu spongieux qui entre dans sa composition peut être gorgé de fluide, ce qui constitue ce qu'on est convenu d'appeler *cordon gras*, ou bien être presque entièrement desséché, et alors le cordon est *maigre*. Il faut pourtant convenir que de telles différences peuvent dépendre aussi des variétés d'épaisseur absolue de ses vaisseaux et de leur gaîne.

Dans plusieurs mammifères, sa surface est couverte de granulations blanchâtres, qu'on a souvent prises pour des glandes ou des hydatides. Dans l'espèce humaine, cette disposition ne se rencontre pas. Quoique lisse et poli à la manière des surfaces séreuses, le cordon ombilical de l'homme n'en présente pas moins très fréquemment des nodosités de différents genres, sur lesquelles je dois m'arrêter un instant. Ce sont parfois de véritables nœuds, simples ou composés. Plus souvent ce sont des replis, des anses vasculaires, soit des artères, soit de la veine. Les premiers se remarquant sur-tout quand le cordon est très-long, sont dus aux mouvements du fœtus, et s'effectuent de la même manière que les anses ombilicales qu'on trouve si fréquemment autour du cou, des membres, ou de toute autre partie de l'enfant, au moment de la parturition. On peut même dire qu'ils ne sont que le résultat définitif de cette dernière disposition. Ils ont été regardés par divers accoucheurs comme capables de faire périr le fœtus, en comprimant les vaisseaux au point de ralentir, de suspendre même la circulation dans le cordon. On ne peut pas nier absolument la possibilité d'un pareil fait; mais, jusqu'ici, je ne connais pas d'observation qui en démontre la réalité. Dans l'amnios, les parties glissent avec

(1) *Prat. des acc.*, t. 1er, p. 256, trad. fr.
(2) *Arch. de Starck*, etc.
(3) *Art des accouch.*, 1814, p. 146.
(4) *Obs. anat. path.*, lib. 2. cap. 4. p. 101 et suiv.
(5) *Bulletin de la Faculté*, t. 5, p. 313.
(6) *Id.* p. 310.

une telle facilité les unes sur les autres, il est si difficile à l'enfant de tirer un peu fort sur la tige qui le soutient, que cet accident doit être très rare. Les seconds, connus de tout temps, sont, selon Harvey, plus souvent formés par la veine que par les artères; par les artères que par les veines, au contraire, d'après les recherches de Hoboken, et les miennes. Produits par la plicature d'un ou de plusieurs de ces vaisseaux, à la manière des nœuds variqueux des autres parties du corps, il peut en exister un seul ou plusieurs sur le même cordon. Rhodion, Avicenne, parmi les anciens, et les commères de tous les temps, devinent, par la quantité de ces nœuds, leur éloignement, leur rapprochement ou leur couleur, le nombre et le sexe des enfants que la femme est encore destinée à mettre au monde, l'intervalle qui séparera chacun de ces accouchements, etc. Ces prétentions ridicules, enfantées par la superstition de nos pères, ne méritent sans doute pas d'être combattues sérieusement; mais on les rencontre encore trop souvent dans le public, pour que j'aie cru devoir les passer sous silence (1). Quoiqu'elles n'aient jamais été accusées de troubler la circulation omphalo-placentaire, on conçoit néanmoins que si ces tortuosités étaient très nombreuses, que, si elles se présentaient sous des angles très aigus, le cours du sang pourrait se trouver plus ou moins gêné dans ses propres vaisseaux par leur présence.

Le point du ventre qui donne insertion au cordon ombilical, est d'autant plus éloigné de la poitrine ou d'autant plus rapproché des pubis, que la grossesse est moins avancée. A la naissance, il correspond en général, selon Chaussier, au milieu de l'espace qui sépare le vertex de la plante des pieds, le fœtus étant alongé. Les figures données par Soemmering, M. Lobstein, etc., porteraient même à croire que jusqu'à trois ou quatre semaines, le cordon se continue avec l'extrémité inférieure de l'embryon. C'est une erreur qui tient à ce que les produits qu'ont fait dessiner ces anatomistes, n'étaient pas dans leur état régulier de développement. J'ai assez observé ce fait pour qu'il me soit permis d'affirmer que l'insertion du cordon est constamment au-dessus de l'origine des membres pelviens.

C'est au centre du placenta qu'il se termine ordinairement; mais quelquefois aussi on le voit se fixer très près de la circonférence de ce corps. Dans le premier cas, les branches qui le composent divergent en s'épanouissant dans la coque de l'œuf. Dans le second, il n'est pas rare de le voir ramper entre les membranes, plus ou moins long-temps, avant de se perdre dans le parenchyme placentaire. D'un volume égal dans toute son étendue chez quelques sujets, il est, chez d'autres, beaucoup plus grêle près de sa terminaison, qu'aux environs de l'abdomen.

§ II. *Développement.* C'est, fondés sur de fausses analogies, des données hypothétiques, ou des observations inexactes, que les auteurs ont avancé que le cordon ne commençait à se dessiner qu'après le premier mois de la gestation. Les embryons les plus jeunes que j'aie disséqués avaient un cordon ombilical. J'en conserve plusieurs qui n'ont que quinze jours, trois semaines, qui n'ont que trois à quatre lignes de dimension, et chez lesquels il existe déjà. En m'appuyant sur des faits très nombreux, je crois même pouvoir établir en règle générale, qu'à toutes les époques du développement de l'œuf, la longueur du cordon est *à peu près* égale à celle du fœtus, si elle ne la dépasse un peu. Jusqu'à la fin de la 3^e^ semaine, il est grêle et cylindrique. Un peu plus tard, depuis la 4^e^ jusqu'à la 7^e^, la 8^e^, ou même la 9^e^ semaine, il acquiert un volume proportionnel considérable. Il offre des bosselures, des vésicules ou des renflements que je n'ai trouvés décrits nulle part, qui sont au nombre de 2, 3 ou 4, et séparés par autant de collets ou rétrécissements. C'est une disposition que j'ai remarquée sur une infinité d'em-

(1) Voy. Riolan, *Anthropolog.*; Diemerbroeck, t. 1^er^, p. 496.

bryons très régulièrement développés. Elle n'a rien de fixe, au reste, ni dans sa forme, ni dans son apparition, ni dans sa disposition. S'affaissant, en général, du placenta vers l'abdomen, c'est la dernière ou l'avant-dernière de ces vésicules, en montant dans ce sens, qui persiste le plus long-temps. Dans le cours du troisième mois, le cordon perd beaucoup de son volume par suite de l'absence de ces bosselures. A partir de là, il croît en proportion des autres parties du fœtus, jusqu'à la fin de la grossesse.

Sa composition est loin d'être la même à toutes les époques de son évolution. Il se réduit réellement d'abord à un petit cylindre solide auquel l'amnios ne fournit point encore de gaîne. Dès la cinquième semaine, il renferme, de plus, le conduit de la vésicule ombilicale, les vaisseaux omphalo-mésentériques, et une portion de l'ouraque ou de l'allantoïde et des intestins. Ces parties ne tardent pas à se trouver ainsi contenues dans une sorte d'étui commun appartenant à l'amnios. Vers deux mois, le canal digestif rentre dans le ventre. L'ouraque, le conduit vitellin et les vaisseaux s'oblitèrent, de manière qu'à trois mois comme à neuf, la tige ombilicale n'est plus formée que par les deux artères et la veine du même nom, par la gélatine de Warthon, ou le tissu spongieux de Rouhault, et la gaîne membraneuse produite par l'amnios. Wrisberg (1), Schréger (2) et Michaëlis (3), ont admis des vaisseaux lymphatiques dans le cordon. Chaussier (4) et MM. Durr (5), Rieck (6), etc., croient y avoir trouvé des nerfs qui allaient se rendre dans le plexus solaire; mais il est probable que ces auteurs s'en seront laissé imposer par quelque vestige de l'ouraque, des vaisseaux omphalo-mésentériques, du canal vitellin, etc. Du moins n'ai-je jamais pu parvenir à vérifier leurs assertions, quelque soin que j'y aie mis, et en cela, mes recherches sont parfaitement d'accord avec celles de MM. Lobstein et Meckel.

Bien que, dans l'homme, il n'y ait ordinairement qu'une veine ombilicale, on cite des exemples cependant où il y en avait deux, comme dans une foule d'autres mammifères. D'autres fois, au lieu de deux artères, on n'en rencontre qu'une seule. J'ai observé un cas de ce genre. M. Blandin en a déposé un second dans le Muséum de la Faculté, et Marin en avait déjà fait connaître un exemple. Ces vaisseaux ne sont visibles que dans la 1ère quinzaine du 2e mois de la conception. Ils ne se contournent en spirale qu'après la disparition des renflements du cordon, c'est-à-dire à partir de la 7e ou de la 8e semaine. Le mécanisme de cette torsion m'a paru fort simple. Elle dépend, si je ne me trompe, des mouvements de rotation que peut exécuter d'une manière passive ou active le fœtus dans l'intérieur de l'amnios, et se fait de gauche à droite 9 à 11 fois sur 12, d'après M. Meckel et mes recherches particulières. Il est aisé de comprendre, à l'aide de cette explication, comment il arrive que, sur certains sujets, le cordon est roulé dans un sens près du placenta et dans une direction opposée du côté du ventre; que la spirale n'existe pas du tout; qu'elle soit irrégulière, ou bien qu'elle forme une véritable corde, ce qui est le plus constant. Tantôt les trois vaisseaux tournent sur un axe idéal. D'autres fois c'est la veine qui s'est contournée sur les artères; mais le plus souvent ce sont les artères qui se contournent sur la veine.

Il est tout-à-fait inexact de dire avec Hoboken (7), Reuss (8) et quelques autres anatomistes, qu'il existe des valvules dans ces canaux. Une dissection attentive m'a cent fois convaincu du

(1) *De struct. ovi comment.*, t. 1, p. 618.
(2) Meckel, *Manuel d'anat.*, etc., t. 3.
(3) *Obs. circ. plac.*, etc., 1790.
(4) *Journ. univ.*, t. 1, p. 253.
(5) *De fun. umb.* Tubing, 1815.
(6) *Utrum fun. umb.*, etc. 1816.
(7) *Oper. cit.*
(8) *Obs. circ. struct. vel in placent. hum.* Tub. 1784.

contraire. Bouhault avait déjà remarqué que la veine a des dimensions doubles de celles de chaque artère. La gaine commune qui les enveloppe, restant transparente jusqu'à deux mois environ, permet, pendant cette période, de les voir distinctement dans son centre. Ensuite elle devient de plus en plus opaque, à mesure que la grossesse avance. J'ai déjà dit que cette gaine n'existait pas dans l'origine. Elle se forme par degrés, entre le premier et la fin du second mois, en marchant de l'embryon vers la racine du cordon, et de la manière suivante. L'amnios, qui forme un sac beaucoup moins grand que le chorion, semble d'abord être tout simplement percé d'une ouverture circulaire à l'endroit où doit exister l'ombilic, pour laisser pénétrer le pédicule de la poche vitelline et les vaisseaux ombilicaux dans l'abdomen. A mesure que l'œuf grossit ensuite, cette membrane se réfléchit sur la tige ombilicale, en lui formant un canal, qui n'est complet, qu'au moment où l'amnios est en contact avec le chorion. Il importe de bien entendre ce mécanisme pour comprendre ce que j'ai à dire des bosselures dont il a été question plus haut, et de ce que l'on connaît sous le nom de gélatine ou de tissu gélatineux du cordon.

§ 3. *Renflements*. Ayant suivi les vaisseaux vitellins et l'ouraque jusqu'à ces vésicules, où j'avais plusieurs fois rencontré des grumeaux de matière semblable à du jaune d'œuf, je crus pouvoir annoncer (1), qu'elles constituaient ce qu'on avait décrit sous le titre de vésicule ombilicale et d'allantoïde. Comme j'avais trouvé, en les disséquant, qu'elles étaient formées d'une lame très-mince qui appartenait évidemment à l'amnios, d'une seconde couche plus épaisse, qui me parut être un prolongement du chorion, et d'une troisième pellicule beaucoup plus fine que les deux autres, je pensai qu'elles devaient être à l'extérieur et non dans l'intervalle des membranes propres de l'ovule. Après avoir acquis la certitude que je m'étais trompé à cet égard, j'ai dû songer aux causes de mon erreur: je crois les avoir reconnues. J'ai dit que l'allantoïde était toujours formée de lamelles et de filaments diversement entrecroisés, qu'elle constituait une sorte de tissu réticulé, dont les mailles étaient remplies d'une matière blanchâtre et grumeleuse ou d'une substance albuminiforme, qu'elle peut être suivie jusqu'à l'anneau de l'ombilic, et qu'elle remplit l'espace qui sépare naturellement le chorion de l'amnios. Or, chaque renflement du cordon forme aussi une petite poche réticulée, contenant un fluide vitriforme dans lequel on observe quelquefois des concrétions jaunâtres. On voit dans le principe, qu'ils ne sont réellement enveloppés que par l'amnios. Plus tard, cette enveloppe semble revêtir une très grande épaisseur et pouvoir être divisée en deux couches. Il y a donc identité de nature, ou du moins une très grande analogie entre l'allantoïde et les vésicules du cordon. Maintenant, rien n'est plus facile, à mon avis, que d'expliquer leur formation ou leur présence et tout ce qui les concerne. En se réfléchissant sur la tige vasculaire de l'embryon, l'amnios doit presque nécessairement entraîner avec lui une portion du corps qui tapisse sa face externe. Contractant d'espace en espace des adhérences avec le cordon, avant d'arriver jusqu'à sa racine, le tissu allantoïdien peut se trouver comme emprisonné dans les intervalles. Si ces adhérences se sont effectuées avant la disparition complète de la substance crêmeuse, les renflements contiendront des grains de matière émulsive. Si elles ne se forment qu'après, au contraire, ils ne renfermeront qu'un fluide transparent et vitré. En s'appliquant les uns contre les autres, du centre à la circonférence, par la pression, leurs lamelles produiront l'épaississement de la gaine générale, et c'est ce dernier cas qui m'avait fait croire qu'ils étaient aussi recouverts par le chorion. On conçoit, au surplus, qu'il puisse s'en manifester un seul, aussi bien que

(1) *Archiv.*, t. 6, p. 186.

trois ou quatre; que leur forme et leurs dimensions doivent varier à l'infini; qu'ils puissent paraître ou disparaître un peu plus tôt ou un peu plus tard, selon une foule de circonstances difficiles à déterminer.

La quantité proportionnelle de sérosité que de pareils renflements contiennent, diminuant à mesure que la grossesse avance, fait que leurs filaments ou leurs lamelles se resserrent de plus en plus, et qu'ils finissent par donner naissance au tissu lardacé ou fongueux qui sépare les vaisseaux de la gaîne commune, et qu'on désigne sous le nom de substance gélatineuse du cordon. On conçoit, par exemple, qu'à la rigueur un de ces renflements, le plus rapproché du chorion, puisse emprisonner la vésicule ombilicale, de la même manière qu'ils renferment tous une plus ou moins grande partie de la poche réticulée. Toutefois une pareille disposition doit être rare, car je ne l'ai jamais rencontrée. Les observateurs qui, comme M. Lauth (1), placent le sac vitellin dans le cordon ombilical, ont été probablement trompés par les renflements que je viens de décrire et qui n'avaient point encore été mentionnés. C'est ainsi, du moins à mon avis, qu'il faut entendre la figure donnée par Ruysch dans son sixième Trésor anatomique; les figures 3, 4 et 5, tab. 5, liv. 1er d'Albinus; les figures 3 et 4, tab. 6; 4 et 5, tab. 8 des Observations anatomico-pathologiques de Sandifort, etc.

Une chose remarquable dans l'histoire des renflements hydatiformes du cordon, et qui en prouve la fréquence, c'est qu'on les trouve représentés dans des ouvrages dont le texte n'en dit pas un mot, tels, par exemple, que celui de M. Maygrier où ils se voient dans les figures 3 et 4 de sa 17e planche.

§ 4. *Variétés.* Quoique les vaisseaux du cordon ne se séparent et ne s'écartent, en général, les uns des autres, qu'en arrivant au placenta, on aurait tort cependant d'en conclure que le contraire n'a jamais lieu. Cette séparation peut s'opérer à la distance d'un, de deux, de quatre pouces, de la face interne du chorion, et même tout près de l'abdomen du fœtus. Alors, les trois canaux et leurs premières divisions divergent à l'instar des rayons intérieurs d'un parasol ou d'une roue, et ne tombent que sur des points assez rapprochés de la circonférence du placenta. Des exemples de cette espèce ont été cités et figurés par différents auteurs. J'en ai vu un entre les mains de M. Deneux. J'en ai possédé moi-même un autre. Les observateurs, tels que Schurigius, qui ont cru qu'un seul fœtus peut avoir plus d'un cordon ombilical, me paraissent avoir été trompés par cette anomalie, car il est à peu près certain qu'on n'a jamais rencontré de cordon véritablement double. D'autres prétendent que le fœtus peut naître sans cordon, sans ombilic. Th. Bartholin, voyageant en Italie (2) vit un individu, âgé de 40 ans, qui était né sans anus, sans pénis et sans nombril. L'ombilic manquait aussi ou était fermé chez les sujets dont parlent Ruysch (3), Samson (4), Chatton (5), Rommel (6), Denys, Fatio (7), V. Geuns (8), Sue (9), Penchienati (10), Franzio (11), Desgranges (12), Kluyskens (13), Pinel (14), Mason (15), Osiander (16), Dietrich (17), M. Froriep (18), M. Voisin (19). Mais les obser-

(1) *Manuel de l'Anatomiste*, p. 616.
(2) *Cent. 4. hist.* 30., p. 293.
(3) *R.* Froriep, p. 11. *de funicul. umbil. defectu.* etc. Berlin. 1832.
(4) *Eph. nat. c. d.* 1, *an.* 3, *obs.* 169.
(5) *Journ. des Sav.*, 1663, p. 69.
(6) *Eph. d.* 2. *an.* 3, *obs.* 209.
(7) Froriep, *p.* 17.
(8) *Id.*
(9) *Ibid.*, p. 18.
(10) *Acad. de Turin*, 1784.
(11) Froriep, p. 19.
(12) *Journ. de méd.*, 1788.
(13) Denman, *Accouch.*, t. 1, p. 268.
(14) *Journ. de physiq.*, 1789.
(15) *Sing. case of prœternat. fœtat.*, 1795.
(16) *Man. d'Accouch.*, t. 1, p. 307.
(17) Froriep, p. 25.
(18) *Id.* p. 37.
(19) *Bullet. de la Faculté*, t. 5, p. 24.

vations que j'ai pu faire moi-même me donnent la certitude que tous les fœtus ainsi nés, étaient morts dans le sein de la mère, par suite de la destruction de leur cordon ou de la fermeture du nombril, ou bien que l'ombilic existait, mais caché ou perdu dans l'extro-version de la vessie qu'on remarque presque toujours chez ceux qui ont vécu. C'est à cette dernière catégorie qu'appartiennent évidemment les observations de V. D. Wiel (1) et de Blankart (2). Il en eût été de même de celles de Chaussier (3), de Thiébault (4), de Percy (5), de M. J. Cloquet (6), de M. Earle (7), de M. Blandin (8), de M. Lecouteux (9), et de la mienne (10), si on eût conservé, de nos jours, le même goût qu'autrefois pour le merveilleux.

On trouve dans les recueils scientifiques, des faits qui tendent à prouver que le ventre n'est pas le seul point du corps sur lequel la tige ombilicale puisse se fixer ; qu'on l'a vue s'insérer sur la poitrine, le col, les membres, etc. Mais aucune de ces observations n'est de nature à entraîner la conviction. Toutes doivent en outre être accueillies avec la plus grande réserve, car elles mettent bien plutôt en évidence la crédulité des auteurs, que la réalité de ce qu'ils veulent démontrer. Il existe à Bruxelles un fœtus dont le cordon ombilical est inséré sur le crâne. M. Jules Cloquet, qui l'a examiné avec soin, croit que la circulation utéro-fœtale se faisait par là. S'il m'était permis d'en donner mon avis, je dirais que, dans ce cas, le cordon déplacé appartenait primitivement à un second fœtus; qu'il ne s'est attaché qu'accidentellement au crâne de l'enfant, qui a continué de se développer; que sa racine ne pénétrait point au-delà des téguments, et que le cordon naturel n'en existait pas moins. J'ai moi-même eu l'occasion d'observer un sujet qui aurait pu faire naître des idées semblables à celles que je combats maintenant. Un fœtus monstrueux, venu à sept mois passés, et que je dois à l'obligeance de Mme Jagu, sage-femme, a le cordon ombilical tellement disposé, qu'au premier coup d'œil il semble en posséder quatre, dont deux partent du ventre, et les deux autres de la poitrine. Mais en y regardant de plus près, il est facile d'expliquer cet arrangement : c'est tout simplement le cordon naturel, replié plusieurs fois sur lui-même, qui a contracté par les angles de ses plicatures des adhérences avec la surface interne de l'œuf et différents points du fœtus.

## Art. 2. *Du Placenta.*

§ 1re. *Description.* Le *Placenta*, ainsi nommé par Fallope, parce qu'il a la forme d'un gâteau aplati, est cette partie de l'œuf qui se trouve en contact immédiat avec les organes de la mère, et qui se continue par sa circonférence et une partie de sa face utérine, avec la membrane caduque repliée. Il n'existe que dans les animaux mammifères, où il présente des formes très variées. Dans le chien, c'est une zône complète qui entoure la totalité du chorion. Le placenta des ruminants est multiple, et s'offre aux regards de l'observateur sous l'aspect de masses inégales et presque pédiculées. Dans les rongeurs, il est constitué par une plaque circulaire, formée de deux couches, jusqu'à un certain point dissemblables. Sur le cheval, il se réduit à une simple couche rougeâtre et granulée, qui recouvre toute l'étendue du chorion. Dans l'espèce humaine, où je dois sur-tout l'étudier, c'est un corps mollasse et spongieux, aplati, circulaire, ovalaire ou réniforme. Sa largeur, ordinairement de six à huit pouces,

(1) *Obs. rarior.* T. 2, *cent.* 2 *part.* 1. *obs.* 32. p. 327.
(2) Froriep, *Oper. citat.*, p. 15.
(3) *Bullet. de la Faculté*, 4e *année*, p. 130.
(4) *Journ. de* Sédillot, t. 34, p. 178.
(5) *Bullet. de la Faculté*, 7e *année*, p. 170.
(6) *Bullet. de la Faculté*, 7e *année*, p. 170.
(7) *Gazette méd.*, 1833, t. 1, p. 247.
(8) *Journ. hebd.*, t. 1er, p. 447, 1828, décembre.
(9) Velpeau, *Rapport à l'Acad. Roy. de Méd.*, mai 1833.
(10) *Anat. chirurg.* t., 2., p. 168. 1833.

est quelquefois moindre, et d'autres fois plus considérable. Son épaisseur est aussi très variable, et, en outre, fort inégale dans ses différents points. Généralement d'un pouce à un pouce et demi vers le centre, elle va en diminuant jusqu'à sa circonférence, qui ne présente souvent que quelques lignes, mais qui est parfois, sur un ou plusieurs points, plus épaisse que le centre lui-même.

Puisque ses diamètres ont de six à huit pouces, il est inutile de dire que sa circonférence doit avoir de dix-huit pouces à deux pieds.

L'une de ses faces, la face *fœtale*, *interne*, *lisse*, *vasculaire*, *membraneuse*, regardant le fœtus, est tapissée par le chorion, qui lui adhère, et par l'amnios, qui peut toujours en être enlevé à l'aide de simples tractions. En s'épanouissant sur elle, les divisions principales des vaisseaux du cordon y forment un très beau réseau divergent.

Son autre face, *externe*, *utérine*, vue dans la matrice ou sur l'œuf entier, est poreuse, mais régulière. On n'y voit ni rainures, ni orifices de sinus. Elle présente seulement quelques légères saillies, étalées en larges bosselures. La membrane anhiste ne la recouvre point. Une simple pellicule la tapisse, et en réunit les divers reliefs.

Quand le délivre est hors de la matrice, au contraire, cette face est extrêmement inégale. On y remarque des lobes de volume varié, séparés par des rainures plus ou moins profondes, et cela, parce que, pour détacher et chasser le placenta, l'utérus, en roulant ce corps sur lui-même, a déchiré le feuillet mince et anorganique qui cachait l'intervalle de ses nombreux cotylédons.

Huit fois j'ai pu l'observer en place après le quatrième mois, et dans aucun cas je n'ai pu y découvrir de sinus, ni d'ouvertures qui eussent le moindre rapport avec ce que les auteurs ont décrit sous ce nom. Il est probable que les observateurs s'en seront laissé imposer à ce sujet, par des ouvertures et des espèces d'excavations accidentelles qu'on y rencontre assez souvent, mais qui tiennent à ce que la pellicule dont il était question tout-à-l'heure, étant lacérée çà et là, il devient facile de pénétrer dans les rainures placentaires, comme dans autant de cavernes.

Au terme de la grossesse, la circonférence du placenta se continue sans ligne de démarcation bien tranchée, avec le double feuillet de la membrane caduque. C'est là sans doute ce qui a fait croire que la première de ces parties n'était qu'une portion épaissie de la seconde.

§ 2. *Structure.* Arantius (1), Hoboken (2), Warthon (3), Ruysch (4), Malpighi (5), et beaucoup d'autres auteurs anciens, Wrisberg (6), Reuss (7), MM. Lobstein (8), Meckel (9) etc., parmi les modernes ont fait de nombreux efforts pour dévoiler la *nature* ou la *structure* du placenta. On pourrait donc penser qu'à cet égard la science n'a plus rien à désirer. Mais en parcourant les ouvrages les plus estimés sur cette matière, on ne tarde pas à se désabuser, à s'apercevoir que vingt opinions diverses ont encore leurs antagonistes et leurs défenseurs.

Warthon, combattu par Arantius, a dit, un des premiers, que le placenta est formé de deux moitiés, l'une interne ou maternelle, l'autre membraneuse ou fœtale. Si Warthon et

(1) *De hum. fœtu*, Basileæ, 1579, in-8.
(2) *Anat. sec. hum.*, 1669. Ultrajecti, in-8°.
(3) *Adenograph.* etc., p. 222.
(4) *Thes.* 2, 5, etc.
(5) *Opera posth.*, etc.
(6) *Comment. med. phys.*, etc.
(7) *Obs. circa struct. vasorum in placenta hum.*, etc. 1774.
(8) *Nutrition du fœtus*, Strasb. 1802.
(9) *Manuel anat.* t. 3.

ceux qui ont admis cette division du placenta, n'ont pas pris pour point de départ l'œuf des rongeurs, je ne vois rien dans les apparences du délivre humain, qui puisse expliquer leur erreur, reproduite d'ailleurs par beaucoup de modernes.

Il suffit de jeter un coup d'œil sur la face poreuse d'un placenta quelconque, pour être bientôt convaincu qu'une de ses moitiés n'est point restée adhérente à la matrice, de remarquer que cette surface est lisse et couverte d'une lamelle mince, notée par ceux mêmes qui admettent les deux couches placentaires, pour voir que ce fait n'existe pas et qu'il ne peut même pas exister.

En soutenant tout récemment encore, que le placenta résulte du mélange des vaisseaux utérins avec la couche externe de la membrane caduque, M. Burns (1) a dû être trompé par des apparences que je ne comprends pas. Il n'y a pas plus de continuité entre le placenta et la matrice, chez la femme, qu'il n'en existe entre le chorion et l'amnios. Les nouvelles observations publiées par MM. Lée, Radford, Millard, sont tout-à-fait d'accord avec les miennes sur ce point, et j'ose affirmer, avec plus d'assurance que jamais, que le placenta humain est entièrement fœtal.

Cette membranule qui revêt la face fongueuse du placenta, admise par Arantius, Littre, Hunter, MM. Lobstein, Chaussier, Meckel et presque tous les anatomistes modernes, rejetée par Ruysch, Méry (2), Rouhault (3), etc., me semble avoir été généralement mal comprise.

Les uns ont pensé, contre l'opinion de Wrisberg, qu'elle n'était qu'une portion fort amincie de la membrane caduque. Plusieurs vaisseaux la sillonnent, d'après la plupart des observateurs. D'autres veulent qu'elle passe d'un lobe du placenta à l'autre, sans pénétrer dans leur intervalle. Un plus grand nombre prétend, au contraire, qu'elle s'enfonce en même temps entre les cotylédons, entre chaque faisceau, entre chaque filament vasculaire. Enfin, il en est qui croient à son existence pendant tout le cours de la gestation; tandis que beaucoup d'autres disent ne l'avoir rencontrée que dans les trois ou quatre derniers mois.

Tant que le placenta ne forme point encore une masse compacte, il n'y a pas vestige du feuillet en question. Dès que les groupes tomenteux du chorion sont agglomérés en entier, il se manifeste au contraire comme pour voiler leur sommet; et bientôt on le voit se continuer et se confondre avec le cercle de réunion du double feuillet de la membrane anhiste. Il ne renferme très certainement pas de vaisseaux; et l'idée d'un sinus veineux circulaire, qui, au dire de certains anatomistes, existe au pourtour du placenta, ne peut être que le fruit d'une observation inattentive.

Le feuillet utéro-placentaire se comporte ici comme l'arachnoïde sur le cerveau. Au niveau des saillies et des bosselures, son adhérence est intime, tandis que vis-à-vis des anfractuosités interlobaires, on peut toujours l'isoler sous forme d'une lamelle fine et transparente. A l'instar de l'arachnoïde encore, il reste à la surface et ne pénètre point en général dans le parenchyme. Sa nature est semblable à celle des pellicules qui enveloppent, immédiatement après leur formation, presque toutes les concrétions fibrineuses. Ce n'est point un tissu. Placé dans l'eau, il se détruit, se dissout, au bout de quelques jours, avec la même facilité que toutes les autres concrétions membraniformes.

Une couche de dépôt beaucoup plus épaisse, plus fragile et moins régulière que la précédente, entoure tous les troncs vasculaires. C'est elle qui a fait croire que les vaisseaux du placenta se

(1) *Med. Gazette of Lond.*, t. 2.
(2) *Académ. des Sc.* Année 1714.
(3) *Académ. des Sc. Mém. cités.*

ramifiaient dans l'épaisseur même de la caduque; que le chorion était composé de plusieurs feuillets; que la membrane anhiste envoyait une lame sur la face externe et une autre sur la face fœtale du gâteau placentaire, et que la pellicule si mince de ce dernier se repliait entre toutes les fibriles de ses lobes et lobules. Les lamelles dont elle est composée me paraissent être le produit d'une exsudation particulière de la matrice, du chorion et de ses faisceaux tomenteux. Sous ce rapport, elles ont quelque analogie avec la membrane caduque, dont elles diffèrent toutefois en ce qu'elles ne sont évidentes que long-temps après l'arrivée de l'œuf dans l'utérus, tandis que l'ampoule anhiste se forme immédiatement après la fécondation, en ce que l'une jouit d'une grande souplesse et d'une certaine élasticité, tandis que les autres sont sèches, dures, et se brisent presque aussi facilement que le verre.

Peut-être cependant y a-t-il plutôt dispute de mots ici que dissidence d'opinion sur les choses. L'exsudation utérine qui donne naissance à la caduque, me semble pouvoir être également produite par la face externe de l'ovule ou de ses villosités et par l'intérieur de la trompe. Les grossesses extrà-utérines en fournissent la preuve. La couche anhiste qui entoure alors le produit de la conception, n'est certainement pas venue d'une membrane muqueuse. Or, cette couche, qui ne diffère de la membrane caduque que par son moins de cohésion, est presque en tout semblable à celle qu'on trouve sur le placenta, sur la portion placentaire du chorion, et qui agglutine toutes les fibriles du parenchyme vasculaire. Avec une disposition pareille, on conçoit que le placenta paraisse se continuer avec la caduque, et même en être recouvert, que sa pellicule externe ait été décrite à titre de caduque secondaire, *decidua serotina,* par M. Bojanus, et que toutes les concrétions qui en entrelardent les diverses parties, aient permis de les faire dériver de la membrane anhiste primitive, quoiqu'elles en soient réellement distinctes.

Les corps *glanduleux* auxquels Blancardi, Malpighi et Littre attribuaient des fonctions importantes dans le placenta, ne sont plus admis par personne. Les anatomistes s'en étaient probablement laissé imposer par les granulations primitives et naturelles du chorion. Malgré les assertions de Warthon, de Cruiksank, de Mascagni, de Wrisberg, de Michaëlis, de Schrœger, on est à peu près d'accord actuellement pour ne point y admettre non plus de vaisseaux *lymphatiques.* Il en est de même pour les *nerfs*, que Verheyen, Chaussier, MM. Ribes, Home et Bauer, disent y avoir vus.

Cependant, le docteur Lauth a publié, en 1827, un travail qui tend à prouver que des filaments lymphatiques d'un genre particulier, en très grand nombre, vont du placenta à la matrice. Il est vrai qu'en séparant avec précaution l'œuf de l'utérus, on aperçoit une infinité de petits fils blanchâtres extrêmement faciles à rompre; mais il est certain aussi, que de pareils filets se remarquent également lorsqu'on sépare la caduque des surfaces qu'elle tapisse, l'amnios du chorion, etc., que ce sont de simples tractus gélatineux ou muqueux, et non des vaisseaux de quelque nature que ce soit, ni même des nerfs, ni des filaments cellulaires.

*Les vaisseaux sanguins* forment donc l'élément fondamental du placenta. Ces vaisseaux ne sont que l'épanouissement ou les ramifications de ceux du cordon ombilical, et ne se développent comme ces derniers qu'après la troisième semaine, par intus-susception, et graduellement. Avant cette époque, le velouté du chorion n'en renferme pas, et ce velouté peut être comparé jusque-là au chevelu de la racine des plantes. Il renferme en effet, des spongioles, des radicules, des filaments articulés, analogues à ceux qui ont été décrits par MM. De Candolle, Correa et Dutrochet. S'il prend des fluides dans ce qui l'entoure, c'est à la manière des végétaux qu'il s'en imbibe, qu'il les absorbe. Les canaux vasculaires s'y forment plus tard, comme dans les tissus nouveaux. D'abord, beaucoup plus fins que les radicules au centre desquels ils siègent ou qui leur servent de gangue, ces canaux ne semblent pas en parcourir toute la longueur, même à une époque assez avancée de leur développement. Je les ai injectés à trois et quatre mois avec de l'alcool coloré en rouge, avec de la gélatine, de l'essence de térebenthine, etc.; je les ai ensuite examinés au microscope, et bien que la matière se ramifiât en capillaires plus fins que ceux de la choroïde, elle s'arrêtait cependant toujours à une assez grande distance de l'extrémité des ramuscules villeux. De même que le tomentum primitif, cette portion non injectable m'a toujours paru dépourvue de canal central, et n'absorber que par imbibition.

Les cordonnets, les filaments solides et blancs qu'on trouve dans le placenta, même après l'accouchement et qui se fixent sur le chorion, ne sont pas des vaisseaux oblitérés, comme l'affirment trop positivement des auteurs contemporains. Ils n'ont jamais été creux, et sont restés ce qu'ils étaient dans le principe. Semblables à ceux qui unissent le feuillet réfléchi de la membrane anhiste à la tunique villeuse, ils appartiennent à quelques branches primitives du chevelu de l'ovule, dans lesquels les vaisseaux ne se sont pas développés.

Les capillaires veineux paraissent-ils avant les capillaires artériels? est-ce le contraire? Les assertions de Béclard, de Meckel, de M. Lobstein, etc., relatives à ce point d'anatomie, ne sont rien moins que concluantes. Ayant toujours rencontré des rameaux artériels, en même temps que des rameaux veineux, je suis porté à croire que ces deux ordres de vaisseaux apparaissent simultanément. Comment pourrait-il en être autrement? Si le sang vient par l'un, ne faut-il pas qu'il retourne par l'autre!

En se séparant de la face externe du chorion, chaque faisceau vasculaire n'est jamais composé que d'une veine et d'une artère, qui se contournent déjà en spirale. Bientôt le tronc se divise en deux branches de chaque espèce, puis les branches en deux rameaux, les rameaux en deux ramuscules; en sorte que ces ramificatons dichotomiques vont presque jusqu'à l'infini. Pressées les unes contre les autres et réunies entre elles au moyen de la couche couenneuse, ces divisions et ces subdivisions produisent un lobe ou cotylédon du placenta. Dans les animaux ruminants, la vache en particulier, ces lobes, très éloignés les uns des autres, forment autant de placentas séparés.

Tous les vaisseaux d'un lobe communiquent les uns avec les autres; mais les expériences de Wrisberg, que j'ai répétées, prouvent qu'en général ils ne communiquent point avec ceux du lobe voisin. Le contraire arrive cependant, mais par exception ou par anomalie. C'est cette indépendance des lobes placentaires qui fait qu'un ou plusieurs cotylédons peuvent s'altérer, se dénaturer sans empêcher absolument le développement de l'œuf; que, dans la grossesse double, l'un des fœtus peut mourir et son délivre s'atrophier sans nuire à l'autre; qu'après l'accouchement d'un enfant, le placenta de l'autre ne se vide point par le cordon qu'on vient de couper, et que dans les placentas les plus complétement unis, le système vasculaire de chacun reste ordinairement distinct. Plusieurs faits prouvent, à la vérité, que dans certains cas de jumeaux, le sang revient d'un cordon par l'autre. Desormeaux en a relaté et discuté un bel exemple. M. Mancel en cite un autre qui n'est guère moins intéressant. Mais cela rentre dans les anomalies, dans les exceptions que je mentionnerai tout-à-l'heure. J'ai rencontré moi-même trois fois de ces communications sur des placentas doubles. Elles avaient lieu dans les trois cas, au moyen de branches volumineuses qui s'abouchaient en anses à la surface fœtale du délivre, comme les coliques des mésentériques au bord concave du gros intestin.

Si quelques-uns de ces lobes s'écartent des autres, se trouvent à quelque distance du cercle placentaire, ils donnent naissance à un petit placenta particulier, et c'est assurément là ce qui a fait croire à l'existence de plusieurs placentas pour un seul fœtus. Chacun d'eux se colle à ceux qui l'entourent, comme les différents lobules d'un même cotylédon se collent entre eux. Leur adhésion opérée dès le quatrième mois, peut encore être détruite à terme, sans la moindre difficulté. Ainsi disposés, ils constituent le parenchyme du placenta, de manière que ce parenchyme est formé en entier par des vaisseaux, des filaments solides, des granulations, et une matière couenneuse qui tient le tout aggloméré, mais non par une trame cellulaire analogue à celle des autres organes.

Reuss a fait figurer, Albinus avait déjà noté, et MM. Dubois et Biancini disent avoir injecté des artères, et probablement aussi des veines qui passent de la matrice au placenta, *et vice versâ*. J'ai cherché, mais envain, *ces vaisseaux utéro-placentaires*, sur un grand nombre de sujets, et l'état des parties m'a convaincu que s'ils existent quelques fois, ils doivent manquer plus souvent encore. Toutes les fois que j'ai pu examiner l'œuf dans la matrice, après le troisième mois, je puis assurer que sa surface, ainsi que celle de l'utérus, était lisse dans toute son étendue, et qu'aucun vaisseau ne servait à maintenir ces deux parties en rapport l'une avec l'autre. Sur le produit d'une jument, encore peu avancé, que je dois à l'obligeance de M. Leblanc, vétérinaire distingué de Paris, les vaisseaux, ramifiés dans l'épaisseur du chorion, formaient partout à sa surface une couche rougeâtre granulée, comme glanduleuse, mais nulle part ils n'offraient la moindre apparence de rupture, d'un reste de continuité avec la matrice. M. Breschet a fait voir en 1829, à la Société philomathique, et j'ai vu comme lui, que deux injections de couleurs différentes poussées, l'une par les vaisseaux de la mère, l'autre par ceux du fœtus, arrivent sans jamais se mêler dans les doubles cotylédons de la brebis, de la truie, etc., quelque fines qu'en soient les ramifications. Même alors on peut, par de simples tractions, séparer les deux moitiés de la masse placentaire, en n'entraînant, de chaque côté, que les vaisseaux correspondants. Les savants que je viens de citer auraient-ils été trompés par quelque anomalie, une disposition pathologique, ou par quelques fausses apparences ? Me serais-je trompé moi-même ? L'avenir et de nouveaux faits peuvent seuls résoudre cette question, que j'abandonne aux observateurs. Si M. Lée en juge par le sujet de sa planche III, ses assertions peuvent être exactes sans avoir une grande valeur, puisqu'il s'est évidemment trompé sur la délimitation de la caduque. Il en est de même de M. Radford, puisqu'il est tombé dans la même méprise. Toutefois il est bon de remarquer que M. Millard, invoqué par M. Lée, n'a vu aucune continuité entre le placenta et la matrice, et que ces auteurs eux-mêmes ne parlent que de filaments, que de petits vaisseaux.

§ 3. *Développement.* Tous les anatomistes ont parlé de la formation du placenta ; mais il n'y en a qu'un très petit nombre qui l'aient étudiée d'une manière suivie, même depuis que Hunter a mieux fait connaître la membrane caduque. On a dit que, l'ovule étant arrivé dans la matrice, il s'élevait sur sa face externe, des villosités ramifiées qui traversaient la couche anhiste, pour se mettre en contact avec l'organe gestateur, et que le placenta se formait ainsi ; que ces villosités, d'abord régulièrement éparses sur toute la périphérie de l'ovule, ne tardaient pas à se grouper, à se rassembler sur l'un de ses points, pendant que partout ailleurs il devenait de plus en plus lisse et transparent ; qu'on ne distinguait le placenta, qu'à partir de la fin du second mois ; qu'alors il couvrait les 2/3, ou au moins la moitié de l'œuf, et que sa largeur relative était d'autant moindre que la grossesse était plus avancée, etc. Voici ce qui me semble exister : après avoir glissé entre la surface interne de l'utérus et la caduque, après s'être fixée sur l'organe qui doit la renfermer jusqu'à l'accouchement, la vésicule villeuse reste en contact avec lui par une de ses moitiés, tandis que l'autre déprime la membrane anhiste. On conçoit ainsi un disque de l'ovule, qui n'est pas séparé des surfaces vivantes par une couche couenneuse, et c'est là que le placenta se développe. Ce n'est que par là qu'il est possible au germe de puiser dans la matrice les principes de son alimentation, semblable, sous ce rapport, au végétal renfermé dans un vase qui ne communique avec le sol que par une ouverture circonscrite.

On voit donc que le placenta naît, en quelque sorte, avec l'arrivée de l'ovule dans la matrice, et non pas simplement après les deux ou trois premiers mois de la gestation; que ses dimensions, relativement à celles de l'œuf, sont à peu près les mêmes depuis le commencement jusqu'à la fin de son développement; qu'il est inexact de dire par conséquent, qu'à deux mois il couvre plus de la moitié du chorion, tandis que plus tard il n'en couvre plus que le tiers, le quart, etc. Je suis autorisé à penser qu'il s'accroît dans les mêmes proportions que le point de la matrice avec lequel il est en contact immédiat; de manière que sa largeur, lors de la parturition, dépend des dimensions de l'utérus, ou de celles du point de l'ovule laissé à découvert par la caduque au moment de la gestation.

Il est bien connu que le placenta *s'attache* tantôt au fond, tantôt en avant, en arrière, ou sur les côtés, et quelquefois sur le col de la matrice; mais jusqu'à présent on n'a que très-rarement cherché la cause de ces anomalies. En disant qu'il se fixe sur le point le plus vasculeux de l'utérus, on émet une assertion vide de sens; car, en admettant que l'ovule soit d'abord entièrement caché dans le centre de la caduque, comme plusieurs auteurs l'ont prétendu et le prétendent encore, qui peut apprendre aux villosités que la matrice est mieux disposée dans tel sens que dans tel autre pour les recevoir? Puisque l'observation démontre que ces villosités recouvrent d'abord la vésicule en entier, au lieu de se développer sur un seul de ses points, pourquoi le placenta n'occuperait-il pas d'une manière plus ou moins égale toute la surface de l'œuf, au lieu de n'en recouvrir qu'un cinquième?

Si Osiander, Stein, et quelques autres, y avaient mûrement pensé, ils n'auraient sans doute pas avancé que l'insertion du placenta dépend de la pesanteur spécifique de l'ovule fécondé, et par conséquent, de la position prise par la femme immédiatement après la fécondation. En effet, deux remarques suffisent pour détruire ce système : 1° l'ovule vivifié n'abandonnant la trompe qu'au bout de huit jours environ, il est évident que la position de la femme est indifférente jusques là, dans la question actuelle. 2° Quel que soit le temps qu'on accorde à cet ovule pour se porter de l'ovaire à l'utérus, il est clair, en outre, qu'il trouve la femme plus souvent debout que dans toute autre position, et que si l'idée d'Osiander était exacte, l'insertion du placenta sur le col, au lieu d'être très rare, devrait être, au contraire, la plus commune de toutes.

Je crois avoir donné une explication beaucoup plus naturelle de ce phénomène, et j'ose la soumettre à l'examen des physiologistes. En entrant dans la matrice, l'ovule rencontre l'ampoule anhiste, et ne peut aller plus loin sans la décoller. Or, si l'adhérence de cette ampoule est la même dans toute son étendue, la vésicule suit sa direction primitive, glisse le long du fond de la matrice, qui, à l'aide de la caduque, semble prolonger le canal d'une des trompes jusqu'à celle du côté opposé, ou bien elle s'arrête en sortant du conduit séminal, et alors c'est à l'un des angles utérins que se fixe le placenta. Si l'adhérence est plus forte en haut qu'en bas, on conçoit que l'ovule puisse descendre plus ou moins près du col. Si c'est en avant, il se porte en arrière, et ainsi des autres points. Cette hypothèse est d'ailleurs confirmée par l'observation directe. Sur 54 femmes, mortes enceintes ou récemment accouchées à l'hôpital de perfectionnement, l'examen des parties m'a fait voir que vingt fois le centre du placenta devait correspondre à l'orifice, trois fois en avant, deux fois en arrière, trois fois au-dessous de l'une des trompes, et six fois seulement vers le fond de l'utérus. Si le point du chorion sur lequel s'insère le cordon, sort le dernier de la trompe, et reste en plein à l'angle de la matrice ou dans le cercle de la caduque, le placenta doit affecter la forme d'un disque plus ou moins régulièrement circulaire. S'il arrive le premier, au contraire, ou s'il se renverse de manière à correspondre de toutes parts à la caduque ovuline, ses vaisseaux ne se développeront pas; d'où la mort de l'œuf et une fausse couche, ou pour le moins une môle, une fausse grossesse. Si ce point est beaucoup plus rapproché de la circonférence de l'anneau réfléchi, les vaisseaux ombilicaux ne pouvant se développer que du côté où la matrice est en quelque sorte à nu, le placenta aura la forme d'une raquette ou quelque autre des nombreuses variétés de figures que les observateurs lui ont assignées.

§ 4. Le *mode d'union* du placenta avec la matrice, est un autre point qui a beaucoup occupé les physiologistes. Northwyck, Astruc, Haller, Mery, Baudeloque, ont cru que les gros canaux veineux de l'utérus se continuaient sans interruption avec ceux du placenta. Warthon, Réuss, et un grand nombre de modernes, pensent que le point de la matrice, en contact avec l'œuf dans le commencement de la gestation, devient fongueux, que ces fongosités, qui constituent le placenta utérin, s'entremêlent, s'unissent avec celles du chorion, et qu'il en résulte une adhérence intime, que la matrice doit déchirer pour l'expulsion du délivre.

Il paraît même que le professeur Dubois se fonde sur cette rupture, pour soutenir que la fièvre de lait est une véritable fièvre traumatique.

Selon Stein, les lobes du placenta *s'impriment* dans la matrice comme un cachet dans de la cire d'Espagne, et les ramifications de ses vaisseaux s'implantent dans les vaisseaux plus gros de l'utérus, presque comme les racines d'un arbuste s'implantent dans la terre. Asdrubali pense que le placenta tient à la matrice comme la chair d'une pêche tient à son noyau. Leroux avait soutenu que c'était à la manière d'une sangsue qui s'attache à la peau. D'autres ont dit que cette union est semblable à la greffe d'un arbre, qu'elle se fait par le moyen d'un tissu cellulaire accidentel, de vaisseaux particuliers, etc.

Ce que j'ai dit plus haut de la structure et de la face externe du placenta, prouve, il me semble, qu'aucune de ces hypothèses n'est rigoureusement exacte. Je répéterai avec Mme Boivin, que, chez plusieurs femmes mortes enceintes, la membrane qui couvre et unit les lobes du placenta, m'a paru être le seul lien qui existât entre ce corps et l'utérus. J'ai remarqué, de plus, que l'adhérence de l'œuf était la même partout, qu'on peut la détruire avec le manche du scalpel sans aucune difficulté, sans rompre autre chose que des tractus muqueux analogues à ceux qui existent entre l'amnios et le chorion, entre l'exudation croupale et la membrane qui l'a produite. L'erreur des auteurs tient à ce qu'on a rarement occasion d'observer l'œuf dans la matrice, et sur-tout à ce que, chez les femmes, mortes peu de jours après la couche, la surface interne de ce dernier organe reste boursoufflée et comme fongueuse dans la portion qui correspondait au placenta.

Deux circonstances anatomiques me paraissent devoir être rappelées à cette occasion. La membrane interne de l'utérus, très développée, mobile, facile à disséquer chez beaucoup de femmes enceintes, se ramollit très vite, et se dénature si fréquemment après la mort, après l'avortement et après l'accouchement, qu'elle a dû induire souvent en erreur. Si l'œuf n'est plus entier dans la matrice, si l'organe gestateur est déjà revenu un peu sur lui-même, on observe une apparence de déchirure telle, où le placenta était inséré, qu'il est difficile de ne pas admettre une adhérence intime entre ces deux corps dans l'état naturel. Lorsqu'on examine les parties en place, et que la grossesse en est au-delà du 5e mois, il est aisé de constater aussi que les sinus utérins se prolongent par des ouvertures larges et très obliques, jusqu'à la surface du placenta, ou même de l'œuf tout entier ; mais ces ouvertures, comme garnies de valvules ou voilées d'une toile fine, si ce n'est par la tunique muqueuse tout entière, ne correspondent à aucun orifice vasculaire, soit de la caduque, soit du gâteau placentaire. Il y a là de nouvelles recherches intéressantes à faire.

§ 5. *Usages.* Malgré l'importance accordée par quelques-uns à l'eau de l'amnios, tous les auteurs, excepté Lacourvée et un petit nombre d'autres, ont cependant avoué que le *placenta* joue le principal rôle dans la nutrition du fœtus, au moins pendant la dernière moitié de la grossesse.

Les uns, avec les anciens, ont cru qu'au moyen de canaux lymphatiques particuliers, le placenta prenait dans l'utérus un suc lacté, un véritable chyle, pour le modifier ou le transmettre aux organes du fœtus.

D'autres ont avancé que le placenta ne puise dans la matrice que de l'*oxygène*, qu'il remplit les fonctions d'un organe respiratoire, qu'il est le *poumon* physiologique du fœtus, et qu'à ce sujet, les artères utérines représentent en quelque sorte les bronches et la trachée. Prises au figuré, ces assertions ne sont pas entièrement dépourvues de fondement, ainsi que je le dirai plus bas; mais elles n'ont aucune valeur dès qu'on les prend à la lettre, comme l'ont fait une infinité de physiologistes.

Le plus grand nombre soutient que l'enfant se nourrit et se développe au moyen du sang que lui fournit sa mère. Autre sujet de dispute : est-ce du sang en nature, ou quelques-uns de ses principes? passe-t-il directement des vaisseaux de la femme dans le système circulatoire du fœtus? est-il simplement versé dans les sinus placentaires? faut-il ou ne faut-il pas qu'il subisse quelque travail préparatoire en arrivant dans le placenta?

Galien, Aristote, Vésale, Colombus, Maurocordatus, F. de Hilden, Haller et la plupart des accoucheurs, ont cru que le sang passait directement de la mère au fœtus. Les partisans de cette hypothèse, déjà combattus en détail par Diemerbroëck, s'appuient sur l'existence de vaisseaux qui vont de la matrice au placenta; sur ce qu'on a vu, comme M. Ribes, ce dernier corps continuer à vivre et à se développer après la sortie du fœtus; sur ce que, pendant la grossesse comme après l'accouchement, le décollement du placenta donne toujours naissance à l'hémorrhagie; sur ce que les pertes utérines font mourir le fœtus exsangue ; sur ce qu'on a vu le sang couler par le bout placentaire du cordon, au moment de l'accouchement, et constituer ainsi une hémorrhagie dangereuse ; sur ce que M. Magendie a retrouvé, chez les fœtus d'animaux, l'odeur du camphre et la couleur de la garance dont il avait nourri la mère; sur la présence de larges orifices observés à la surface interne de la matrice par divers auteurs; sur ce que le meilleur moyen de faire cesser les pertes, est de forcer l'utérus à se contracter, à revenir sur lui-même; et, sur-tout, sur ce que différentes matières injectées par les vaisseaux de la femme, ont été poussées jusques dans les organes de l'enfant.

Aucune de ces raisons n'est démonstrative. On a vu plus haut ce qu'il fallait penser des anastomoses vasculaires entre l'œuf et la matrice.

M. Radford, qui n'admet pas de placenta utérin ni de continuité entre les sinus veineux et le placenta, qui cherche à prouver cependant que des vaisseaux vont de la matrice à l'œuf, montre à quoi se réduisent ces prétendus vaisseaux. Ses planches 1 et 2, lettres C. C., et sa planche 3, fig. 3, prouvent que ce serait tout au plus des canaux de nouvelle formation.

Quel rôle peut-on attribuer, je le demande, aux trois ou quatre filaments tortueux qu'il a représentés dans ses deux figures. On voit d'ailleurs qu'il prend, dans la pl. 2, comme il l'avait fait pl. 3, fig. 1, la tunique interne de l'utérus pour la caduque externe, et il convient lui-même que l'injection du placenta ne s'épanche point dans le tissu de l'utérus, ni de l'utérus dans le placenta. Les six observations de M. Lée qui, de plus, a examiné les pièces du Muséum de Hunter, montrent mieux que toutes les injections possibles l'absence de circulation directe de la mère à l'enfant. Cet auteur affirme, en effet, que les sinus utérins s'arrêtent à la caduque interposée; que les canaux tortueux qu'il décrit, ne servent qu'à nourrir le feuillet placentaire de cette tunique, et que l'air, poussé par les vaisseaux ovariques, ne va point au-delà sans l'avoir déchirée, et qu'il la décolle plutôt que de s'épancher dans le parenchyme vasculaire de l'œuf. J'ai la conviction que tous ceux qui observeront ces objets en place, sans injection préalable, arriveront au même résultat. Mais c'est dans cet état seulement qu'il faut les prendre. Les injections ne sont propres qu'à tromper. Peu importe, au reste, que M. Lée se méprenne ici sur la caduque. Ses remarques n'en justifient pas moins les miennes de tous points.

Si le placenta reste quelquefois adhérent à l'utérus et continue de vivre, cela ne prouve aucunement qu'il y ait circulation sanguine directe de l'un à l'autre. Il est faux qu'en se décollant, le placenta produise toujours l'hémorrhagie. Quand même le fait serait exact, il ne militerait pas plus pour que contre l'idée des anastomoses immédiates; car le sang peut tout aussi bien couler alors par exhalation que par des vaisseaux déchirés. S'il est vrai que le cœur et les canaux vasculaires du fœtus soient vides de sang quand la femme meurt d'hémorrhagie, Wrisberg prouve qu'on a très souvent observé le contraire. D'ailleurs, de ce que l'enfant naît anémique, lorsqu'une perte utérine a duré plusieurs semaines, il n'en résulte pas que le sang se porte en nature au cordon. Si la femme est long-temps anémique, n'est-il pas tout simple que son fruit soit également faible. En outre, on semble avoir oublié que beaucoup d'hémorrhagies, de celles qui tiennent à l'insertion du placenta sur le col, peuvent venir des vaisseaux placentaires eux-mêmes, du fœtus par conséquent, autant que de la mère. Si le sang coule par la portion utérine du cordon qu'on vient de couper, ce n'est pas du tout parce que la circulation continue de se faire de la matrice au placenta, mais bien seulement par suite de la rétraction utérine, et des propres vaisseaux placentaires, et du cordon. C'est le délivre qui se dégorge des fluides qu'il contenait, et non point du sang nouveau qui arrive de la femme. La présence, dans les organes du fœtus, de principes médicamenteux ou alimentaires, pris par la mère, s'explique par les lois de l'imbibition, de l'absorption, tout aussi bien que par la continuation non interrompue du système vasculaire de l'œuf et de l'utérus.

Restent donc les injections anatomiques. Elles ont été vainement tentées par Ruysch, Haller; mais, comme mille faits négatifs ne détruisent pas un seul fait positif, les injections ont toujours été invoquées en faveur de l'hypothèse en question.

M. Dubois fit voir, dans le temps, à l'Académie de chirurgie une pièce qu'il avait préparée, et dans laquelle l'injection se portait dans le placenta, par ce qu'il a nommé *vaisseaux utéro-placentaires.* Chaussier est parvenu à y pousser du mercure. Béclard et M. Dugès ont réussi avec de la graisse colorée. M. Deneux a vu sur le cadavre d'une femme enceinte, préparé pour l'étude, les sinus utérins exactement remplis d'injection, et se continuer sans ligne de démarcation avec les sinus placentaires, qui étaient également pleins de la même matière. Récemment, M. D. Williams(1) a fait des expériences, desquelles il résulte que de l'huile de lin injectée par

(1) *Edimb. med. and. surg. Journ.* vol. 25, p. 87.

l'aorte ou les artères épigastriques, pénètre jusque dans les organes du fœtus. M. Biancini (1) qui a fait des essais sur une femme morte pendant le travail, sur une deuxième morte huit jours après la couche, sur une troisième morte d'hémorrhagie, et sur des chattes, des lapines et des cabiais, affirme être arrivé aux mêmes résultats avec de la colle et du mercure, qui, selon lui, valent mieux que l'huile. Outre les artères utéro-placentaires, le physiologiste italien décrit encore des veines correspondantes.

Mais il me semble qu'on s'est étrangement abusé sur la valeur de pareilles expériences. Comment n'a-t-on pas vu qu'elles n'étaient que très incomplétement applicables à la femme vivante? Depuis quand le passage de matières étrangères d'un canal dans l'autre, prouve-t-il incontestablement, que pendant la vie il en est de même pour les fluides naturels?

Quand on pousse une injection un peu fine sur le cadavre, dans les artères du bas-ventre, la matière s'épanche bientôt à la surface interne des intestins. Introduite par la veine porte, elle revient non-seulement par les veines et l'artère hépatiques, mais encore par les canaux excréteurs de la bile. Portée par l'artère rénale, elle passe bientôt dans la veine émulgente et aussi dans le bassinet et l'uretère. Cependant on n'en conclut pas que, pendant la vie, le sang transsude continuellement dans le canal alimentaire, ou qu'il passe des vaisseaux du foie dans les conduits hépatiques, ou des reins dans les canaux conducteurs de l'urine. L'huile, la colle, le mercure, employés par Chaussier, MM. Williams et Biancini, sont des matières trop pénétrantes pour ne pas aller partout où on voudra les conduire; mais que ce passage ait ou n'ait pas lieu, il ne suffira assurément jamais pour résoudre le problème dont il s'agit.

D'ailleurs, qu'est-il besoin d'injections là où l'œil voit tous les objets, là où les sens suffisent pour constater à la première inspection, non-seulement qu'il n'y a pas, mais encore qu'il ne peut pas y avoir de continuité vasculaire entre l'utérus et le placenta. La graisse, l'huile, l'alcool, l'eau, le mercure, l'air, ne sont propres ici qu'à induire en erreur, qu'à déranger l'état naturel des tissus. C'est en place et sans autre préparation, qu'il faut examiner les objets pour se convaincre aussitôt de leur indépendance.

Hunter et plusieurs physiologistes modernes, ont cru faire disparaître la difficulté en admettant que les sinus utérins versent le sang dans les sinus ou les cavités anfractueuses interlobaires du gâteau placentaire, où il doit être saisi par les mille bouches capillaires de la veine ombilicale. Quoique plus spécieuse et plus rationnelle, cette hypothèse n'est guère moins difficile à adopter. Sans rappeler, à cet égard, ce que j'ai dit ailleurs de ces prétendus sinus et de leur abouchement, je ferai remarquer, 1° que, dans les grossesses extrà-utérines, on ne peut pas admettre un pareil arrangement; 2° que, jusqu'à deux ou trois mois, le placenta n'étant formé que de filaments agglomérés, il ne peut pas y avoir de sinus entre ses lobules; 3° que le placenta, quoique greffé sur un polype fibreux ou sur un point endurci de l'utérus, a néanmoins fourni tous les matériaux nécessaires à la nutrition du fœtus; 4° que j'ai vu la surface utérine du délivre, dure, coriace et sans ouverture aucune dans presque toute son étendue, chez des femmes qui étaient accouchées d'enfants faibles, il est vrai, mais vivants; 5° que les gros canaux de la matrice qu'on fait aboucher avec le placenta, sont des veines, de l'aveu même des partisans de cette docrine; 6° que les veines utérines étant, comme les veines de toutes les autres parties du corps, des vaisseaux à circulation convergente et non divergente comme il le faudrait, c'est du sang veineux et non du sang artériel qu'on se plaît ainsi à faire arriver au placenta.

Si on persistait à vouloir que le fœtus reçoive du sang tout formé de la mère, il serait tout au plus possible de dire, comme on l'a fait effectivement, que ce fluide entre dans le placenta

(1) *Antologia di Firenze*, 1828; *ou*, *Arch. gén. de méd.* t. 17, p. 265.

par de simples porosités, par une sorte d'imbibition ; ce qui pourrait s'expliquer par une simple continuité de surface. A ceci je ne puis rien objecter, si ce n'est que le sang ne paraît devoir passer en nature d'aucune manière dans l'œuf. Il n'y passe très certainement pas, au moins dans les premiers temps, car le chevelu du chorion ne renferme des vaisseaux qu'assez tard, encore ces filaments ne sont-ils jamais creux jusqu'à leur extrémité. D'un autre côté, les expériences d'Autenrieth et les miennes démontrent que le sang du fœtus n'a point l'aspect de celui de la mère. Il est d'abord rosé ; puis il devient plus rouge, puis noirâtre, et ne présente pas de différence de couleur dans les veines et dans les artères. M. Tiedemann et d'autres ont reconnu qu'il renferme une proportion de sérum beaucoup plus considérable que chez l'adulte, qu'il est moins coagulable. Tout prouve enfin que sa composition chimique est fort éloignée de celle du sang de la femme. Quand même la chimie n'aurait pas constaté ces différences, serait-il permis de croire que ce fluide n'ait pas besoin, comme les aliments, d'être en rapport avec chaque âge de la vie, soit fœtale, soit extrà-utérine, et que le sang d'une femme adulte ne serait pas en quelque sorte un poison pour un être aussi frêle que l'embryon ou le fœtus ? S'il était utile d'insister sur ce point, j'ajouterais que, d'après les observations microscopiques de MM. Prévost et Dumas, les globules du sang sont tellement petits chez le fœtus, qu'il ne serait pas possible à ceux de l'adulte de traverser les mêmes canaux, les mêmes orifices, sans rompre l'équilibre de toutes les fonctions et produire aussitôt la mort.

Si donc le sang est versé dans les cavernes du placenta, ou pompé par les porosités de cet organe, il faut au moins qu'il y subisse une élaboration, une modification importante avant d'entrer dans la veine ombilicale. Mais quelle est la nature de cette modification ? Je l'ignore.

Au demeurant, la nutrition de l'œuf se fait aux dépens de différentes sources. Ce n'est d'abord qu'un végétal qui s'imbibe des humidités ambiantes. Le velouté de sa périphérie, véritable spongiole cellulaire, prend dans la trompe ou la matrice, des principes nutritifs pour entretenir le développement des vésicules embryonnaires ; après quoi l'embryon se nourrit à la manière du poulet encore renfermé dans sa coque, ou mieux, à la manière de la plantule, qui ne se déroule d'abord qu'aux dépens des principes renfermés dans ses cotylédons. Il épuise peu à peu la matière vitelline contenue dans la vésicule ombilicale. La substance émulsive du sac réticulé ou de la poche allantoïdienne est aussi graduellement absorbée. La fin du 2e mois arrive. Les vaisseaux du cordon se forment. Le placenta s'ébauche, et suffit bientôt pour entretenir l'évolution du fœtus. Par son contact avec l'organe gestateur, le gâteau spongieux prend dans la matrice des éléments réparateurs, les travaille, en forme un fluide plus ou moins analogue au sang, et c'est ce fluide qu'absorbent les racines de la veine ombilicale. En un mot, l'ovule, ou le placenta, puise dans l'utérus pour former les fluides du fœtus, comme le foie, le rein, la glande séminale, etc., puisent dans leurs propres vaisseaux de quoi former de la bile, de l'urine, de la liqueur prolifique, comme les arbres et les plantes puisent dans le sol les principes des nombreux composés qu'ils renferment. Je ne vois rien dans tous ces actes de bien difficile à comprendre. Du reste, les villosités du chorion, qui, pour me servir d'une expression de M. Seiler (1), ne sont d'abord que de véritables *suçoirs*, se maintenant de nature fongiforme à leur extrémité jusqu'à la fin, forment un instrument d'absorption pour tout le temps de la vie fœtale, et suffiraient à eux seuls pour renverser toutes les hypothèses basées sur la prétendue continuité vasculaire de la matrice avec le placenta.

(1) *Die gebärmutter und das ei des Menschen in den ersten*, etc. Tab. 11 et 12. Dresden, 1832.

# SECTION DEUXIÈME.

## *Du Fœtus.*

---

## CHAPITRE Ier.

### FORMATION DE L'EMBRYON.

#### Art. 1er. *Première Apparition.*

L'époque à laquelle l'ovule apparaît dans l'utérus est encore environnée d'épaisses ténèbres. C'est en vain que depuis vingt siècles, on cherche à pénétrer le mystère qui l'entoure. Au sixième jour, dit Hippocrate (1), la semence est transformée en une bulle transparente, dans laquelle il s'élève quelque chose de très délié, qui est probablement le nombril. Selon Haller (2), et la plupart de ses élèves, l'embryon n'est apercevable qu'après le quinzième ou le vingtième jour. Parmi les auteurs qui admettent, avec les anciens, que la fécondation s'opère dans l'utérus, les uns soutiennent que l'embryon se forme d'abord, et que les membranes se développent ensuite. Les autres, avec Maupertuis (3), et Buffon (4), prétendent que ce sont les membranes au contraire qui paraissent les premières ; mais aucun n'a pu déterminer le jour où l'embryon commence à pouvoir être aperçu. D'un autre côté, les ovaristes et les animalculistes, sont d'abord loin de s'accorder entre eux. Ensuite on ne voit pas que les preuves qu'ils invoquent à l'appui de leurs assertions, soient beaucoup plus satisfaisantes que celles des partisans de l'ancienne hypothèse. Enfin, l'opinion de Haller, qu'on avait généralement adoptée comme la plus probable, vient d'être fortement ébranlée par la publication d'un fait qui a paru de nature à dissiper toutes les incertitudes. Je veux parler de l'observation recueillie par MM. Home et Bauer de Londres.

Toutefois la sensation produite dans le monde savant par cette observation, me semble difficile à comprendre, et ne pouvoir s'expliquer que par le vif besoin de sortir du vague où on est encore sur un point aussi intéressant d'histoire naturelle. Une servante, âgée de 21 ans, sort le 7 janvier 1817, dans l'après midi, et rentre le soir mal à son aise. Le lendemain elle reste dans le même état. Les règles ne viennent pas, quoique l'époque en soit arrivée. Les jours suivants, cette fille paraît triste et souffrante. Le 13, elle est prise d'un accès d'épilepsie avec délire, et la mort a lieu le 15 sur les 10 heures. L'utérus qui *paraît imprégné*, fut mis dans l'alcool. L'ovaire droit offrait une petite déchirure remplie de sang coagulé. L'intérieur de la matrice était revêtu d'une exsudation plastique au milieu de laquelle on *finit* par distinguer un petit corps près du col. Ce corpuscule, de forme ovalaire, était si petit, que M. Bauer l'eût volontiers pris pour un œuf d'insecte. — D'abord, où est la preuve que cette domestique était enceinte ? En admettant qu'elle le fût, qui démontre qu'elle l'était devenue le jour de sa sortie? à sept jours, l'ovule n'est pas dans la matrice. Ce n'est pas au milieu de la matière coagulable et dans le col utérin qu'il se place. Le germe de la femme n'est pas hordéiforme,

(1) *De natura pueri*, t. 1, p. 135, Ed. Van Derlinden.
(2) *Élem. physiol.* t. 8.
(3) *Vénus physique*, 1re partie, chap. 17 et 18.
(4) *Histoire naturelle des anim.* etc., t. 22.

ni ovalaire: il est sphérique. A huit jours de fécondation, il ne peut pas ressembler à celui d'un insecte, ni avoir besoin d'un *excellent* microscope pour être reconnu. La suspension des règles et la maladie qui a causé la mort, expliquent suffisamment l'état des organes générateurs. Au total, y avait-il, n'y avait-il pas grossesse? Le corpuscule observé par Home, était-il, n'était-il pas un germe? On n'en sait rien, en supposant qu'on ne veuille pas se prononcer pour la négative. C'est donc un fait qui n'a et ne peut avoir aucune valeur scientifique.

Il y a lieu d'être étonné en conséquence, que des hommes tels que Béclard et M. Meckel, aient cru devoir modifier leur opinion d'après une pareille observation?

Les expériences de R. De Graaf et de Nuck, répétées par Duverney, Hayghton et Cruiksanck, ont dès long-temps démontré, si elles sont exactes, que le produit de la fécondation, chez les animaux, est une vésicule, et que cette vésicule met au moins quelques jours à se porter de l'ovaire dans la matrice. On ne sait pas, à la vérité, si le temps qui s'écoule entre la vivification du germe, et son arrivée dans l'utérus, est toujours le même chez le même animal, ou s'il y a quelque chose de fixe dans les différentes espèces. Seulement il paraîtrait que cette période est de trois jours pour les lapins, et d'après MM. Prévost et Dumas (1), qui ont fait, dans ces derniers temps, de nombreuses recherches à ce sujet, de 6 à 7 ou 8 jours pour la chienne. Est-ce trop se hasarder que de dire qu'il faut au moins le même temps pour l'espèce humaine.

Straton, selon Macrobe, pense que le fœtus ne commence à présenter la figure humaine, que vers le 35^e^ jour, et qu'il est alors de la grosseur d'une abeille. Aristote veut qu'à 40 jours, l'embryon soit de la grandeur d'une fourmi de la grande espèce; qu'on distingue ses membres et toutes ses parties, la verge même, si c'est un fœtus mâle. D'autres ont dit, avec moins d'exactitude, que l'embryon est vermiforme, oblong et renflé au milieu, du 15^e^ au 20 jour. Il en est de même de M. Meckel, quand il avance, « que la partie qui paraît la première, » correspond presqu'exclusivement au tronc; qu'on remarque seulement à sa partie supérieure » une petite saillie, séparée du reste par une entaille, et dont l'épaisseur n'égale pas, à beau- » coup près, celle de la portion moyenne du corps; que l'embryon est presque entièrement » droit, etc.» Ph. Béclard est tombé dans la même erreur. M. Adelon n'a pas rencontré plus juste, en admettant qu'à trois semaines, l'embryon n'offre pas encore de traces de la tête, et que le ventre apparaît sous la forme d'une saillie conique appuyée sur la membrane interne de l'œuf. Je ne sais pas non plus sur quel motif se fonde M^me^ Boivin, pour avance avec Chaussier (2), qu'à « dix jours, l'embryon n'est qu'un flocon grisâtre, semi- » transparent, qui se liquéfie promptement, et dont la forme ne peut être déterminée. » Il est sûr encore qu'en le comparant à une graine de laitue, à un grain d'orge, comme le fait Burton, ou bien à celle du marteau de l'oreille, comme Baudeloque, on ne devait avoir sous les yeux que des produits dénaturés.

Toutes ces assertions manquent par la base. Aucune ne résulte de l'observation rigoureuse des faits. Il faudrait d'abord qu'on eût déterminé l'âge précis des produits; ce qui est extrêmement difficile, ce qui n'a pas été fait. En second lieu, il aurait fallu s'assurer que l'embryon avait continué de se développer jusqu'à l'expulsion de l'œuf, qu'il n'était pas mort un certain nombre de jours auparavant; ce qui n'est guères moins difficile, ce qui n'a pas été fait davantage. Il n'est pas sûr ensuite que des corps distincts de l'embryon n'aient pas été décrits plusieurs fois à sa place. Enfin, on n'a point tenu compte des nombreuses altérations qui en

(1) *Annales des Sciences nat.* t. 3, pag. 113. | (2) *Tabl. synopt. de la générat.*, etc.

modifient la forme et font que sur vingt produits rendus par avortement au début de la grossesse, il peut n'y en avoir pas quatre qui offrent l'embryon à l'état parfait. Ce qui a été dit sur ce point relativement à la femme, doit véritablement être considéré comme non avenu, sans qu'il soit permis toutefois d'en faire un reproche aux observateurs.

J'ai pu examiner trois ovules humains qui n'avaient pas plus de douze jours. Leur volume égalait celui d'un gros pois. Ils offraient exactement la même forme tous trois. Il en a déjà été question en parlant des membranes. L'un ne différait d'une hydatide libre que par le velouté de son extérieur. Le second contenait déjà quelque chose d'analogue à l'embryon, quoiqu'on pût encore conserver des doutes sur ce point. Le troisième me semble être un des plus précieux qui aient été rencontrés. Il force d'admettre que l'embryon existe dans les ovules de dix jours, et peut-être avant. En voici l'histoire. Une sage-femme, qui avait suivi mes leçons, était au dernier jour de ses règles, lorsque son mari revint de Rouen, où il avait passé six semaines. Les approches conjugales n'eurent lieu que le lendemain, et le treizième jour, cette dame, déjà mère de six enfants, fit une fausse-couche. L'ovule qu'elle m'envoya sur-le-champ, pourrait, à la rigueur, avoir moins, mais ne peut pas, comme on voit, avoir plus de douze jours. C'est le seul fait, à ma connaissance, où l'âge puisse être aussi positivement apprécié. Or, l'embryon était ici très distinct, ainsi que les vésicules et toutes les membranes. Le cordon lui-même existait déjà, et la forme du petit corps embryonnaire ne permettait pas de s'y méprendre.

Une observation à rapprocher de la précédente est celle qu'on trouve dans la thèse de M. E. Weber (1). Une jeune femme meurt empoisonnée. Elle était, dit-on, enceinte de huit jours. Les objets, vus en place, permirent de distinguer entre la face interne de la matrice et la caduque, une vésicule arrondie, villeuse, contenant un embryon. Rien ne prouve, il est vrai, que la grossesse ne datât que de huit jours, ni que le corpuscule contenu dans l'ovule, fût un embryon parfait. L'auteur n'a pas assez insisté sur l'état anatomique des parties, pour qu'on puisse prendre à la lettre toute ses assertions sous ce double rapport; mais ce qu'il en dit, suffit pour démontrer que c'est bien un germe fécondé qu'il a observé, et que cet ovule différait à peine de ceux que j'ai fait figurer. On peut admettre en conséquence que telles sont ses dimensions et sa forme entre le huitième et le douzième jour de la conception. Il montre en même temps que le fait publié par Home n'avait aucun rapport avec la génération normale, et que ce dernier anatomiste a réellement pris un flocon de mucus pour un ovule fecondé.

### Art. 2. *Forme primitive de l'Embryon.*

Le germe vivifié n'ayant jamais été observé dans l'espèce humaine, avant le huitième ou le douzième jour, n'a permis d'établir aucune donnée exacte sur sa forme première. Tout ce qu'on a dit à ce sujet, n'étant fondé que sur des suppositions plus ou moins spécieuses, ou de simples analogies, ne mérite évidemment aucune confiance. Il faudrait ici des faits, non des hypothèses, et des faits rigoureusement établis. Or, la science n'en possède pas, ou n'en possède que d'incomplets. Nulle part ils n'ont été acceptés avec plus de légéreté, et nulle part cependant leur admission ne réclame un examen plus sévère. Pour ne pas m'exposer à ne repousser des suppositions que pour les remplacer par d'autres, je ne m'occuperai que de ce qui a pu être constaté par les sens, et ne prendrai l'embryon dans cet article, qu'à partir de l'époque où j'ai pu l'observer.

(1) *Medicinische chirurgische.* Zeitung, 1832.

A douze jours, l'œil en distingue avec tant de peine les diverses parties, et la moindre pression le déforme si facilement, qu'on ne peut pas, sans hésiter, en spécifier la figure. Le corpuscule observé par Home, n'était ni villeux ni arrondi. M. Bauer lui-même n'en parle que comme d'un embryon; mais l'embryon n'est pas à nu dans la matrice. C'est donc, sous tous les rapports, un fait à reléguer de la science. On ne dit pas quelle était la forme de celui qu'a examiné M. Weber. Dans l'ovule de douze jours dont j'ai parlé, le germe, contourné en demi-lune, ne m'a paru différer des embryons un peu plus avancés que par le moindre volume de son extrémité céphalique et par l'alongement moindre aussi de sa portion coccygienne. Du reste, je n'oserais pas affirmer que toutes ses parties aient été exactement saisies par l'artiste.

Avant la fin de la troisième semaine, il ressemble d'une manière frappante à l'embryon des serpents, longueur proportionnelle à part, et si on peut en juger d'après quelques-unes des pièces que j'ai fait figurer. C'est une tige courbée, formant un cercle presque complet. Dans cet état, il peut avoir deux à trois lignes de diamètre, tandis qu'il en offrirait au moins quatre à cinq, s'il était redressé. On peut le comparer à l'un des animalcules figurés par MM. Prévost et Dumas, aux animalcules du chien en particulier. De ses deux extrémités, l'une est généralement et irrégulièrement renflée et arrondie. L'autre, se terminant en forme de pointe, a fait croire à l'existence primitive d'une queue dans l'espèce humaine. Creuse, demi-transparente, cette tige paraît être remplie d'un liquide limpide, au milieu duquel on remarque, même à l'œil nu, un filet opaque, blanc où jaunâtre, qui représente le système cérébro-spinal.

Des observations recueillies en grand nombre sur des embryons fort jeunes, me paraissent prouver; 1° Que le rachis est la partie fondamentale du corps; 2° Qu'il paraît avant tous les autres organes; 3° Qu'il existe seul pendant assez long-temps; 4° Que sa forme ne diffère pas essentiellement de celle qu'il présente aux autres époques de la vie intrà-utérine; 5° Que, jusqu'à vingt et quelques jours, l'embryon n'est ni droit, ni renflé au milieu; 6° Que la tête et le cou forment au moins la moitié de sa longueur; 7° Que sa courbure est d'autant plus rapprochée de celle d'un cercle, qu'il est moins développé; 8° Que les apparences de sa circonférence externe diffèrent très peu de ce qu'elles seront par la suite, tandis que son contour antérieur, ou sa concavité, mérite la plus sérieuse attention, par les changemens qu'il éprouve.

C'est sur cette face concave, en effet, que vont apparaître successivement tous les organes: d'abord les diverses parties de la face, puis les membres, et, entre ceux-ci, les viscères thoraciques et abdominaux. Rien n'est admirable comme ce développement. On dirait une véritable végétation. La mâchoire inférieure, les membres, la masse qui doit remplir le ventre et la poitrine, croissent et proéminent en avant, à la manière des bourgeons qui sortent d'une branche d'arbre ou de l'aisselle d'une plante!

Le cercle rachidien se remplit ainsi peu à peu. Le front s'écarte du coccyx. Les portions thoracique et abdominale de la tige primitive sont alors forcées de se redresser. La tête reste toujours penchée sur la poitrine, mais de manière cependant que le menton finit par prendre la place qu'occupait le front. Le coccyx ne se rejette non plus en arrière que très tard: c'est le développement du bassin et des membres pelviens qui le repousse dans ce sens et par un mécanisme des plus simples.

En voyant les portions latérales et antérieure du corps ne se montrer qu'assez long-temps après la tige vertébrale, j'ai été plus d'une fois tenté de croire, avec MM. Tiedemann et Meckel,

Serres et Geoffroy-Saint-Hilaire, que l'évolution organique s'opère réellement des côtés vers la ligne médiane, ou de dire, avec M. Richerand, que l'embryon n'est d'abord qu'une gouttière, dont les bords, végétant de derrière en devant, ne doivent se réunir, comme par une espèce de suture, que sur la ligne médiane antérieure. Mais une observation attentive et souvent répétée m'a forcé d'abandonner cette hypothèse. La ligne médiane de la face et du cou ne m'a jamais présenté de vide. Je l'ai trouvée aussi complétement fermée au 12$^{e}$, au 20$^{e}$ jour qu'au 60$^{e}$. Je n'ai point vu non plus les organes thoraciques tout-à-fait à nu. Si la masse, aux dépens de laquelle ils semblent se développer, paraît n'être recouverte que d'une toile très fine pour ce qui doit appartenir au ventre, les parois de la poitrine n'en offrent pas moins leurs apparences naturelles, dès qu'on les distingue. Quand à dire, avec M. Pockels, que l'embryon est concave sur son plan postérieur jusqu'à la 3$^{e}$ semaine, il faudrait n'en avoir jamais rencontré de cet âge à l'état normal.

J'ai souvent observé des embryons très petits qui n'avaient pas la forme indiquée tout-à-l'heure. J'en ai vu qui avaient la tête fort peu apparente et le ventre très gros. D'autres ne formaient qu'une vésicule transparente, se terminant par un prolongement fort grêle. J'ai rencontré enfin toutes les figures indiquées par les auteurs, ainsi qu'on pourra le voir d'ailleurs en jetant un coup d'œil sur les planches. Mais il était facile de se convaincre qu'aucun de ces produits n'était à l'état complétement normal. Les plus grêles que Soëmmering, M. Lobstein, M. Maygrier, M. Pockels, M. Breschet, aient fait dessiner, sont dans le même cas. Il suffit de rappeler que celui que M. Richerand (1) compare à un grain de blé, avait un mois, et qu'il sortit seul de l'utérus, pour montrer qu'il ne peut pas non plus servir de type. Une des figures de Soëmmering, deux de M. Seiler, une de M. Breschet, sont, d'un autre côté, complétement d'accord avec les miennes sur la forme caractéristique de l'embryon dans le premier mois de la gestation. Puisque l'expérimentation n'a permis de déterminer jusqu'ici ni l'arrivée du germe dans l'utérus, ni la forme primitive de l'embryon, elle a dû, à plus forte raison, laisser dans le vague le mécanisme par lequel le nouvel être se place et s'isole dans l'intérieur des membranes. Aussi s'est-on livré à mille conjectures sur ce sujet. On peut voir, par l'extrait que j'ai donné de son livre, comment M. Burdach, qui, dans un autre ouvrage, faisait naître l'embryon par aggrégation chimique dans le centre de l'œuf, l'entend aujourd'hui. En soutenant d'abord (2), que le derme et l'épiderme se continuaient avec le chorion et l'amnios, que la vésicule ombilicale et l'allantoïde avaient leur siége en dehors de ces deux membranes au lieu d'être placées entre elles, je m'étais imaginé que l'embryon pénétrait dans la cavité de l'œuf par invagination, et que ses rapports avec l'amnios, en particulier, pouvaient être comparés à ceux des intestins, par exemple, avec le péritoine. Pénétrant ainsi graduellement de l'extérieur vers l'intérieur, entraînant avec lui les deux tuniques de l'ovule, de manière à ce que le cordon lui-même en reçoive une gaîne, il aurait les yeux, le nez, la bouche, les oreilles, etc., complétement voilés, dans le principe, et toutes ces ouvertures ne seraient véritablement évidentes qu'après la rupture ou la destruction du chorion et de l'amnios au niveau des points qu'elles doivent occuper. Mais, malgré les faits, en apparence assez concluants que je pourrais invoquer à l'appui de cette hypothèse, je ne la crois cependant pas fondée. Les observations à l'aide desquelles M. Pockels cherche à la fortifier, me paraissent d'ailleurs de trop peu de valeur pour mériter d'être sérieusement combattues. Je serai forcé d'y revenir, au surplus, à l'occasion de quelques planches, et je ne la rappelle ici que pour montrer combien je regrette d'être obligé d'y renoncer.

(1) *Bullet. de la Faculté*, t. 3, p. 455.

(2) *Archiv.* t. 6, p. 135, et 591.

# CHAPITRE II.

## DÉVELOPPEMENT SUCCESSIF DES DIVERSES PARTIES DE L'EMBRYON.

### Art. 1er *De la Tête et des organes des sens.*

§ 1er. *La Tête* forme, dans le commencement, une sorte de massue très alongée. Sa croissance se maintient ensuite en rapport avec celle du reste du rachis; mais l'apparition de l'abdomen et du thorax semble bientôt lui faire perdre une partie de son énorme volume. La face n'existant pas d'abord, non plus que la poitrine, il n'y a pas de cou primitivement. A cinq semaines, la face est très distincte du crâne, et la tête, bien isolée du torse, n'offre plus l'aspect d'un simple renflement pyriforme. La portion crânienne permet encore, le plus souvent, de reconnaître dans la vésicule qu'elle constitue, la disposition de l'encéphale. La portion faciale est déjà tout-à-fait opaque.

§ 2. *La Bouche* est le premier organe des sens qu'on aperçoive. Le plus jeune embryon que j'aie observé en était pourvu. Par conséquent elle existe au 12e, au 20e jour, et forme alors une ouverture extrêmement large, elliptique ou triangulaire. La mâchoire supérieure étant très saillante, pendant que l'inférieure est au contraire très courte, fait que, d'abord, la bouche de l'embryon humain ressemble singulièrement à celle de l'embryon de la couleuvre.

Les anatomistes n'ont jamais varié sur l'idée qu'ils se sont faite du mode de formation de la *lèvre inférieure*. Tous ont pensé qu'elle était primitivement composée de deux portions latérales finissant par se réunir sur la ligne médiane, comme les deux pièces osseuses qui la supportent. Mais il n'en est pas de même pour la *lèvre supérieure*. Tant qu'on a cru que la mâchoire ne renfermait que deux os, la lèvre correspondante a paru ne devoir être formée que de deux pièces. Depuis qu'on admet un os intermaxillaire, il est généralement convenu que cette lèvre se développe au contraire par trois portions, un tubercule médian et deux parties latérales, qui, en se réunissant, donnent naissance aux deux colonnes ou crêtes naso-labiales. C'est à l'aide de cette théorie, que les auteurs modernes expliquent la formation du bec-de-lièvre, simple ou double, qui, selon eux, ne doit jamais se rencontrer sur la ligne mitoyenne. Renchérissant encore sur ces divisions, déjà trop multipliées, on a soutenu récemment que la lèvre supérieure se développe par quatre points séparés. Je crois pouvoir affirmer que de pareilles idées n'ont pu naître que d'une observation peu attentive, ou trop rarement renouvelée. Dans le cours de la période que j'examine, la lèvre inférieure commence à pouvoir être distinguée. Le menton en fait proéminer la partie moyenne en avant; mais son bord libre, assez mince, n'est interrompu par aucune scissure, et représente un demi-cercle fort régulier. Plus longue que la précédente, celle d'en haut offre aussi une courbure plus profonde. Enfin, sur des embryons de six semaines, comme sur d'autres qui n'avaient que 15 et 20 jours, j'ai trouvé le bord des deux lèvres parfaitement formé et sans division aucune. Lorsque le contraire existait, et j'en ai eu de nombreux exemples, il était aisé de voir qu'une altération, soit pathologique, soit purement mécanique, en avait été la cause.

§ 3. *Nez.* Il est inexact de dire que l'organe de l'olfaction ne peut être reconnu que vers la 6e ou la 8e semaine. A trente jours il est souvent possible de reconnaître ses ouvertures antérieures, qui sont arrondies, se voient immédiatement au-dessus de la bouche, regardent directement en avant, et ressemblent à deux petites taches noirâtres. Seulement la saillie nasale proprement dite n'existe pas encore, non plus que la voûte naso-palatine. Il est vrai cependant que, sur divers embryons de 5 à 7 semaines, les ouvertures du nez ne m'ont pas paru bien évidentes, tandis qu'une éminence assez prononcée en occupait déjà la place.

§ 4. *Yeux.* L'organe de la vision paraît en même temps que la bouche, sinon plus tôt. Je l'ai reconnu sur des embryons dont la longueur ne dépassait pas quatre lignes. Jamais on ne le cherche en vain dans le cours de la quatrième semaine. Alors il est d'une simplicité surprenante, eu égard à ce qu'il doit être par la suite. Dépourvu de paupières, d'angles oculaires, d'appareil lacrymal, semblable à un disque circulaire, d'une demi-ligne de diamètre, et légèrement convexe, le bulbe visuel n'est séparé de la surface du corps que par une rainure superficielle très étroite, qu'on n'aperçoit même qu'en la cherchant avec la pointe d'une aiguille. Deux taches semblent le constituer en entier : l'une, d'un blanc jaunâtre, en forme le centre; l'autre, de couleur noire, offre l'aspect d'un cercle qui renfermerait la première, d'une part, et se continuerait, de l'autre, avec les téguments. La tache centrale est d'abord beaucoup plus large que le cercle noirâtre qui l'entoure; mais en général celle-ci m'a paru l'emporter sur l'autre vers la fin de la sixième semaine. Le tout représente indubitablement la sclérotique et la cornée transparente, qui, encore complétement opaque, semble ne différer de la nature des ongles que par sa couleur. On dirait vraiment une portion de peau et d'épiderme, qui se modifie en raison des besoins de l'organisme. Loin d'être dirigés en avant pendant cette période, les yeux sont, au contraire, fortement tournés de côté, comme dans la plupart des animaux quadrupèdes. Je n'ai pas besoin de dire qu'aucune saillie ne les sépare ni ne les entoure, puisque les arcades orbitaires et la racine du nez ne sont pas encore apparentes.

§ 5. *Oreilles.* L'oreille se manifeste aussi de très bonne heure. Elle est reconnaissable à 30 jours au plus tard, et ne subit pas de changements bien remarquables jusqu'à 6 ou 7 semaines. Elle se montre d'abord sous les apparences d'un simple orifice de follicule cutané, ou d'une dépression pyramidale peu profonde et très étroite. Quelques jours plus tard on la prendrait, au premier coup d'œil, pour une piqûre de sangsue, avec cette différence néanmoins, qu'au lieu de trois angles, elle en offre ordinairement quatre. Il n'existe aucune trace, aucun rudiment de pavillon. Son ouverture est à fleur de peau. Comme l'œil, l'organe de l'audition ne paraît être qu'une modification, qu'un point de la couche tégumentaire. De 5 à 6 semaines, les angles rentrants de cette dépression cruciale ou rhomboïdale commencent à dépasser le niveau de l'enveloppe cutanée. Le tragus paraît le premier, l'anti-tragus vient ensuite, puis le reste de la conque. Toutes ces parties naissent par une sorte de végétation excentrique, et restent quelque temps avant de s'incliner vers la tête ou de se contourner sur elles-mêmes.

### Art. 2. *Des Membres et de la partie inférieure du tronc.*

§ 1er. C'est inutilement que j'ai cherché à voir si les membres paraissent les uns avant les autres. Toutes les fois que j'ai pu distinguer les appendices du thorax, les extrémités pelviennes étaient également visibles. Leurs dimensions ne m'ont point offert non plus cette grande disproportion indiquée par les auteurs. Il n'y a d'abord qu'un très petit intervalle entre eux. Les premiers sortent de la partie antérieure des rubans latéraux de la tige rachidienne, à peu près à une égale distance du sommet de la tête et de la pointe du coccyx, en supposant l'embryon redressé. Les seconds se voient à une ligne environ au-dessus du coccyx, qui est recourbé de derrière en devant, et comme caché dans leur intervalle.

Tant qu'aucun organe du ventre et de la poitrine n'est développé, les membres sont moins rapprochés de la concavité que de la convexité du cercle rachidien; mais leur racine semble être d'autant plus reportée en arrière, qu'on s'éloigne davantage de la quatrième semaine.

C'est la main qui se montre la première sous la forme d'une sorte de palette dont le bord libre est mince et à peine divisé. Le pied n'en diffère pas sensiblement. Ces deux parties ont une face légèrement concave, tournée vers la ligne médiane. Plus ou moins inclinés l'un vers l'autre, leurs bords regardent principalement en devant.

De trente à quarante jours, l'avant-bras et la jambe sont déjà reconnaissables, et la pointe des doigts commence à s'isoler. A quarante-cinq ou cinquante jours, le coude et les bras se détachent de la poitrine, comme s'ils y avaient été collés auparavant à l'aide d'une membrane. Le talon et le genou s'isolent aussi d'une manière évidente. Toutefois la cuisse paraît très courte, ainsi que le bras, ce qui tient sans doute à ce qu'elle n'est encore que très incomplétement dégagée des côtés de l'abdomen. Tous les doigts sont fort distincts, et la couche gélatineuse qui en réunit la base, ne s'étend déjà plus qu'à leur extrémité unguéale. Le pied a cessé de ressembler à la main. Les orteils sont autrement disposés que les doigts. En un mot, ces deux organes présentent à peu près la forme qu'ils doivent avoir à l'époque de l'accouchement. On voit que l'un est destiné à la station, et que l'autre doit servir à la préhension des objets. Cette seule particularité aurait dû suffire pour mettre dans tout son jour l'absurdité des sophistes qui veulent que la marche primitive de l'homme ait été semblable à celle des quadrupèdes.

§ 2. *Coccyx et organes génitaux.* Par ce qui précède, on a déjà vu que pendant les trois premières semaines, le tronc se termine inférieurement par une extrémité vermiforme, et que cette sorte de queue, fortement recourbée en avant, se redresse insensiblement, à mesure que sa concavité se remplit. Je dois dire actuellement que ses bords ne tardent pas à se continuer avec la masse abdominale, ou bien à être cachés par la racine des membres pelviens. L'espace qui existe entre elle, l'insertion du cordon ombilical et les pieds, espace qui n'a guère qu'une ligne ou une ligne et demie d'étendue, jusqu'à cinq ou six semaines, reste assez long-temps sous la forme d'une excavation. La végétation des organes génito-urinaires le remplit peu à peu. Le développement ou l'alongement concentrique des parois abdominales et des bords du coccyx et du sacrum finissent enfin par le combler.

Vers quarante ou quarante-cinq jours, un point noir se distingue au-devant du coccyx, et marque la place de l'anus. Un peu plus près de l'ombilic, on voit un tubercule conique, creusé d'une gouttière sur sa partie inférieure, et qui forme le rudiment du clitoris ou du pénis, suivant le sexe. Une scissure, tantôt plus, tantôt moins large et profonde, se porte de l'une à l'autre de ces deux parties. Plusieurs fois cependant, l'espace qui les sépare, m'a paru lisse sur des embryons bien conformés; de façon que jusque-là rien n'indique, à l'extérieur, les différences sexuelles. On serait tenté d'admettre le sexe mâle chez tous les embryons. Il n'y a ni grandes lèvres ni scrotum, et le prolongement sous-pubien est le même chez tous les sujets.

§ 3. *Ombilic.* Il semble que le nombril n'existe pas à proprement parler, jusqu'à trente ou quarante jours. Le cordon vient tout simplement se perdre au-dessous de la masse viscérale de l'abdomen. Les parois du ventre ne tardent pas néanmoins à lui donner naissance, en se portant de haut en bas, et des côtés vers la partie antérieure, en convergeant enfin vers la tige omphalo-placentaire. Les éventrations, l'extro-version de vessie qu'on observe assez souvent à la naissance, dépendent, ou de ce que ce mouvement concentrique ne s'est pas terminé, ou bien, ce qui est plus commun, de ce que la paroi abdominale s'est rompue, est tombée en dissolution peu de temps après avoir été formée. J'ai recueilli trois exemples où ce mécanisme n'était pas douteux.

Art. 3. *Embryon considéré de la sixième à la dixième semaine.*

Après la sixième semaine ou le cinquantième jour, l'organisme de l'embryon se perfectionne très rapidement. Les *Yeux* deviennent plus convexes. Bientôt un cercle palpébral, très distinct les entoure, en s'inclinant sur leur circonférence. Les deux extrémités du diamètre vertical de ce cercle, en se rapprochant peu à peu, lui donnent promptement la forme d'une ellipse, et dès lors, les deux angles oculaires existent. A neuf ou dix semaines, au plus tard, les bords libres des paupières se touchent et sont tellement agglutinés, sur quelques sujets, que plusieurs observateurs ont cru qu'ils étaient soudés. Avant d'être en contact, ils étaient minces et comme tranchants. Maintenant leur épaisseur l'emporte sur celle de la paupière elle-même. Ces voiles recouvrent complétement le devant de l'œil, mais leur demi-transparence en laisse facilement apercevoir la couleur. La tache centrale, indiquée précédemment, jaunit et devient plus large. Il est aisé de se convaincre qu'elle constitue la cornée, et que sa face postérieure est en contact avec une substance de même couleur. Le cercle noirâtre s'est également agrandi. Reporté plus en arrière, on voit qu'il appartient à la sclérotique, et que sa teinte dépend de la couche qui le tapisse en dedans.

Le *Nez* sur-tout éprouve des changements remarquables. En s'élevant graduellement, la saillie qu'il forme au-dessus de la lèvre, force son ouverture antérieure à s'incliner insensiblement en bas. Son intérieur, qui fait partie de la cavité buccale jusqu'à la cinquième semaine, commence à s'en séparer dans le cours de la sixième.

La *Bouche* ne subit pas de métamorphose essentielle. Sa profondeur augmente, la langue s'élargit en s'amincissant. La mâchoire inférieure proéminant davantage, rend plus évidente l'échancrure cervicale antérieure. Les lèvres sont plus distinctes, mieux isolées, mais leur forme est la même.

L'*Oreille* externe, réduite aux apparences d'une morsure de sangsue chez un embryon de quatre à cinq semaines, acquiert promptement les caractères qui lui sont propres. Toutes les parties de son pavillon se déroulent. Après le tragus et l'anti-tragus, on voit paraître la rainure de l'hélix, avec lequel il se continue. Enfin, l'anthélix lui-même est déjà visible à soixante-dix jours. Quoique tous ces objets se forment en arrière du conduit auditif, l'oreille paraît néanmoins se porter en avant pendant cette période, et se rapprocher beaucoup des angles de la bouche et des yeux.

Les *Membres* arrivent très vite à la forme de leur état complet. A huit ou neuf semaines tous les doigts sont isolés, ou ne tiennent plus les uns aux autres que par une couche gélatineuse, transparente. On distingue leurs trois phalanges qui tendent déjà à s'infléchir sur la face palmaire de la main. La dernière offre sur sa face dorsale une tache ou plaque qui doit être considérée comme le rudiment de l'ongle. Des lignes opaques font connaître la place qu'occuperont les os du métacarpe. La longueur proportionnelle du bras et de la cuisse, relativement à l'avant-bras et à la jambe, n'a plus rien d'extraordinaire. L'ébauche de l'épaule et de la hanche ne peut plus être méconnue.

La *Pointe coccygienne* est plus complétement cachée par les membres pelviens, et moins proéminente que quinze jours plus tard. L'anus cesse de présenter l'aspect d'une tache noirâtre déprimée. A soixante jours, il forme une petite saillie conique, d'un jaune plus ou moins foncé, et non encore perforée. Le tubercule génital continue de s'alonger. Sa base s'entoure d'un bourrelet fort épais. On voit naître à quelque distance de son extrémité libre, une rainure circulaire qui correspond à la couronne du gland. La gouttière de sa face inférieure est entière ment fermée sur une foule d'embryons, tandis que chez d'autres elle se présente encore sous la forme d'une fente, jusqu'à une ligne du tubercule anal. Le développement du perinée, du bassin et de l'hypogastre, fait que le cordon ombilical qui, dans la première période, paraissait être inséré entre la racine des membres inférieurs près du coccyx, s'éloigne considérablement de ces parties, en se rapprochant du centre de la saillie abdominale. Le cercle de l'ombilic finit par s'unir d'une manière tellement intime avec la tige qui le traverse et sur laquelle il se prolonge même, qu'il n'existe plus aucune ligne de démarcation entre les téguments de l'un et la gaîne membraneuse de l'autre. Alors, comme jusqu'à la naissance, si le volume du ventre paraît énorme, il faut l'attribuer en partie à ce que les organes contenus dans le bassin, d'une part, et dans la poitrine, de l'autre, n'arrivent que très tard à leur développement parfait.

On voit par cet exposé, que la forme de l'embryon est parfaitement dessinée dès le trentième jour au plus tard; qu'on en distingue déjà sans peine toutes les parties visibles à l'extérieur, et que dans la suite il n'y a plus qu'à en observer le développement graduel. Du reste, je ne me suis livré à aucune discussion dans ce qui le concerne, et cela pour plusieurs raisons: 1° Parce que ceci n'est qu'une légère ébauche de ce que j'espère pouvoir faire un jour, avec les produits et les observations que j'ai rassemblés; 2° Parce que j'y serai nécessairement ramené en traitant de l'organogénésie; 3° Parce que l'examen des faits ne m'a pas encore suffisamment éclairé sur une foule de questions que je voudrais cependant agiter. Je suis loin, en conséquence, de regarder comme à l'abri de toute erreur et de contestation les assertions que renferme ce dernier chapitre.

N'étant en mesure de traiter avec tous les détails convenables que des membranes, des vésicules, du cordon et du placenta, je ne terminerai point sans rappeler une dernière fois le but que je me suis proposé en commençant ce travail. Après avoir consulté les annales de la science, j'ai vu que l'anatomie ou la physiologie comparée, avait presque seule été consultée sur ce point, et que les grandes questions relatives à l'évolution organique, dans l'espèce humaine, n'avaient guères été décidées que sur des preuves empruntées à l'analogie. Or, sans vouloir contredire en rien les principes déjà établis, j'ai cru qu'il importait de soumettre toutes ces questions à une contre-épreuve en descendant de l'homme aux autres êtres animés. Si, de cette façon, je suis arrivé à des conséquences quelquefois différentes de celles qui avaient été posées, si j'ai avancé des opinions paradoxales, l'avenir en fera justice; mais je n'ai rien dit qui ne m'ait paru en rapport avec la stricte observation. Nul doute que je ne me sois trompé souvent moi-même après avoir accusé les autres de s'être si fréquemment mépris; mais j'aurai du moins fait ressortir la cause commune de nos erreurs, au point peut-être de ramener un moment les esprits à un examen plus sévère des faits, à ne pas admettre si légèrement les résultats de tant d'observations dépourvues de toute critique. Au total, je ne récuse ni l'anatomie comparée, ni la théorie des analogues; je soutiens seulement que, pour être admises au rang des vérités démontrées, les inductions qui en découlent avaient besoin d'être sanctionnées par l'observation directe, et, qu'en pareil cas, la femme devait être prise à son tour comme point de départ, avant qu'il fût permis de conclure rigoureusement, comme une foule d'auteurs n'ont manifesté que trop de tendance à le faire jusqu'ici.

---

# EXPLICATION DES PLANCHES.

Les figures que j'ai extraites de différents Auteurs ayant pour but d'appuyer ce que j'en ai dit dans le texte, seront expliquées ici de manière à montrer en quoi elles se rapprochent ou s'éloignent de l'état normal. Je me permettrai, en outre, de faire ressortir une partie des méprises auxquelles elles ont donné lieu. Je serai forcé aussi de signaler quelques-unes des erreurs où s'est engagé M. Breschet en voulant expliquer ceux de mes dessins qu'il a publiés dans le tome 2 *des Mémoires de l'Académie de médecine*. On conçoit, du reste, que, de sa part, ces erreurs étaient presque inévitables, l'interprétation d'objets pareils ne pouvant réellement être donnée avec quelque exactitude que par celui qui a disséqué les pièces naturelles, qui en a dirigé la représentation et déterminé la valeur anatomique ou rédigé les observations. On verra que, parmi les dessins qui me sont propres, comme parmi ceux que j'emprunte à d'autres écrivains, il en est un grand nombre qui appartiennent à des produits altérés ou malades, et qu'il ne suffit pas d'avoir vu ou préparé un ou deux produits de grossesse pour avoir le droit d'établir des lois à ce sujet. A l'état normal comme à l'état pathologique j'ai fait tout ce qui a dépendu de moi pour que la nature fût rendue avec fidélité. M. Chazal y a mis, de son côté, un soin extrême. Si quelques objets ont été oubliés ou mal saisis, si quelques positions ont pu me tromper, ce ne doit être que dans un assez petit nombre de cas, pour les objets les plus fugaces et les plus difficiles à distinguer, ou dans les premières années de mes recherches. C'est d'ailleurs parce que j'ai appris à mes dépens combien il faut de précaution et d'habitude en semblable matière pour ne se faire jamais illusion, que j'ai cru pouvoir dire en quoi tant d'observateurs habiles s'en étaient laissé imposer. En supposant, au surplus, que mes interprétations soient fautives à leur tour, on pourra du moins prendre les faits tels qu'ils sont exprimés, et en tirer ensuite des conclusions plus exactes ou plus rigoureuses.

## PLANCHE Ire.

Figure 1. Ovule de 8 à 12 jours, de grandeur naturelle. Le velouté de la face externe du chorion est très reconnaissable et en occupe toute la périphérie.

Je n'ai remarqué à son intérieur ni amnios, ni embryon, d'une manière assez certaine pour pouvoir affirmer que ces objets existaient. Ses villosités seules le distinguaient d'une hydatide. Il me vient de madame La Chapelle.

Fig. 1'. Même ovule, grossi pour en mieux faire ressortir le velouté externe.

Fig. 2. Ovule du même volume que le précédent, âgé de 12 jours, et vu entier par sa face externe.

Fig. 2'. Le même, ouvert et de grandeur naturelle.

Fig. 2''. Le même, grossi.

— *a*, *a*, *a*. Villosités du chorion.

— *b*, *b*. Magma réticulé ou allantoïdien, placé entre le chorion *c*, *c*, *c*, et l'amnios *g*.

— *d*. Embryon, déjà très reconnaissable, bien qu'assez mal représenté ici et que l'artiste n'ait peut-être pas rendu toutes les particularités de sa surface externe.

— *e*. Vésicule ombilicale, entière, bien arrondie, enveloppée dans le corps réticulé, et lui adhérant par le point *i*; ce que je n'avais pas encore observé.

— *f*. Cordon ombilical, à peu près aussi long que l'embryon, recevant le pédicule du sac vitellin, et se trouvant en partie caché par l'amnios renversé. On voit, en outre, dans cet ovule, que le sac réticulé tient au chorion par un grand nombre de filaments blanchâtres. Le pourtour de ce nouveau corps est écarté de la membrane externe, parce que je l'en ai isolé en le râclant avec le dos d'une aiguille à cataracte.

Il adhère faiblement à l'amnios, et en eût été séparé aussi facilement que de la vésicule, qu'il enveloppait également en entier.

La pièce était expulsée depuis 48 heures, quand elle fut dessinée. C'est elle qui m'a été donnée par madame Pelletant, et dont l'âge est si précis.

Fig. 3. Extraite du mémoire de M. Breschet. (Pl. 4, fig. 1, n$^{os}$ 1, 2 et 3.)

— L'auteur dit que l'embryon *b* est enveloppé dans les lames de l'allantoïde *a*, *a*, *a*, et débarrassé du chorion.

Fig. 3'. La même. Ici l'amnios n'existait plus, et l'embryon *b* serait simplement appliqué sur le feuillet interne de l'allantoïde *a*, *a*, *a*.

Fig. 3''. Le même embryon, grossi et renfermé dans son amnios.

Ces 3 fig. sont à rejeter de la science; elles ne représentent ni le chorion, ni l'amnios, ni l'allantoïde à l'état normal. Il suffit de les comparer aux précédentes, qui concernent des ovules plus jeunes. Pour s'en convaincre, un simple coup d'œil sur l'embryon aurait dû en avertir M. Breschet.

Fig. 4. Tirée de M. Pockels.

C'est un des produits à l'aide desquels M. Pockels croit pouvoir démontrer :

1° Que jusqu'au quatorzième jour, l'œuf bien conformé est de la grosseur d'une noix muscade;

2° Qu'alors l'amnios ressemble à une vessie, du volume d'un pois ou d'un haricot.

3° Qu'au quatorzième jour, l'embryon se présente sous la forme d'un corps blanc, long de moins d'une ligne, aplati vers sa portion moyenne, plus épais à ses extrémités, un peu arrondi, d'une consistance gélatineuse.

4° Que, jusqu'au douzième jour, l'embryon est placé en dehors de l'amnios dans une dépression de la face externe de cette membrane.

5° Que, par la suite, l'embryon pénètre dans la cavité de l'amnios, ce qui arrive vers le seizième jour.

6° Qu'à cette dernière époque, l'embryon est fixé tout près de l'amnios et sans cordon ombilical. Qu'on peut en reconnaître la tête et les membres postérieurs. Que son dos est encore concave, etc., etc.

Je suis fâché d'être obligé de le dire; mais toutes ces assertions portent à faux. Les fig. 1, 5, 6 et 7 de cette planche le démontrent sans réplique.

Elles ont toutes été prises à l'œil nu, tandis que M. Pockels s'est servi du microscope, et toutes prouvent jusqu'à l'évidence le contraire de ce qu'il soutient.

Cet œuf était si éloigné de l'état normal, qu'on a peine à comprendre comment M. Pockels ne l'a pas remarqué, lui qui dit que sur soixante, on en trouve tout au plus quatre qui ne soient pas malades. Dans la figure 3, qui est de grandeur naturelle, le chorion *a*, *a*, *a*, annonce un produit beaucoup plus âgé que ne le croit l'auteur. L'embryon *e* de la fig. 4', qui est la même grossie, indiquerait au contraire qu'il est moins avancé. Sa partie concave, que M. Pockels appelle le dos, en est le plan antérieur, et sa comparaison avec les précédents, qui sont ou plus jeunes ou de la même époque, montrent aussitôt la série d'erreurs où son examen peut entraîner, en l'interprétant comme M. Pockels.

Au total, voici l'explication qui me paraît lui convenir.

— Fig. 4'. *a*, *a*, *a*, Petite plaque du chorion.

— *b*, *b*. Amnios, à peu près naturel.

— *c*. Vésicule ombilicale, un peu altérée.

— *d*. Corps pyriforme, que M. Pockels nomme *vésicule érythroïde*, et qui n'est probablement autre chose qu'un reste du corps réticulé, aggloméré sur un point, et régularisé, soit par l'aiguille de l'anatomiste, soit par le pinceau de l'artiste : ces deux vésicules sont placées entre l'amnios et le chorion.

— *e*. L'embryon, anormalement développé et certainement figuré autrement qu'il n'était dans la nature. En somme, le tout était encore moins naturel que dans les figures 3, 3', 3'', de M. Breschet.

FIG. 5. Ovule d'environ 3 semaines, entier et offrant le volume de la fig. 3.

— *a*, *a*, *a*. Chorion, garni de ses flocons et maintenu étalé par des épingles.

— *b*, *b*. Corps réticulé, disposé comme dans la fig. 2.

— *c*. Amnios, intact et renfermant l'embryon.

— *d*. Vésicule ombilicale, pyriforme, artificiellement séparée du corps réticulé.

— *e*. Pédicule du sac vitellin, allant se rendre au cordon.

— *f*. Cavité du chorion.

FIG. 5'. Le même.

— *a*, *a*, *a*. Le chorion, disposé comme dans l'autre.

— *b*. L'amnios ouvert, laissant voir l'embryon *c*, complètement à nu.

FIG. 5''. Le même, grossi.

— *a*. Tête de l'embryon. — *b*. Les yeux. — *c*. La bouche. — *d*. Le cou. — *e*. Membres thoraciques. — *f*. Membres abdominaux. — *g*. Extrémités coccygiennes. — *h*, *h*. Arc rachidien. — *i*. Masse hépatique. — *k*. Pédicule de la vésicule ombilicale allant s'aboucher avec l'intestin.

— *l*. Vésicule, grossie comme tout le reste : le cordon, en partie caché par la position de l'embryon, n'a pas été représenté.

La tige céphalo-rachidienne forme, comme on voit, la base de ce fœtus. Sa crête épineuse était déjà visible, et des points blanchâtres marquaient, sur les côtés, l'origine des masses apophysaires. Les yeux, le nez, la bouche, le cou, les bras, les jambes, ont aussi leur plan en avant. Il est facile en outre de pressentir que tous les viscères vont se développer dans ce sens. C'est cet œuf que m'a donné M. Henoque, et un de ceux sur lequel j'ai pu faire passer le liquide vitellin de la vésicule dans l'intestin.

FIG. 6. Ovule entier, d'environ un mois. Grandeur naturelle.

FIG. 6'. Le même, grossi.

— *a*, *a*, *a*, *a*. Velouté du chorion.

— *b*, *b*. Restes du corps réticulé, altéré.

— *c*. Amnios ouvert.

— *d*. Vésicule ombilicale dans l'épaisseur du corps réticulé, en dehors de l'amnios.

— *f*. Embryon déformé. — Le cordon ombilical, *g*. est cependant à l'état naturel. La tête *h*, est beaucoup trop petite, relativement au ventre *n*. La bouche *i*, paraît aussi avoir été déformée. — *k*, *l*, *m*, indiquent les membres, ainsi que le coccyx qui ne paraissent avoir éprouvé aucune altération. Quoique ayant été long-temps malade avant d'être expulsé, cet embryon n'en présente pas moins les mêmes objets que ceux dont le développement n'a subi aucune entrave. Seulement les proportions et la régularité n'y sont plus. Il m'a été procuré par M. Terreux.

FIG. 7. Ovule de vingt et quelques jours. Complet. De grandeur naturelle.

— *a*, *a*, *a*. Velouté du chorion.

— *b*, *b*. Cavité du chorion, qui renfermait quelques flocons du corps réticulé.

*c*. Amnios, enveloppant l'embryon.

*d*. Vésicule ombilicale, plaquée, comme l'amnios, d'un reste de corps réticulé.

FIG. 7'. Le même, avec l'amnios ouvert et débarrassé de la couche lanugineuse allantoïdienne qu'il renfermait d'abord.

FIG. 7''. Le même, grossi.

*a*, *a*, *a*. Villosités du chorion.

*b*, *b*. L'amnios, beaucoup plus étroit que le chorion, ainsi qu'on a dû le remarquer déjà pour la fig. précédente.

— *c*. Embryon, courbé en arc de cercle, avec une tige céphalo-rachidienne complète.

— *d*. La tête un peu déformée.

*e*. La bouche et la place des yeux, que l'altération, produite par l'alcool, n'a pas permis de bien distinguer.

*f*. Bras. *g*. Jambes. *h*. Tige coccygienne, trop alongée, parce que les tubercules pelviens, *g*, ont été placés plus haut qu'ils ne le sont réellement.

*i*. Foie. *k*. Vésicule ombilicale, avec un pédicule très court et que j'ai pu suivre jusque dans l'abdomen. Les vaisseaux vitellins se ramifiaient d'une manière très évidente dans l'épaisseur des parois de cette poche.

*l*. Union de son pédicule avec le cordon *m*. *n*. Entrée de ce pédicule dans le ventre.

Cet ovule ne m'a été donné par madame Lebrun, qu'après avoir été conservé quelques jours dans de l'esprit-de-vin.

## PLANCHE II.

Figure 1. Ovule d'environ vingt jours, de grandeur naturelle.

— *a*, *a*, *a*. Contour du chorion ouvert garni de son velouté.

— *b*. Tête de l'embryon fortement recourbée en avant.

— *c*. Bouche, déjà très évidente.

— *d*. Tubercules thoraciques.

— *e*. Tubercule abdominal.

— *f*. Pointe coccygienne.

— *g*. Renflement du cordon.

— *h*. Cordon ombilical, arrivant sur la concavité rachidienne et offrant, en tout, une longueur de deux à trois lignes.

Fig. 1'. Le même, avec le cordon disséqué.

Fig. 1'' Le même, grossi, pour mieux faire ressortir les objets.

— *a*, *a*. Contour du chorion.

*b*, *c*, *d*, *f*. Même partie que dans la fig. 1.

*g*. Montre à nu un grumeau de matière vitelline qui était contenue dans le renflement du cordon.

*h*. Résidu d'un autre petit renflement qui se trouvait à l'anneau de l'ombilic.

— *i*, *i*. Veine ombilicale.

— *l*, *l*, Artères ombilicales.

— *m*, *m*. Vaisseaux omphalo-mésentériques.

— *k*. Ouraque, allant se perdre vers le chorion.

— *n*. Masse abdominale, où viennent se rendre, ou d'où partent ces diverses parties.

Lorsque je fis dessiner cet ovule en 1825, j'étais encore peu familier avec de pareilles dissections. Aussi ai-je omis de faire représenter l'amnios et laissé l'artiste prendre la mâchoire inférieure pour le membre thoracique. Quoique je n'y aie point observé de vésicule ombilicale, je n'oserais pas affirmer cependant qu'elle manquât absolument, parce que le renflement du cordon a pu en éloigner mon attention.

M. Breschet, qui l'a figuré depuis dans sa planche 4, fig. 2, n$^{os}$. 2, 3, 4 et 5, en donne d'ailleurs une explication tout-à-fait erronée. Il prend les renflements du cordon et de l'abdomen pour l'amnios, et n'a pas vu que cette dernière membrane était détruite.

Fig. 2. Tirée de M. Pockels (*Isis*, 1825. *Heft.* 12, *Taf.* 12, fig. 5 et 7.) *a*, *a*, *a*, est le chorion qu'on a voulu représenter, et qui se prête aux mêmes critiques que dans la fig. 4 de la pl. 1$^{re}$.

Fig. 2. Même pièce, grossie, et dont je n'ai conservé qu'une partie du chorion.

*b*, *b*, *b*. L'amnios, trop dur, trop raide, pour être naturel.

*c*, *d*, *e*, *f*. Vésicule érythroïde, vésicule ombilicale, embryon et principe du cordon, placés en dehors de l'amnios.

Comparez avec la fig. 1'', avec ce que j'en ai dit dans l'autre planche, et voyez si M. Pockels n'a pas pris une anomalie pour la règle, en supposant que le peintre ou les instruments d'optique ne l'aient pas trompé.

Fig. 3. Œuf d'environ un mois, de grandeur naturelle. Quand on me l'apporta il était ouvert, et je ne pus y retrouver que quelques lambeaux de l'amnios, qui n'ont point été représentés.

*a*, *a*. Portion de la caduque réfléchie, renversée.

*b*, *b*, *b*, *b*. Le chorion et sa cavité dépourvus d'amnios, de vésicule ombilicale, et d'allantoïde.

*c*, *c*. Bouquet floconneux du chorion, principe du placenta

*d*. Tête de l'embryon.

— *e*. Tache orbiculaire, qui marque la place de l'œil.

— *f*. Fente buccale, vue de côté.

— *g*. Membre thoracique.

— *h*. Membre abdominal.

— *i*. Pointe coccygienne, recourbée entre les deux membres pelviens.

— *k*. Cordon ombilical, déjà long de six lignes, et garni de 3 bosselures.

Cet embryon semble parfaitement sain. Tout s'y trouve à l'état normal : tête, bouche, yeux, mandibule, échancrure cervicale, membres, coccyx, thorax, abdomen et cordon, rien n'y manque. Sous ce rapport il sera nécessaire de ne point le perdre de vue, lorsque je donnerai l'explication des figures empruntées à Sandifort et à quelques autres.

Fig. 3'. Tête de l'embryon précédent, dont les angles labiaux ont été relevés avec la pointe de l'aiguille pour montrer comment on a pu croire que le bec-de-lièvre, simple ou double, n'était qu'un état primitif anormalement conservé.

M. Breschet ayant cru que cet œuf était complétement dépouillé de la caduque, et qu'il avait un amnios, en donne une explication nécessairement inexacte dans sa pl. 4, fig. 4, nos 1, 2 et 3.

Fig. 4. OEuf de cinq à six semaines, débarrassé de la caduque.

*a*, *a*, *a*. Contour du chorion étalé.

*b*, *b*. Villosités placentaires.

*c*, *c*, *c*. Amnios, commençant à s'altérer et à se dissoudre.

*d*. Tête de l'embryon.

*e*, *e*. Bosses frontales.

— *f*. Racine du nez, ou intervalle qui sépare les deux yeux.

— *g*. Oreille droite.

— *h*. Bras et membres thoraciques complets.

— *j*. Cuisses et membres pelviens complets.

— *i*. Saillie thoraco-abdominale.

— *k*. Organes sexuels.

*l*, *l*. Cordon, déjà tourné en spirale.

— *m*. Renflement, contenant encore le paquet intestinal.

A part le cordon, on peut regarder, je crois, cet embryon et ses dépendances comme naturels. Si je n'y ai point trouvé la vésicule ombilicale, c'est que je l'ai mal cherchée. L'amnios ne commençait à s'altérer que parce qu'on l'avait conservé 8 jours sans l'ouvrir.

Fig. 8. OEuf malade, d'environ un mois, conservé depuis long-temps dans l'alcool. Il présente pour toute membrane le chorion doublé par la caduque *a*, *a*, *a*.

— *b*. Portion saine de la cavité du chorion. Les bosselures qu'on voit en *k*, *j*, *j*, et sur une foule d'autres points, sont d'anciennes masses fibrineuses dégénérées, qui ont été primitivement déposées entre la caduque et le chorion.

— *c*. La tête.

— *d*. L'œil droit.

— *e*. La bouche.

— *f*, *g*. Les membres.

— *h*, L'abdomen.

— *i*, *i*, *i*. Renflement du cordon.

C'est l'œuf que me prêta M. Baudeloque en 1823. Aujourd'hui même, 14 mai 1833, M. le docteur Guindet est venu m'en apporter un absolument semblable, et pour l'âge apparent, et pour l'état morbide, et pour le rapport des membranes ; le cordon seul est un peu différent.

Fig. 5. Tirée de Sandiford (lib. 3, tab. 8, f. 4.)

L'interprétation de cet œuf est fort difficile à donner.

La couche floconneuse *a*, *a*, *a*, *a*, me paraît appartenir au chorion, et Sandiford l'appelle caduque utérine. Pour cet auteur, les feuillets *b*, *c*, *d*, sont la caduque réfléchie, le chorion et l'amnios ; ce qui est incompatible avec ce qu'on voit à l'extérieur. Les bosselures qu'il offre à l'intérieur le rapprochent beaucoup du précédent, et me portent à croire qu'il n'avait point d'amnios, que ses quatre lamelles sont en grande partie artificielles, et que les caduques n'existaient qu'à son sommet au lieu de lui fournir deux couches.

*f.* Ventre, trop gros relativement à la tête *e*, ainsi qu'aux membres *g*, *h*.

*i.* Renflement du cordon, malade.

*k.* Vésicule, que Sandiford nomme *processus infundibuliforme* de l'amnios, et qui est tout simplement une des bosselures dégénérées du cordon.

Fig. 6. Œuf moitié moins avancé que celui de la fig. 5, et que j'ai tiré aussi de Sandiford (tab. 6, fig. 3, lib. 2), pour montrer les erreurs où peuvent entraîner les produits altérés qu'on observe.

Ici, par exemple, le chorion est la seule membrane qui reste, ainsi qu'on le voit en *a*, *a*, *a*, et c'est tout-à-fait à tort que Sandiford lui accorde un amnios. Le prolongement conoïde *c*, *d*, et le filament *b*, qu'on voit à côté, sont des restes du cordon, et peut-être du conduit vitellin, dégénéré par suite de la destruction de l'embryon, au lieu d'une simple vésicule pleine d'*humeur*, comme le croit l'auteur.

Fig. 7. Tirée d'Albinus (tab. 5, f. 5.) Parce qu'elle appartient encore à un produit malade.

*a*, *a*. Portion de la caduque réfléchie.

*b*, *b*. Placenta ou velouté du chorion.

*c*. Chorion, qu'Albinus a pris pour l'amnios. *d*, *e*, *f*, *g* ; tête, membres et abdomen de l'embryon.

*h*, *i*. Renflements du cordon, qu'avant Sandiford, l'auteur avait aussi appelé *processus infundibuliforme* de l'amnios.

*k*, *k*. Intérieur du chorion, couvert de bosselures comme dans les fig. 5 et 8.

On voit à quelle confusion l'étude de pareils produits conduirait si on les prenait pour type.

## PLANCHE III.

Fig. 1re Tirée d'E. Home (*Philos. trans.* 1817, pl. 8, p. 260.)

*a*, *a*, *a*. Coupe de la matrice, qui met à nu la cavité de cet organe.

*b*. Intérieur du col, très inexactement représenté.

*c*, *c*, *d*. Lèvres du museau de tanche.

*e*. Corpuscule blanchâtre, trouvé dans l'angle inférieur de la cavité utérine.

Fig. 1' *a*. (Pl. 11 ; f. 1 du même auteur.) Le corpuscule précédent, isolé, et de grandeur naturelle.

Fig. 1''. *a*, Le même, considérablement grossi.

Voilà pourtant ce que Home et M. Bauer ont décrit comme un ovule de huit jours ! Comment l'existence d'un corps aussi insignifiant a-t-elle pu modifier, en quoi que ce soit, l'opinion des physiologistes ! Quelle peut être, je le demande, la valeur d'un pareil fait en embryologie !....

Fig. 2. Tirée de M. Lobstein. L'embryon *a*, que M. Lobstein regarde comme parfait, n'a rien, absolument rien de naturel. Au lieu de cinquante jours il ne devrait en avoir que huit à douze. La poche *b*, est une hydatide du cordon, ou quelque sac anormal ; mais on ne peut pas dire que ce soit une vésicule ombilicale naturelle. Les plis *c*, sont des lambeaux de l'amnios, complètement détruits d'ailleurs, et non des vaisseaux. *d*, *d*, *e*, *e*, chorion seul, et non pas chorion et amnios. *f*, *f*, et *g*, *g*, représentent en effet le velouté de l'ovule et quelques restes de la caduque réfléchie. Ce sont les seuls objets sur lesquels l'auteur ne s'est pas mépris.

Fig. 3. Tirée de Wrisberg *(Descript. anat. Embryonis, etc.* Goettingen, 1764, fig. 2 et 3.)

*b, b, b.* Villosités du chorion.

*c.* Vésicule ombilicale trop éloignée pour avoir un filament *d, e,* si gros et si régulier.

*f.* Ce que Wrisberg nomme prolongement conique herniaire de l'abdomen *a.*

*g, h.* La tête. *i, i.* Membre supérieur. *k* Membre inférieur.

Fig. 4. Tirée aussi de Wrisberg (fig. 3.) Probablement le même œuf disséqué.

*a, a, b, b.* Cavité et velouté du chorion.

*c.* Vésicule ombilicale, en partie cachée par l'amnios *d.*

*e.* Prétendue biffurcation du cordon vitellin.

*f, g, h, i, j, k, l, m, n, o, p.* Divers viscères contenus dans le ventre ou la poitrine, et la tête du fœtus.

A part quelques erreurs relatives à l'amnios, à la vésicule, ou à son filament, aux intestins et aux parties constituantes du cordon, ces produits rendent assez bien la nature.

Fig. 5. Tirée de M. Pockels (*Taf.* 13, fig. 2).

*a, a, a.* Une caduque naturelle n'offre jamais cet aspect.

*b, b.* Le chorion ne doit pas être non plus dans cet état.

*c, c.* L'amnios mérite la même remarque.

*d, e, f.* L'embryon, qui devrait avoir plus de 15 jours, et les vésicules, ne seraient réduits ni à ce volume, ni à cette forme, s'il s'agissait d'un ovule naturel ou non altéré.

Fig. 6. Tirée de M. Pochels (*Taf.* 13, fig. 4). Considérablement grossie.

Le chorion *a, a, a, a,* comparé à l'amnios *b, b,* est trop large. Les vésicules *c, d,* et l'embryon *e, e,* ne se présentent point ainsi à l'époque qu'indique M. Pockels.

Au total, les figures de cet observateur, sont les plus inexactes qui aient encore été publiées, au point qu'on les croirait toutes d'imagination.

## PLANCHE IV.

Fig. 1. Ovule séparé de la caduque, de volume naturel, d'environ vingt jours. Son velouté en couvre encore toute la surface et présente déjà de nombreuses granulations.

Fig. 2. Le même, un peu grossi, avec le chorion ouvert.

*a, a.* Villosités du chorion.

*b, b, b.* Cavité du chorion.

*c.* Amnios, formant une très petite vessie comme plaquée à la face interne du chorion.

*d.* Embryon, vu au travers de l'amnios.

Fig. 2'. Le même, grossi davantage.

*e.* Tête de l'embryon, incomplétement développée.

*g, f.* Partie de l'embryon, mal déterminée.

Le peu de volume de l'amnios, et sa position, les dimensions proportionnelles des diverses parties de l'embryon prouvent que cet ovule n'était pas à l'état normal. On l'avait conservé long-temps dans l'alcool sans l'ouvrir. Ses deux membranes étaient dures et coriaces. Le liquide interposé était roussâtre et comme sali par de la sciure de bois. Je n'y retrouvai plus ni vésicule ombilicale, ni corps réticulé.

Fig. 3. Ovule de dix-huit jours environ, de grandeur naturelle, entier, garni de son velouté, comme celui de la fig. 1.

Fig. 4. Le même, ouvert et légèrement incliné.

— *a.* Villosités du chorion.

— *b, b.* Face interne du chorion.

— *c, c.* Amnios, qui était en partie détruit.

— *d.* Embryon, réduit à sa tige céphalo-rachidienne, et ressemblant un peu à une fourmi. On distingue encore la mandibule, et les tubercules pelviens. Cette forme tient à ce que toutes les autres parties ont été dissoutes par le liquide où il baignait, à moins qu'il n'eût été détruit par maladie. Il importe en conséquence de ne pas le prendre pour un embryon normal.

Fig. 4'. Le même, grossi, avec son cercle dorsal *d*, et ses restes de membres abdominaux *f*, qui cachent le cordon placé au-dessous.

Fig 5. Tirée de M. Maygrier (Pl. 17. fig. 5). Cet œuf doit avoir de quinze à vingt jours.

— *a*, *a*, *a*, *a*. Le chorion avec son velouté.

— *b*, *b*. L'amnios, beaucoup plus grand qu'il ne devrait l'être à cette époque.

— *c*. Rachis de l'embryon.

— *d*. La tête.

— *e*. L'œil.

— *f*. Membres supérieurs.

— *g*. Membres inférieurs.

— *h*. Coccyx.

— *i*. Cordon avec deux renflements.

Sans les dimensions extrêmes de l'amnios et l'absence des vésicules, cet ovule pourrait être considéré comme à l'état normal.

Fig. 6. Tirée de M. Maygrier. (Pl. 17, fig. 4.)

— *a*. Embryon d'environ cinq semaines, régulièrement développé et complétement séparé de ses enveloppes.

— *b*, *b*. Renflement du cordon, dont M. Maygrier ne dit rien, quoiqu'ils existent aussi dans la figure précédente

Les fig. 7, 8, 9 et 10, tirées de M. Pockels (Taf. 11, fig. 2, 4; Taf. 13, fig. 3, et Taf. 12, fig. 6) sont toutes destinées à montrer comment l'embryon *e*, s'enfonce comme par invagination dans l'amnios *b*, *b*, en entraînant après lui les vésicules *e*, *d*. J'ai cru devoir les reproduire ici, par la raison qu'un coup d'œil jeté en même temps sur les miennes permettra de les apprécier sur-le-champ à leur juste valeur. Je suis fâché d'être obligé de le dire, le mémoire de Home et celui de M. Pockels, sont ce qui a été publié de plus malheureux et de plus nuisible en embryologie depuis un demi-siècle.

## PLANCHE V.

Fig. 1. Ovule de vingt et quelques jours, entier, extrait de la caduque, de grandeur naturelle. La portion qui paraît dépourvue de velouté est celle qui était enfoncée le plus profondément dans la *decidua reflexa*. Une grande partie de celle qui est couverte de villosités et de granulations était au contraire en dehors de cette membrane. C'est beaucoup plus qu'il n'y en a ordinairement à cette époque. Aussi l'intérieur de l'ovule s'est-il présenté dans un état pathologique.

Fig. 2. Le même, avec le chorion *a*, *a*, *a*, *a*, ouvert.

— *b*, *b*, Vésicule amniotique entière, un peu plus petite et plus rapprochée du chorion que l'âge du produit ne le comporte.

*c*. Corps de l'embryon, qui est resté aux dimensions propres au 12^e^ jour.

*b*. Extrémité céphalique.

*e*. Extrémité coccygienne.

*f*. Cordon ombilical.

Les vésicules manquent, ou parce qu'elles avaient été dissoutes dans la cavité du chorion que je trouvai plein d'un liquide dénaturé, ou parce qu'elles avaient disparu avant la mort de l'embryon, sous l'influence d'un état morbide.

Quant à l'embryon lui-même, je présume qu'il a cessé de vivre et de se développer, du 10^e^ au 12^e^ jour; tandis que le chorion a continué de croître jusqu'à la fausse couche.

Fig. 3. Ovule d'une grossesse un peu moins avancée que dans le cas précédent. Il n'est pas non plus dans l'état normal. L'amnios et les vésicules étaient entièrement dissous dans son intérieur.

FIG. 3'. Le même, grossi pour permettre de mieux en distinguer les diverses parties.

*a, a, a.* Lambeaux de la caduque réfléchie, conservés sur le chorion *b, b, b.*

*c.* Extrémité céphalique de l'embryon, dénaturé, vue à travers le renflement hydatique *d*, qui semble être formé par l'épiderme distendu, et qui contenait un liquide séreux.

— *e.* Corps de l'embryon, comme étranglé.

— *f.* Portion pelvienne, dans laquelle les tubercules des membres et la pointe du coccyx sont confondus.

— *g.* Cordon ombilical, déjà distinct.

Ici l'ovule annonce une grossesse de vingt jours au moins, et l'embryon une existence de 8 à 10 seulement.

FIG. 4. Ovule de 4 à 5 semaines; grandeur naturelle.

*a, a.* Chorion, garni de son velouté, et débarrassé de la caduque.

*b, b.* Amnios, plus large que de coutume, et fendu vers la racine du cordon, pour laisser voir la vésicule ombilicale.

*c.* Embryon, entier et ayant toutes les apparences de l'état normal.

*d.* La tête, offrant déjà les yeux *e*, les oreilles *f*, la bouche *h*, et de plus une fente *g*, qui semble avoir divisé la lèvre jusqu'au nez, bien qu'elle soit simplement le résultat de tractions artificielles.

*l.* Abdomen, très saillant et complétement fermé.

*i, k.* Membres thoraciques et abdominaux, les doigts étant déjà visibles.

*m.* Vésicule ombilicale, vide, aplatie, jaunâtre, libre entre le chorion et l'amnios.

— *n.* Conduit de la vésicule, libre jusqu'au cordon *o.*

— *p.* Renflement du cordon, dans lequel on distingue une partie des intestins, au travers des membranes.

FIG. 5. Ovule, ayant quelques jours de moins que celui de la fig. 4.

*a, a.* Chorion, dont on avait enlevé une partie avant de me l'apporter.

*b, b, b.* Amnios.

*c.* Embryon, également très complet.

*d.* La tête, avec l'œil *e*, l'oreille *f*, et la fente naso-labiale *g.*

*i, k.* Les membres, ne laissant pas encore voir distinctement les doigts.

*l.* Abdomen, exactement fermé.

*m.* Vésicule, contenant encore un peu de fluide jaunâtre, et légèrement adhérente à la face externe de l'amnios, qui la recouvre ici, à la manière d'une toile.

— *n.* Filament de la vésicule ombilicale, aussi caché par l'amnios, et allant gagner le cordon vers le milieu de sa longueur.

— *p, p.* Deux renflements du cordon : ils ne contenaient ni intestins, ni grumeaux de matière vitelline, ni substance jaunâtre d'aucune espèce, mais ils étaient remplis d'un fluide limpide et gélatineux.

FIG. 6. Ovule d'une grossesse d'environ six semaines, à en juger par les enveloppes et par le dire de la femme, mais qui, d'après le volume de l'embryon, ne devrait avoir que de trois à quatre semaines.

— *a, a.* Chorion, avec son velouté.

— *b, b.* L'amnios.

— *c.* L'embryon.

— *d.* La tête.

— *e.* L'œil.

— *g.* La bouche, où la langue est déjà distincte.

— *f.* Fente naso-labiale, bifide.

— *h.* Membres supérieurs.

— *i.* Membres inférieurs : de petits grains annoncent déjà, dans l'un et dans l'autre, l'origine des doigts.

— *k.* Abdomen, encore peu volumineux.

— *l.* Vésicule, avec son canal *m*, caché par l'amnios.

— *n*. Cordon ombilical, très gros, avec trois renflements, et dont les vaisseaux semblent déjà tordus en spirale.

Fig. 7. Ovule de trois à quatre semaines, de grandeur naturelle.

— *a*, *a*. Chorion déchiré, et renversé en dehors.

— *b*, *b*, *b*. Amnios, un tiers plus petit que le chorion.

— *c*. Embryon, dans un état parfait de développement.

— *d*. La tête, avec les yeux *e*.

— *g*. représente une fente, résultat d'un pli du cou, d'une pression de l'aiguille et que le peintre a un peu forcée parce qu'il l'avait prise pour la bouche. Cette fente, et la dépression qu'on remarque en arrière du côté de l'épaule, pouvant tout aussi bien se manifester au-dessous de l'oreille et ailleurs, explique assez bien la méprise de MM. Bauer (1), Rathke (2), Huschke (3), Breschet (4), Burdach (5), Müller (6), Allen (7), Becker (8), qui admettent des branchies, même chez le fœtus humain, dans les premiers temps de la vie embryonnaire.

— *f*. Bouche et fente bucco-nasale.

— *h*. Membres thoraciques, avec quelque apparence de doigts.

— *i*. Membre abdominal.

— *k*. Abdomen fermé.

— *l*. Vésicule ombilicale, cachée par l'amnios.

— *m*. Pédicule de la poche vitelline, allant au cordon, qui n'a déjà plus de renflement, et qui commence à se tourner en spirale.

Fig. 8. OEuf qui m'a été donné par M. Fournier. La grossesse datait de deux mois. L'étendue du chorion aurait aussi indiqué cet âge. Par l'intérieur, au contraire, il semblait n'avoir que quinze jours.

— *a*, *a*, *a*. Chorion, encore garni de son velouté dans une grande partie de son étendue.

— *b*, *b*, *b*. Amnios, trois fois plus grand que le chorion.

— *c*. Embryon, altéré ou mal conformé, quoique la plupart des parties en soient distinctes.

— *d*. La tête, trop petite en proportion du reste.

— *e*. La bouche, séparée des membres thoraciques *f*, par une fente trop profonde pour être naturelle.

— *g*. Extrémité pelvienne.

— *h*. Espace ano-sexuel.

— *i*. Vésicule ombilicale, allant, avec son pédicule *k*, se rendre dans le cordon *l*; le tout étant couvert par l'amnios

## PLANCHE VI.

Fig. I. OEuf d'environ quatre-vingts jours, dans lequel toutes les membranes pouvaient encore être distinguées, et qui me fut donné par M. Morisse.

*a*, *a*. Caduque utérine, roulée en bourelet et relevée.

*b*, *b*. Caduque réfléchie, relevée de la même manière.

*c*, *c*, *c*. Chorion, étalé par en bas, abaissé par en haut, et fixé à la caduque au moyen d'une infinité de filaments blanchâtres, restant de son ancien velouté.

*d*. Quelques villosités, faisant partie du placenta, qu'on ne peut pas voir ici, à cause de la manière dont la pièce est posée.

*e*, *e*. Amnios, abaissé et tendu comme le chorion.

*f*. Vésicule ombilicale, grosse comme dans un œuf de douze à quinze jours, arrondie, un peu dure et libre entre le chorion et l'amnios.

(1) *De ovi mammal. et homin. genesi*. Leipzig, 1828, fig. 7.

(2) *Isis*, 1825, h. 6. s. 747.

(3) *Isis*, 1827. s. 401.

(4) *Répertoire gén. d'anat. et de physiol. patholog.*, etc.; 1828, t. 6., p. 41.

(5) *De fœtu humano adnotat.* 1827. p. 48, fig. 1.

(6) *Arch. de* Meckel, 1830, 4. s. 418, taf. 11.

(7) *Edimb. new philos. journ.* Janv. 1831.

(8) Ascherson, *de fistulis colli*, etc., Berolini, 1832.

*g*. Filament de la vésicule, allant se rendre à la racine du cordon.

*h*. Cordon ombilical, offrant quatre renflements fusiformes, remplis de sérosité onctueuse, et laissant voir au centre les trois vaisseaux omphalo-placentaires.

*i*. Tête du fœtus dont l'épiderme est comme transformé en une large ampoule *j*, *j*, qui se prolonge *k k*, sur tout le corps, et contient un liquide semblable à celui des renflements du cordon.

La disposition qu'on remarque ici est un fait d'autant plus remarquable qu'il semble, à lui seul, mettre hors de doute l'existence d'une opinion avancée par moi en 1824, et soutenue depuis par M. Pockels, sur les rapports de l'amnios avec l'épiderme. En admettant en effet que l'embryon humain naissant puisse être comparé à la cicatricule, au blastoderme de l'œuf des oiseaux, il serait très facile de concevoir comment, en s'enfonçant dans l'amnios, il finit par s'en envelopper en entier à l'instar du testicule dans la tunique vaginale. L'explication ainsi conçue plaît à l'esprit, se généralise sans effort et trouve son appui dans cette toile soulevée presque partout et qui ferme encore la bouche, l'oreille, etc. Il suffirait de dire que, par anomalie, elle ne s'est pas complétement appliquée sur le derme et le cordon, en même temps que sa déchirure a manqué de s'effectuer à l'époque ordinaire vis-à-vis des ouvertures naturelles du fœtus. Mais ce que j'en ai dit dans le texte, les figures de M. Pockels, qui s'est sur-tout approprié cette manière de voir, quelques-unes de celles de M. Breschet, qui ne me semble pas éloigné non plus de l'adopter, et l'ensemble des dessins tirés de ma collection, ne permettent malheureusement pas de lui accorder une grande confiance, et m'ont forcé d'y renoncer moi-même tout le premier.

Fig. 2. Copiée de M. Breschet (p. 4, f. 6, n° 2). Elle représente un ovule qui doit avoir vingt et quelques jours. M. Breschet a évidemment laissé commettre ici quelque erreur à l'artiste. En effet, le chorion *a*, *a*, *a*, montre que *b*, *b*, ne peut être que l'amnios. Or, la vésicule ombilicale *d*, occuperait ainsi la cavité de cette dernière membrane, et l'on sait que cela n'a pas lieu. D'un autre côté, la masse *c*, *c*, que M. Breschet dit être une gaîne, dont l'embryon a été dépouillé, et qu'il appelle amnios, porterait à croire que l'amnios n'existait réellement plus dans cet œuf. Il y a donc là quelque chose de trop ou de moins, et d'inexactement interprété.

Fig. 3. Copiée de Hunter (tab. 33, f. 6.). L'œuf devait avoir environ un mois. *c* montre le cordon, *a* la vésicule ombilicale, et *b* le filament qui attache cette dernière partie à la tige omphalo-placentaire.

Le pédicule vitellin est trop gros, et ses rapports avec les membranes, avec l'amnios sur-tout, sont mal représentés. Il en est de même de la vésicule et de tout l'embryon.

Fig. 4. Copiée d'Albinus (lib. 1, tab. 1re, fig. 12). Cet œuf était altéré. L'amnios ne s'y remarque pas. Albinus en convient. Le chorion *a*, *a*, a trop de velouté, eu égard à sa cavité *b*. L'embryon *f*, devait avoir plus de trois semaines, et son enveloppe n'annonce que quinze à vingt jours. Le cordon *c*, est trop plein pour que la vésicule *e*, en fût séparée par son pédicule *d*, jusqu'à l'abdomen. En un mot, ce produit était malade, ou la nature n'a pas été exactement rendue.

Fig. 5. Œuf dont le chorion *a*, *a*, *a*, annonce un mois de grossesse, tandis que l'embryon *b*, paraît n'avoir que de quinze à vingt jours. Il avait été conservé intact dans l'alcool pendant plusieurs semaines. Tout porte à croire que l'amnios et les vésicules, qui manquent entièrement, ont été détruites, et qu'elles faisaient partie du liquide ochracé floconneux, que renfermait le chorion. Du reste, la tête *c*, le front ou la place des yeux *d*, et la bouche *e*, ne sont pas non plus très clairement dessinés.

Les bras *f*, les jambes *g*, le coccyx *h*, n'offrent cependant aucune anomalie.

Le cordon ombilical conserve trois de ses renflements.

La fente qui semble séparer le ventre de la poitrine, est accidentelle. Il ne faut pas en tenir compte.

Fig. 6. Ovule qui a quelques jours de moins que le précédent. Au lieu de manquer, l'amnios y est au contraire trop grand.

— *a*, *a*, *a*. Chorion, avec son velouté et une partie de sa cavité.

— *b*, *b*, *b*. Amnios étalé, très large et très épais.

La bouche *d*, les jambes *f*, les bras *e*, et le coccyx *g*, de l'embryon *c*, montrent que toutes ces parties, quoique dénuées encore de la plupart de leur caractère naturel, avaient cessé de vivre plusieurs jours avant l'expulsion du produit.

## PLANCHE VII.

Fig. 1^re. OEuf d'environ un mois, dont l'amnios a été en grande partie détruit par les liquides conservateur.

*a*, *a*, *a*. Chorion étalé, et qui présente en *b*, le velouté propre à former le placenta.

*c*. L'embryon à l'état parfait.

*d*. Les yeux.

*e*. La bouche, avec ses deux lèvres, qui n'offrent aucune division, ni au milieu, ni de côté.

*f*. L'oreille, déjà fort distincte.

*g*. La masse thoraco-abdominale, sans ouverture antérieure.

*h*. Membres pelviens, un peu moins développés que les membres thoraciques, placés au dessus de *g*.

*i*. Premier renflement du cordon, comme embrassé par le coccyx et les deux membres pelviens, quoique cette tige s'insère réellement à une certaine distance au-dessus.

*k*, *k*, *k*. Trois autres renflements du cordon. Tous renfermaient un fluide limpide mêlé de rares flocons jaunâtres.

Fig. 2. OEuf de cinq à six semaines, conservé long-temps entier dans l'alcool.

*a*, *a*, *a*. Le chorion, largement ouvert.

*b*, *b*. Velouté formateur du placenta.

*c*. L'amnios, constituant une grosse vessie ovale, opaque, coriace, un peu plus adhérente que de coutume au chorion.

Entre cette vessie et le chorion, il existait un fluide roussâtre et d'une odeur désagréable. L'amnios, qui ne contenait point d'embryon, était rempli d'un liquide analogue à celui du chorion. Un reste du cordon annonçait suffisamment que la dissolution s'était emparée du reste.

Fig. 3. Copiée de Hale (*Philos. trans. abredged*, vol. IV, p. 577, pl. XV, f. 2.)

Au dire de Hale, cette pièce prouve sans réplique que l'allantoïde existe dans l'œuf humain. Les objets y sont si singulièrement représentés, qu'on a d'abord de la peine à s'y reconnaître. On finit par y arriver cependant. Il s'agit d'un œuf double.

*m*, *n*, *l*, *l*, *r*. Montrent le cordon et la manière dont Hale savait le figurer. Tout ce noir était occupé par le fœtus.

*a*, *a*, *a*. Est la caduque, que Hale prend pour le chorion.

*c*, *c*. Est évidemment le chorion, au contraire, que l'auteur appelle amnios, et dont la caduque est séparée jusqu'en *b b*.

Enfin, cette vessie, en forme d'œuf, qu'il nomme allantoïde, est tout simplement l'amnios, probablement épaissie ou altérée, comme dans la figure 2 de la planche actuelle.

Fig. 4. Copiée de Hale (pl. 15, f. 3.) On retrouve ici, *a*, *a*, *a*, *a*, la caduque *b*, *b*, les points où cette membrane se rapproche du placenta et du chorion. *k*, une petite portion du placenta, découverte en avant, *c*, *c*, le chorion, toujours pris pour l'amnios lui-même, et *f*, *h*, l'amnios lui-même mais nulle trace d'allantoïde.

Fig. 5. Copiée de Sœmmering (f. 1.) Le velouté de cet ovule indique un produit de 20 jours, et l'embryon en annoncerait un de huit à douze, au lieu de trois à quatre semaines que lui donne Sœmmering. Il est d'ailleurs évidemment déformé. L'amnios manque en entier, et on ne voit aucune trace de vésicule.

Fig. 6. Copiée de Sœmmering (fig. 2.) Ovule de vingt et quelques jours, un peu plus rapproché de l'état normal que celui de la fig. 5. Il n'a certainement pas six semaines de développement, comme le croit l'auteur.

*a*, *a*. Chorion, garni des velouté *b*, *b*.

*c*. Embryon, comme contracté ou resserré sur lui-même.

*d*. Vésicule ombilicale, assez naturelle. Toutefois l'absence complète de l'amnios et l'état de l'embryon permettent de penser que cet ovule a subi quelque altération pothologique ou chimique.

Comme dans ses fig. 4 et 5, Sœmmering ne s'aperçoit pas plus que dans ses fig. 1 et 2, de l'absence de l'amnios, on peut conclure qu'il s'en laissait facilement imposer sur ce sujet.

## PLANCHE VIII.

Fig. 1re. Ovule d'environ un mois, retiré entier de la caduque, fig. 2, garni d'un velouté très développé et de granulations nombreuses, que M. Breschet a tort de prendre pour des enroulements de vaisseaux.

Fig. 2. Caduque complète, sparée de l'ovule précédent.

*a, a, a.* Caduque utérine, vue par sa face externe.

*b, b, b.* Caduque réfléchie, vue par la face qui était en contact avec l'ovule.

Cette caduque n'a point été fendue, comme le croit M. Breschet, pour en extraire l'ovule. Toute la portion couverte des villosités de celui-ci était libre au-dehors, et de simples tractions ont suffi pour isoler le tout.

Fig. 3. La même, ouverte pour montrer le relief que fait en dedans son feuillet réfléchi, et la cavité qui en sépare les deux lames. Les petits points noirs qu'on remarque sur toute cette surface n'ont pu être pris pour des orifices, par M. Breschet, que faute d'y avoir songé. Ce sont des taches venues du dehors sur le dessin après coup, et que l'artiste a reproduites avec un soin scrupuleux.

*a, a, a.* Caduque utérine étalée.

*b, b.* Saillie interne de la caduque réfléchie.

*c.* Bord qui indique l'union de la caduque utérine avec la caduque réfléchie, et le point où elles tendent à se confondre toutes les deux avec le placenta.

Fig. 4. Copiée de M. Breschet (Pl. 6, f. 1, n° 2.) Ce ne peut pas être le dessin d'un produit de *quelques* semaines comme le veut M. Breschet, mais bien celui d'un embryon d'environ un mois. Le chorion *a, a, a*, n'est pas assez large, eu égard à l'amnios *b, b, b*. La vésicule ombilicale, *c*, est aussi trop petite pour cet âge. Le pédicule *d*, n'est pas naturel non plus, car le filament qui l'accompagne et que M. Breschet prend pour les vaisseaux vitellins, devrait en occuper l'épaisseur. Les renflements *e, e*, qui contenaient, dit l'auteur, chacun une anse intestinale, sont beaucoup moins complets et moins naturels que dans plusieurs œufs dont j'ai déjà donné l'explication. L'embryon paraît seul avoir suivi son développement normal.

Fig. 5. OEuf d'environ sept semaines, entier et revêtu de sa caduque. M. Breschet, qui en a donné l'explication, comme de tous ceux que j'ai fait dessiner en 1823 et 1824, tombe, au sujet de cet œuf, dans deux erreurs qui surprendraient si on ne savait combien il faut d'habitude pour interpréter exactement les objets, en semblable matière, quand on ne les a pas disséqués soi-même. La caduque est complète, et il la dit dépourvue de sa caduque utérine! Le velouté du chorion, qu'on voit réuni en touffes, était entièrement à nu dans le point où le placenta commençait à se former, et il dit qu'on fut obligé d'enlever la caduque pour le découvrir, etc!!....

*a, a, a.* Caduque utérine, la seule qu'on puisse voir dans la position où se trouve la pièce.

*b.* Prolongement conique, qui correspondait à l'un des angles tubaires de l'utérus. Ce prolongement, qui est loin d'être constant, que je n'ai jamais vu double, quoique la chose paraisse possible, sur le même œuf, et que beaucoup d'autres observateurs ont aussi rencontré, forme ce que M. Dutrochet a pris pour l'analogue des chalazes dans l'œuf humain.

*c, c,* Velouté placentaire du chorion.

— *d.* Portion lacérée de la caduque, qui se prolongeait dans le col utérin.

Fig. 6. OEuf de six a neuf semaines.

Il macérait depuis long-temps dans l'alcool lorsque je pus en disposer. La caduque en avait été enlevée. Je n'y trouvai pas la moindre trace d'amnios. M. Breschet, qui lui en accorde un, a pris le chorion à la place. Cet écrivain commet, d'ailleurs, une autre erreur matérielle à son sujet, en s'imaginant que cette pièce faisait partie de la précédente.

*a, a, a.* Contour du chorion, fendu et déployé.

*b*. Renflement, qui était comme plaqué à la face interne du placenta.

*c*, *c*. Deux autres renflements, remplis d'un fluide gélatineux.

*d*. Renflement, beaucoup plus large et contenant un grumeau de matière jaunâtre.

*f*. Renflement le plus rapproché de l'ombilic, et dans lequel se rencontre souvent une portion des intestins.

Le bas-ventre est ouvert. J'en ai enlevé une portion des parois, afin de pouvoir examiner et mettre en évidence les objets qui vont de l'abdomen au cordon.

— *g*. La veine ombilicale, au-dessous du foie.

— *h*. Me paraît être la portion stomacale du tube digestif.

*i*, *j*. Les deux artères ombilicales.

*k*, *l*, *k*. La portion descendante de l'intestin, l'ouraque et la vessie.

Fig. 7. Œuf d'environ six semaines, reçu entier et coupé perpendiculairement pour montrer en place toutes les membranes à la fois. M. Breschet (pl. 4, f. 5, n° 1) dit que le bouquet vasculaire qu'on y remarque était couvert par la caduque, et il était libre tel qu'on le voit ici; que les deux feuillets de l'allantoïde étaient visibles, et il n'en avait pas; que (pl. 4, f. 5, n° 2) la vésicule ombilicale se voyait entre le chorion et l'amnios, et il n'y en avait point; que son cordon renfermait les intestins, et avait une longueur de près de deux pouces (pl. 4, f. 5, n°. 3), et il n'était pas plus long que l'embryon. La confusion où tombe ici M. Breschet est en grande partie due à ce que les numéros 1, 2, 3 et 4, qu'il prend, dans son mémoire pour la suite du n° 1, appartiennent à des pièces tout-à-fait différentes qui étaient en ma possession.

Voici les objets tels que la nature les a offerts :

*a*, *a*, *a*. Caduque utérine, confondue en *c*, *c*, près du bouquet placentaire *l*, *l*, avec la caduque réfléchie *b*, *b*, dont elle est séparée en bas par une cavité *d*, qui était remplie d'un liquide albumineux. *e*, *l*, *e*. Chorion encore séparé de l'amnios *g*, *g*, par une large cavité *f*, remplie aussi d'un liquide albumineux.

*h*. L'embryon, annonçant une grossesse de cinq à six semaines, et vu au travers de l'amnios, comme suspendu au milieu de la cavité du chorion.

Fig 8. Œuf d'environ six semaines, sans caduque ni amnios, ou n'offrant que le chorion, le fœtus et le cordon. Il a trompé M. Breschet de la même manière que celui de la fig. 6, à tel point, que cet auteur a cru que c'était le même.

*a*, *a*. Chorion étalé.

*b*, *b*. Ouraque, ou filament qui s'étendait du bassin à la partie supérieure du cordon.

*c*, *c*, *c*, *c*. Artères ombilicales,

*d*, *d*. Veine ombilicale.

*e*, *f*. Vaisseaux omphalo-mésentériques ou vitellins.

*g*. Masse intestinale, encore contenue dans l'un des renflements du cordon, dont j'avais enlevé ici la gaîne pour mieux montrer les objets.

## PLANCHE IX.

Fig. 1re Copiée de M. Breschet (pl. 6, fig. 2, n° 2.)

C'est cet œuf que me montra M. Breschet, en 1825 ou 1826, en me disant qu'il avait découvert l'allantoïde, et que je m'étais trompé sur le siége de la vésicule ombilicale. Je le reproduis ici, parce que j'en ai souvent observé de pareils, et qu'il me serait difficile de mieux rendre ce qu'on rencontre fréquemment dans les œufs de cette période.

*a*, *a*, *b*, *b*, *b*. Chorion séparé de l'amnios, et relevé.

*c*. Fœtus, vu au travers de l'amnios.

*e*. Reste de vésicule ombilicale, dont le filament est depuis long-temps détruit.

La double lame qui entoure complétement l'amnios, et qui se trouve soulevée dans un point par le bec d'une pince, n'est autre que la substance vitriforme dont j'ai longuement décrit les caractères en parlant des membranes fœtales; elle existait, aussi distincte que sur cette figure, dans un produit d'un tiers plus avancé, qui me fut donné par M. Guillon.

FIG. 2. Copiée d'Albinus (lib. 1, tab. 3, f. 1.)

*e*. Représente la caduque réfléchie, enveloppant la moitié inférieure du chorion *a*, *d*, au travers duquel on aperçoit le cordon ombilical, *f*. — *b*, *b*, *c*, *c*. Velouté placentaire du chorion, avec persistance et développement anormal des granulations que j'ai signalées. Ce produit devait avoir environ six semaines. Les taches noires dont l'épichorion est couvert, dépendent du liquide conservateur, ou de quelque autre circonstance extérieure, et n'ont aucune valeur anatomique.

FIG. 3. Œuf de 8 à 9 semaines, entièrement dégarni de caduque et privé d'amnios. Il était dans cet état lorsqu'il me fut apporté.

*a*, *a*. Chorion, largement ouvert et dont les côtés sont rapprochés ou comme roulés en draperie.

*b*, *b*. Bouquet placentaire du chorion.

*c*, *c*. Cavité du chorion.

*d*. Cordon, déjà roulé en spirale, offrant encore un petit renflement *e*, et retiré du chorion avec le fœtus.

*f*. Ouraque, et *k*, *k*, artères ombilicales se portant au cordon.

*h*, *h*, *h*. Vaisseaux vitellins et veine ombilicale, allant au cordon.

*g*, Pédicule, que je crois appartenir à la vésicule ombilicale, venant se rendre à l'intestin *i*.

FIG. 4. Copiée de Sandiford (Lib. 2, tab. 6, fig. 2.). Cette figure est remarquable en ce qu'elle diffère à peine de la pièce que j'ai fait représenter pl. 8, f. 3; on voit seulement que l'ovule y est beaucoup moins enfoncé dans la caduque, et que le velouté *b*, *b*, du chorion *a*, a pris un accroissement considérable.

*c*, *c*. Caduque utérine, que Sandiford croyait percée en *d*, et dont il connaissait la cavité puisqu'il l'a marquée *c*, *c*.

*g*, *f*, *f*. Caduque réfléchie, ne faisant encore qu'une légère saillie à l'intérieur de leur cavité commune.

FIG. 5. Copiée de Hunter (pl. 34, f. 8.). On voit par cette figure, qui est toute d'imagination, comment Hunter entendait les rapports de l'ovule avec la caduque et l'utérus.

*a*, *a*. Caduque utérine, qu'il confondait dans le principe, avec la membrane interne de la matrice.

*b*. Portion de cette membrane, qui sépare l'ovule de la matrice, à l'endroit où le placenta doit se développer.

*c*. Corpuscule embryonnaire contenu dans l'amnios.

*d*. Chorion, refoulant, par en bas, un feuillet de la caduque pour former la *decidua reflexa*.

*e*. Cavité de la caduque, ouverte en bas pour sa communication avec le col, et en *f*, *f*, vis-à-vis des trompes.

FIG. 6. Copiée de Hunter (pl. 34, f. 5.). Caduque entière, vue par sa face externe hors de la matrice. Il est facile de voir que les ouvertures traversées par des soies de sanglier en *a*, *a*, et en *b*, *b*, sont de simples lacérations, au lieu de constituer des orifices naturels comme le croit l'auteur. Si la bosselure *c*, indique bien l'ovule, il ne devait avoir subi presque aucun développement, et ce n'est pas là son aspect naturel.

## PLANCHE X.

FIG. 1. Ovule âgé d'environ trois semaines. Caduque entière, parfaitement intacte et remplie d'une grande quantité de fluide légèrement rosé, transparent et gélatineux.

*a*, *a*. Sa face externe rugueuse et un peu ridée.

*b*. Ovule couvert de granulations, en partie caché par la caduque et en déprimant le fond pour former la caduque réfléchie.

*c*. Concrétion conique, de même nature que la caduque, et qui se prolongeait dans la trompe.

FIG. 2. Sa même, vue par sa face interne.

*a*, *a*, *a*. Bord et cavité de la caduque utérine, offrant en dedans, une foule de fentes ou de *cassures d*, *d*, *d*, dues aux efforts ou aux légères tractions exercées sur elle pour l'étaler.

*b*. Caduque réfléchie, faisant déjà un certain relief à l'intérieur de la cavité commune.

*c*. Le prolongement angulaire dont il a été parlé tout-à-l'heure.

Fig. 3. Coupe perpendiculaire de l'ovule et de la caduque, le premier étant un peu relevé pour permettre d'en mieux saisir les rapports.

*a*, *a*, *a*. Caduque utérine.

*d*. Caduque réfléchie.

*f*. Cavité de la caduque, qui était remplie de liquide gélatineux.

*e*. Velouté du chorion.

*c*. Embryon, qui semble n'avoir que douze jours.

*b* Cordon ombilical mal représenté. L'amnios n'a point été figuré.

Fig. 4. Copiée de M. Seiler (pl. 8, f. 2). On voit en *a*, *a*, *b*, la caduque utérine ouverte et fendillée par sa face interne comme dans le cas précédent

*c*. Caduque réfléchie, déchirée en *d*, pour laisser voir le chorion *e*, et quelques restes de son velouté.

Fig. 5. Copiée de M. Seiler (pl. 10.). On voit dans cette pièce le chorion *a*, *a*, garni de son velouté, mais très inexactement figuré.

*b*. Tractus filamenteux, que M. Seiler prend pour des vaisseaux.

*c*. Vésicule ombilicale, à peu près naturelle.

L'amnios est marqué de plis *e*, *e'*, qu'il ne faudrait pas prendre pour un organe particulier.

*f*. Embryon d'environ un mois, ayant un cordon *g*, gros et très court.

La théorie des analogues a certainement influé ici sur l'observation de l'auteur.

Fig. 6. Copiée de M. Seiler (pl. 9, f. 7.). OEuf un peu plus avancé, à en juger par le chorion *b*, mais qui le serait moins, à en juger par l'embryon *f*, dont les formes décrépites indiquent assez que l'artiste n'a pas rendu fidèlement la nature.

La vésicule ombilicale *d*, se contournant, à l'aide de son pédicule *e*, sur l'amnios pour gagner le cordon ombilical.

Fig. 8. Copiée du même auteur (pl. 9, f. 3.). On reconnaît dans cet ovule la cavité *a*, d'un chorion de quinze à vingt jours.

*b*, *b*. L'amnios lacéré.

*c*. La vésicule ombilicale, retenue en place par des tractus du corps réticulé.

*e*. Un embryon de douze jours.

Fig. 7. Embryon de six à sept semaines, ayant une simple portion du chorion à l'extrémité du cordon.

*a*. Les intestins, qui étaient encore contenus dans un renflement du cordon.

*b*. L'appendice du cœcum.

*c*, *c*. Ouraque, ou filament qui se prolonge jusqu'à la vessie.

*d*, *d*. Artère ombilicale.

*e*, *e*. Veine ombilicale.

*f*. Vaisseaux vitellins ou omphalo-mésentériques, ayant leurs racines derrière les intestins.

*g*. Estomac, se continuant avec la masse intestinale renfermée dans le cordon.

*h*. Le foie, situé au-dessus.

L'Embryon paraît du reste bien conformé.

## PLANCHE XI.

Fig. 1. Fœtus d'environ trois mois et demi, destiné à montrer la disposition des parties constituantes du cordon et des intestins dans l'abdomen, qui est ouvert.

*a*, *a*. Portion des parois du ventre, renversée en dehors et en haut.

*b*. Extrémité coupée du cordon.

*c*, *c*, *c*, *c*. Artères ombilicales.

*d*, *d*. Veine ombilicale.

*e*, *e*. Ouraque.

*f*. Vessie.

*h*. Cœcum, avec son appendix *g*, tout-à-fait libre et flottant derrière l'ombilic, un peu à droite.

*i*. Terminaison de l'intestin grêle.

*k*. Masse intestinale, vue dans le flanc gauche.

*l*. Le foie. recouvrant une grande partie de la veine ombilicale.

Fig. 2. Œuf d'environ six semaines, tel qu'il est sorti de la matrice : on a ouvert la caduque pour en montrer l'intérieur.

*a*, *a*, *a*. Caduque utérine étalée.

*c*, *c*. Caduque réfléchie, offrant en bas une bosselure, produite par des caillots sanguins fibrineux, épanchés entre elle et le chorion.

*b*, *b*. Velouté placentaire du chorion, visible au-dessus du point de réflexion de la caduque.

Fig. 3. Œuf de la fig 5, pl. 8, ouvert par une incision cruciale, avec toutes ses membranes.

*a*, *a*, *a*, *a*. Les quatre lambeaux de la caduque utérine.

*b*, *b*, *b*, *b*. Les quatre lambeaux de la caduque réfléchie.

*c*, *c*, *c*, *c*. Idem, du chorion.

*d*, *d*. L'amnios, en grande partie détruit, et réduit à une ténuité remarquable en comparaison des autres lames qui étaient coriaces et fort épaisses : l'œuf entier avait été long-temps maintenu dans de l'alcool affaibli.

*e*, *e*, *e*, *e*, *e*. Filaments qui unissent le chorion et la caduque réfléchie, et qui ne sont autres que les villosités de la première de ces membranes, atrophiées par suite de leur contact avec la seconde.

Fig. 4. Copiée de M. Dutrochet (Mém. de la Soc. d'émul., t. 9, pl. 1, f. 5.)

C'est une coupe idéale, qui montre comment l'auteur entend la composition de l'œuf humain.

Le trait *a*, *a*, *a*, qu'il nomme *exochorion*, est tout simplement la caduque utérine.

*b*, *b*, *b*. Qu'il appelle endochorion, représente la caduque réfléchie. Au lieu de pouvoir être comparée à la poche *ovo-urinaire*, comme il le croit, l'espace qui sépare ces deux lames est la cavité propre de la caduque.

*m*. Marque le point de jonction des deux caduques, et leur union avec le placenta 4.

*c*, *c*, *c*. N'est pas l'amnios, comme le croit M. Dutrochet, mais bien le chorion. La vésicule ombilicale *o*, n'y était collée que par une lamelle du corps réticulé. L'amnios était détruit ou n'a pas été figuré.

Fig. 5. Copiée de M. Meckel (Journ. Cr., t. 2, p. 510, fig 2.)

L'auteur donne quatre semaines à cet ovule. Si la figure n'est pas complétement idéale, il est impossible d'y rien comprendre, à moins de supposer un état pathologique très prononcé. Le volume de l'embryon *a*, et de tout le produit, indique une grossesse d'environ trois semaines, et non de quatre.

*b*. Le foie, *c*, l'estomac, *d*, *e*, les deux portions de l'intestin, *f*, la vésicule ombilicale, *g*, son canal n'ont rien là qu'on ne puisse rencontrer, il est vrai; mais *i*, que M. Meckel appelle amnios, est le chorion; *k*, *l*, *l*, appartient en entier à la caduque, et l'expansion *h*, n'est pas l'allantoïde. C'est là dessus cependant que l'auteur se fonde pour établir ses idées d'analogie, et sa théorie du développement de l'œuf humain.

Fig. 6. Embryon de la fig 3, grossi et vu de face : les yeux, la bouche, le nez, les membres sont complets. Les organes génitaux externes sont à peine séparés de l'anus. Les deux premiers renflements du cordon restent attachés à l'ombilic.

Fig 7. Embryon *a*, d'environ un mois, extrait de la fig. 3, pl. 2, et dont le cordon est disséqué.

*b*, *c*. Les membres.

*d*. Renflement moyen, contenant trois petits grumeaux de matière jaunâtre.

*e*. Troisième renflement, renfermant un grumeau plus gros et plus distinct que ceux du précédent.

*f*. Premier renflement, où se voit une anse intestinale.

## PLANCHE XII.

Fig. 1. Copiée de M. Breschet (pl. 5, f. 3, n° 1.). Œuf de 3 mois et demi environ.

*a, a, a.* Velouté placentaire du chorion, qui semble avoir été artificiellement éparpillé.

*b, b, b.* Portion de l'épichorion, relevé vers le placenta.

*c, c, c.* Chorion, complétement isolé de la caduque.

Ce que M. Breschet nomme feuillet externe de l'allantoïde *d, d,* et ce qu'il prend pour le feuillet interne *e, e, e,* de cette poche, appartient au corps vitriforme dont j'ai parlé plus haut. J'ai montré une pièce exactement semblable et du même volume, à la Société philomathique en 1827 ou 1828; seulement, au lieu de deux couches, M. Breschet aurait pu en figurer trois, et même quatre.

*f, f.* L'amnios.

— *g.* Le fœtus.

*h, h, h, h.* Touffes vasculaires du chorion, qui doivent être une anomalie, si le dessin les a fidèlement rendues; car on ne remarque, en général, rien de semblable à aucune époque de la grossesse.

Fig. 2. Fœtus d'environ 9 semaines, grossi.

*a.* Portion supérieure de l'intestin, rejetée à gauche ainsi que l'appendix *b,* du cœcum.

*c, c, c.* La vessie et l'ouraque.

*d, d, d, d.* Les artères ombilicales.

*e, e, e.* La veine ombilicale.

Fig. 3. Fœtus, d'environ 10 semaines, grandeur naturelle.

*a.* La masse intestinale.

*b.* L'appendice du cœcum.

*c.* L'estomac.

*d.* Le foie.

*e, e, e.* L'ouraque.

*f, f, f, f.* Les artères ombilicales.

*g.* La veine ombilicale.

*h, h, h, h.* Vaisseaux vitellins.

Fig. 4. Fœtus, grossi du double.

*a.* Aspect d'une masse intestinale encore renfermée dans le premier renflement du cordon.

*b.* Appendice du cœcum.

*c.* Intestin supérieur.

*d.* Intestin inférieur.

*e, e.* L'ouraque.

*f, f, f, f.* Artères ombilicales.

*g, g, g.* Veine ombilicale.

*h, h, h.* Vaisseaux omphalo-mésentériques.

*i, k, l.* Points qui marquent la ligne des renflements du cordon.

*m, n.* Grumeaux de matière jaunâtre, comme étranglés entre ces renflements.

Fig. 5. Fœtus de six à sept semaines, grossi trois fois.

*a.* Masse intestinale.

*b.* Appendix du cœcum.

*c.* Portion stomacale de l'intestin.

*d.* Portion anale du même organe.

*e.* Estomac renflé en *b.*

*f.* Le foie.

*g, g, g.* L'ouraque et la vessie.

*h, h, h, h, h, h.* Les artères ombilicales.

*i.* Veine ombilicale.

*j, j.* Vaisseaux omphalo-mésentériques.

## PLANCHE XIII.

Fig. 1. OEuf double, rendu entier par avortement, et qui me fut apporté par M. Paillard, de la part de M. Moncourier. Son âge est de trois à quatre mois. Le placenta était unique, dur et parsemé de noyaux fibrineux. Il n'existait qu'un seul chorion, dont il était très facile de séparer les deux amnios. Les deux vésicules ombilicales, dont le filament pouvait encore être suivi jusqu'à la racine du cordon, étaient collées à la face externe des amnios et à peu de distance l'une de l'autre. Le cordon ombilical, long de trois pouces d'un côté, d'un pouce et demi du côté opposé, était grêle, noueux, sec et très dur. Les deux fœtus, qui ne semblent pas avoir plus de dix semaines, avaient les membres et la tête tellement collés contre le tronc, qu'on eût dit un voile très fin, un sac enveloppant le tout, et ayant contracté des adhérences intimes avec l'ensemble de ces parties, de manière à couvrir aussi les yeux, la bouche, le nez, etc. Ce serait encore un produit à invoquer en faveur du mécanisme de l'amnios par invagination de l'embryon, tel que l'entend M. Pockels. Entre la face externe du chorion et le placenta, on voyait un grand nombre de tubercules, formés par de la fibrine dénaturée et faisant relief à l'intérieur de l'œuf. Ces diverses particularités ont été constatées par les membres de la Société philomathique, à l'une des séances de laquelle je présentai le tout en 1827.

*a*, *a*. Bords du chorion étalé.

*b*, *b*. Bords du placenta dont j'ai dégagé les villosités.

*c*. Face externe de l'amnios d'un côté, un peu tiraillé pour le détacher de l'autre, auquel il adhère près de la vésicule ombilicale *i*.

*d*, *d*, *d*. Bosselures fibrineuses, faisant relief à l'intérieur du chorion.

*e*. La vésicule ombilicale d'un côté, avec son pédicule *f*, cachée par l'amnios correspondant et communiquant avec le cordon ombilical *g*.

*h*, *h*. Amnios de l'autre fœtus, encore entier et rempli de son liquide.

*i*. Vésicule ombilicale, et *f*, fœtus de ce dernier côté.

Fig. 2. Même pièce, avec toutes les membranes ouvertes et les fœtus sortis de leurs enveloppes.

*a*, *a*, *a*. Chorion, vu près de la circonférence du placenta *b*, *b*, *b*,

*c*, *c*. Amnios du fœtus de gauche.

*d*, *d*. Amnios du fœtus de droite.

*e*. Espèce de cloison formée par le contact des deux amnios.

*f*. Vésicule ombilicale du fœtus de droite, vue sur la face externe de son amnios.

*g*. Vésicule du fœtus de gauche, fixée de la même manière.

*h*, *h*. Cordon du fœtus de gauche. Les vaisseaux en sont tout-à-fait imperméables. Sa dureté, sa longueur et son peu de volume, avec les nombreuses nodosités qu'on y observe, prouvent jusqu'à l'évidence, qu'il avait dès long-temps cessé de servir au transport d'aucun fluide.

*i*, *i*. Cordon du fœtus de droite, ne différant du précédent que par son moins de longueur.

*k*. Fœtus de gauche, dont les membres et la tête sont encore plus complétement voilés et collés au tronc, que sur le fœtus de droite *j*.

Outre qu'il prouve que deux fœtus peuvent n'avoir qu'un seul chorion et un seul placenta, tout en conservant deux amnios, cet œuf montre une réunion rare d'altérations pathologiques remarquables : maladie ancienne du placenta, maladie ancienne du cordon, maladie ancienne du fœtus et peut-être même des vésicules ombilicales, telles sont les causes des anomalies qu'on y découvre.

Fig. 3. Fœtus d'environ quatre mois, qui montre la position des organes abdominaux à cet âge.

*a*, *a*. Parois abdominales, ouvertes et relevées.

*b*. Erigne, soutenant l'extrémité du cordon.

*c*, *c*. Artères ombilicales.

*e*. Ouraque, se continuant avec la vessie, *f*.

*g*. Appendice cœcale très longue et très grosse.

*h*. Intestin rectal.

*i*. Intestin stomacal, d'abord tourné en bas.

*k*, *l*. Masse de l'intestin grêle, se distinguant déjà des gros intestins par ses caractères extérieurs.

M. Breschet a commis deux erreurs en décrivant cette figure. Il a pris un intestin pour l'autre, et un tractus filamenteux qu'on voit au-dessus de l'iléon pour des restes de vaisseaux omphalo-mésentériques.

## PLANCHE XIV.

La pièce d'où est tirée cette planche vient d'une femme qui mourut à l'hôpital de la Faculté en 1825, avec des masses innombrables de matières cérébriformes à l'intérieur du ventre, et qui se trouvait enceinte de quatre mois.

La matrice, enlevée du bassin avec une portion du vagin, fut soigneusement débarrassée des tissus environnants. Fendue en croix, fixée dans un vase plaqué de cire noire, aucun effort n'a été exercé pour en renverser les lambeaux, et rien n'a été rompu en la séparant de l'œuf.

*a*, *a*, *a*, *a*. Angles des quatre lambeaux de l'utérus.

*b* *b*. Côté de la portion supérieure du vagin, fendu en avant.

*c*. Intérieur du col, avec sa colonne postérieure et l'*arbor vitæ*.

*d*, *d*. Lambeaux de la caduque utérine incisée, renversés sur sa face externe.

*e*. Lambeaux semblables de la caduque réfléchie, également renversés.

*f*, *f*, *f*. Caduque réfléchie, vue en place.

*g*. Portion du chorion, dégarni de sa caduque.

*h*, *h*, *h*. Petits filaments solides, qui unissent la caduque au chorion.

*i*, *i*. Strie sanguine, que beaucoup d'auteurs auraient pu prendre pour des vaisseaux, et qu'on remarque aussi bien sur un feuillet de la caduque que sur l'autre.

*j*, *j*, *j*. Placenta, se continuant, sans ligne de démarcation sensible, avec la caduque. Sa surface est poreuse, mais on n'y voit ni fente, ni anfractuosité, ni sinus, et cependant rien n'a été déchiré pour l'isoler de la matrice.

*k*, *k*, *k*. Portion inférieure de la caduque externe, vue en place. Elle est régulière, non percée et ne se prolonge point dans le col, comme la chose a si souvent lieu dans le principe.

## PLANCHE XV.

Même pièce que dans la planche 14, mais présentée sous un autre point de vue.

*a*, *a*, *a*, *a*. Lambeaux de l'utérus, écartés.

*b*, *b*. Sommet du vagin, ouvert.

*c*. Cavité du col utérin.

*d*, *d*. Lambeaux de la caduque utérine, renversés en dehors pour laisser voir la caduque réfléchie.

*e*, *e*, *e*, *e*, *e*. Caduque réfléchie, largement divisée, et dont les bords sont aussi renversés pour mettre à nu le chorion.

*f*, *f*, *f*. Chorion, largement ouvert.

*g*, *g*. Lambeaux du chorion, relevé vers le placenta *k*, *h*, et roulé sur un bâtonnet.

*h*, *h*. Portion de la double caduque, relevé aussi, et renversé sur la face externe du placenta, de manière à pouvoir être vue à travers la toile *g*, *g*.

*i*, *i*, *i*, *i*. Amnios, encore rempli de son liquide, et laissant apercevoir le fœtus avec son cordon.

FIN.

# TABLE DES MATIÈRES.



FIN DE LA TABLE

# ERRATA.

| | pag. | lig. | |
|---|---|---|---|
| *Introd.*, | 6 | 2 | auparavant M. Carus; *lisez* : auparavant. M. Carus. |
| *Id.* | *id.* | 31 | ne le décrit; *lisez* : ne la décrit, etc. |
| *Id.* | 16 | 32 | mais, a pour; *lisez* : mais comme elle a pour. |
| *Id.* | 17 | 1re | MM. H. Rudolphi; *lisez* : MM. Rudolphi. |
| | 1re | note 10 | t. 2; *lisez* : t. 1er. |
| | 2 | 35 | et mettront; *lisez* : mettront. |
| | 8 | 38 | d'une certaine épaisseur; *lisez* : d'une épaisseur. |
| | 25 | note 6 | mém. d'anatomie; *lisez* : man. d'anatomie. |
| | 28 | 31 | qu'il était possible; *lisez* : qu'il est possible. |
| | 29 | note 1re | in utero, etc.; *lisez* : in utero paradoxa, etc. |
| | 61 | note 1 | 186; *lisez* : 136. |
| | 73 | note 1 | Firenz.; *lisez* : Firenze. |
| page 94 | ligne 11 | | Bauer; *lisez* : Baer. |

Pl. I.

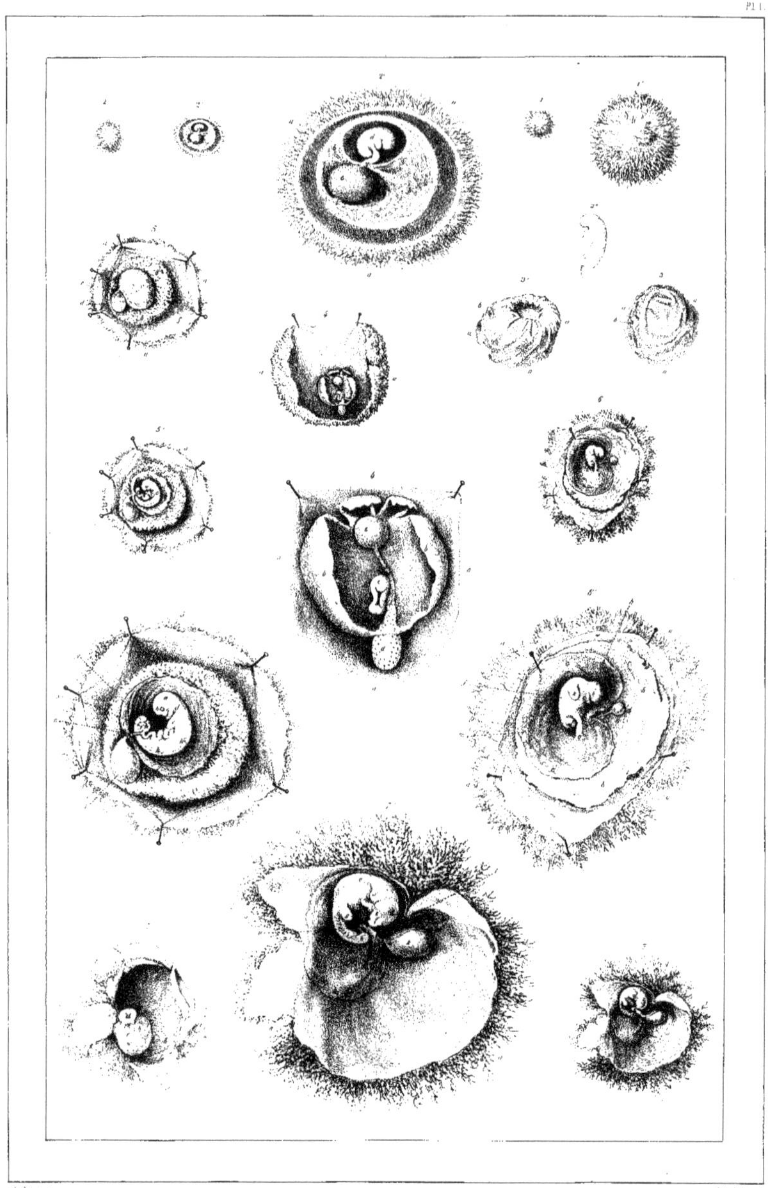

Publié par J. B. Baillière à Paris et à Londres H. Baillière, 219 Regent Street.

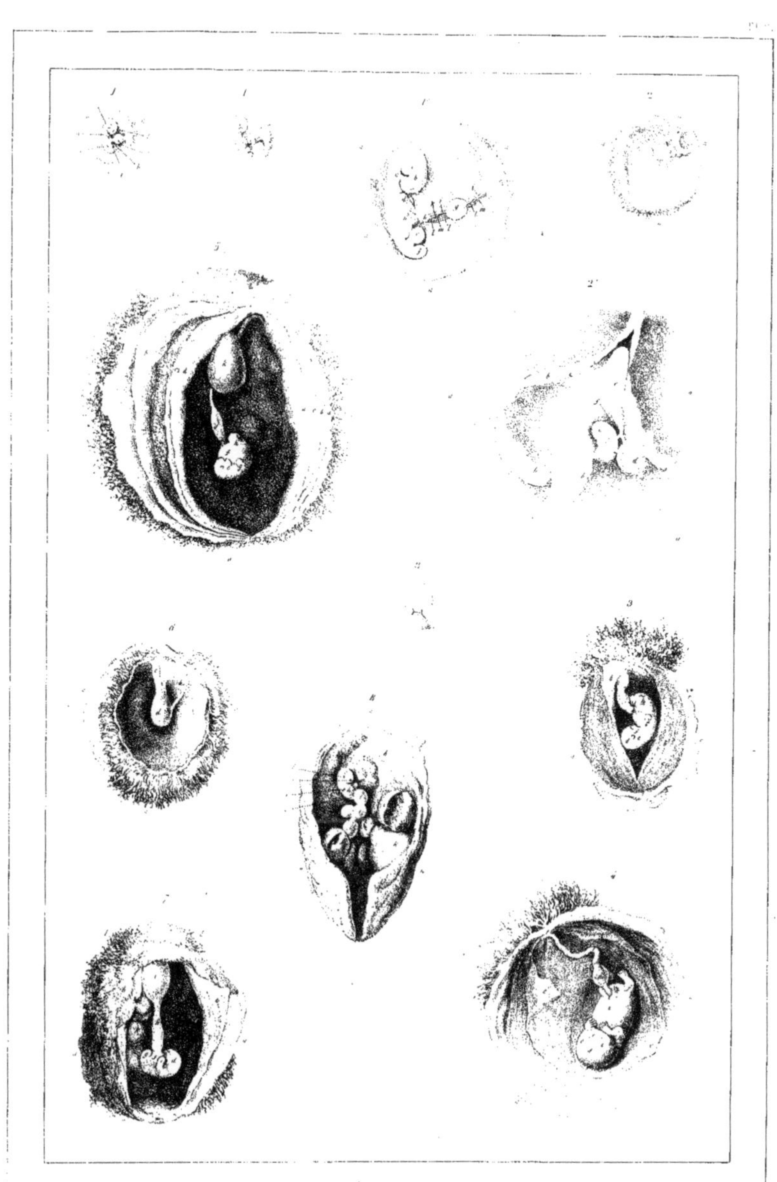

Publié par J. B. Baillière à Paris et à Londres H. Baillière, 219 Regent Street.

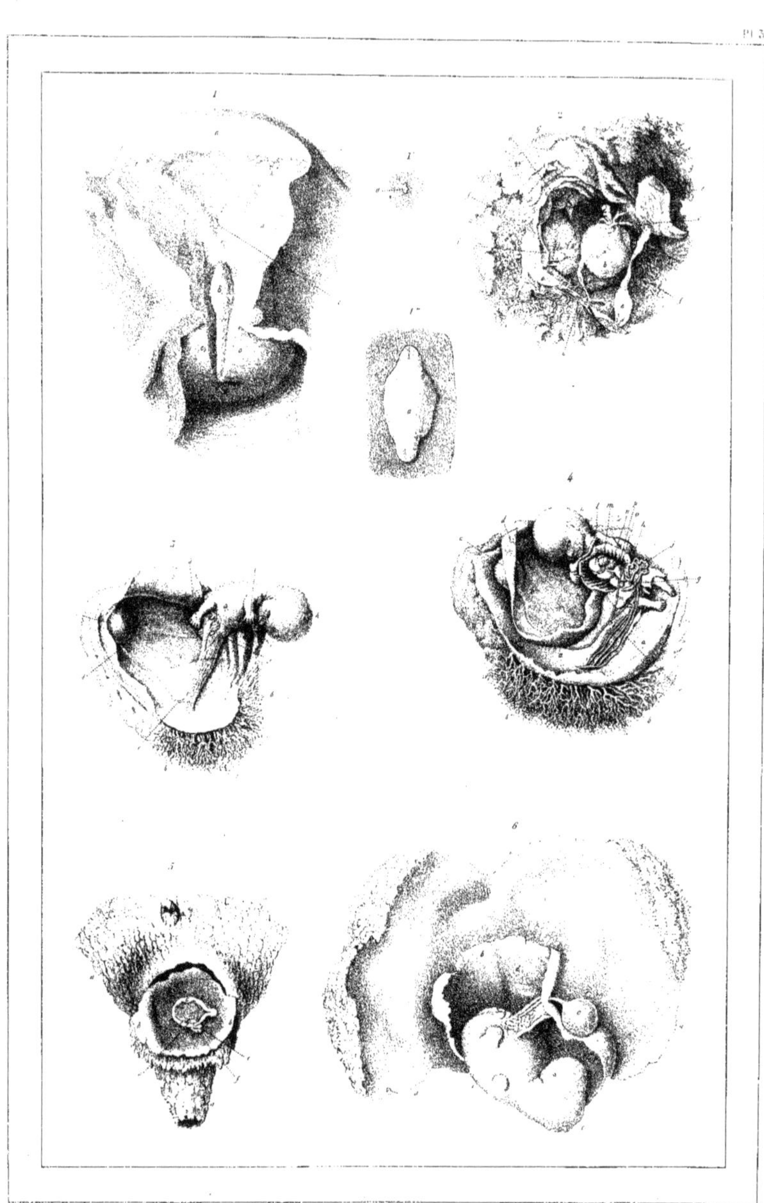


Publié par J. B. Baillière à Paris et à Londres H. Baillière 219 Regent Street.

Pl. 4.

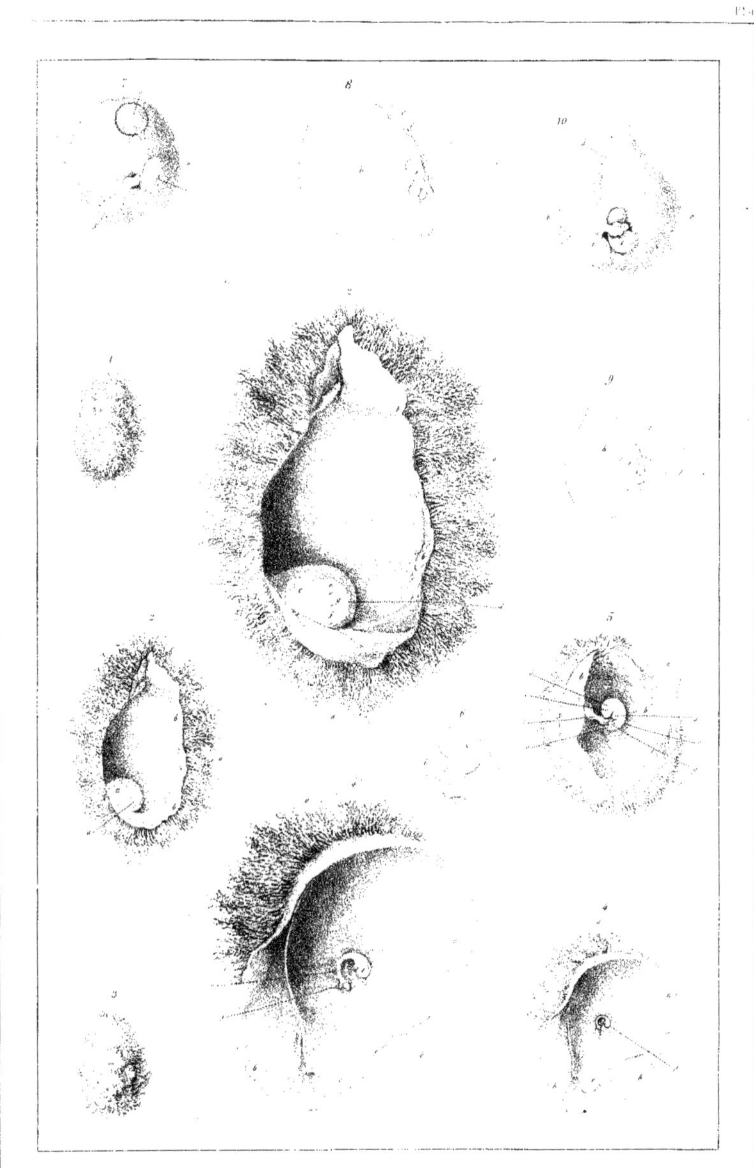

Publié par J. B. Baillière à Paris et à Londres H. Baillière, 219 Regent Street.

Pl. 5.

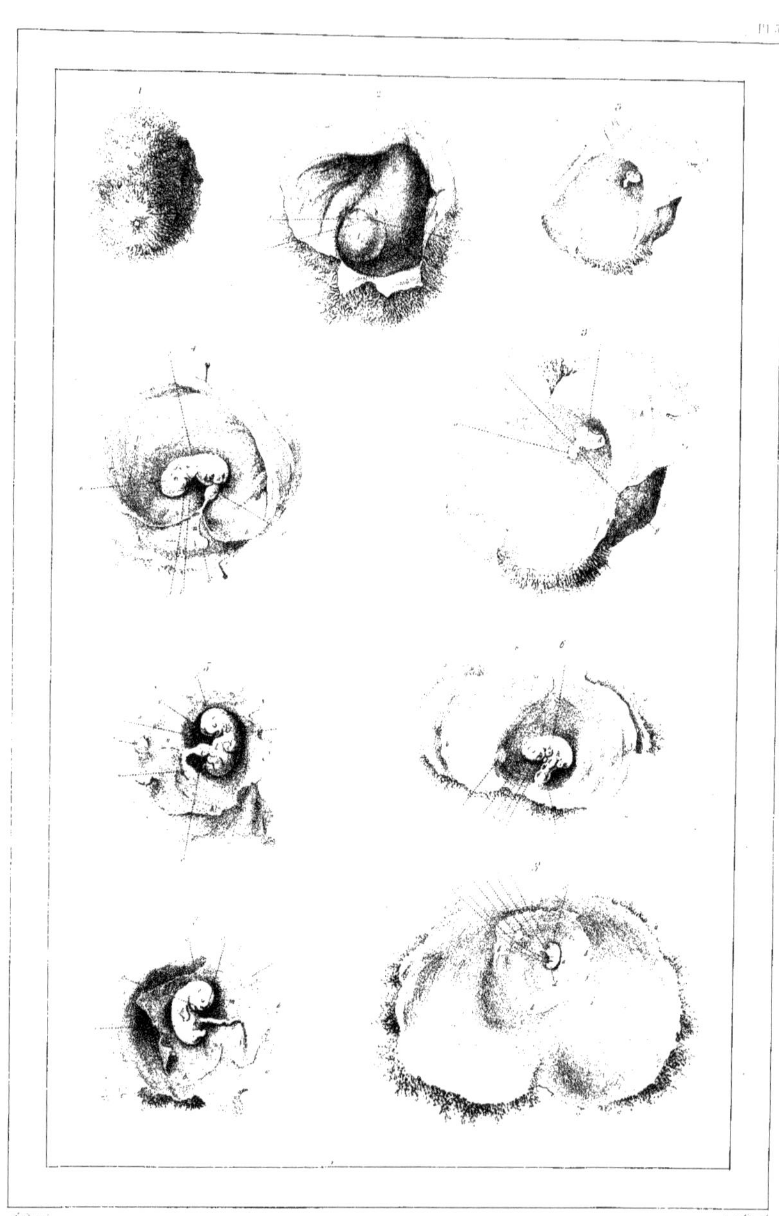

Publié par J. B. Baillière à Paris et à Londres H. Baillière 219 Regent Street

Pl. 6.

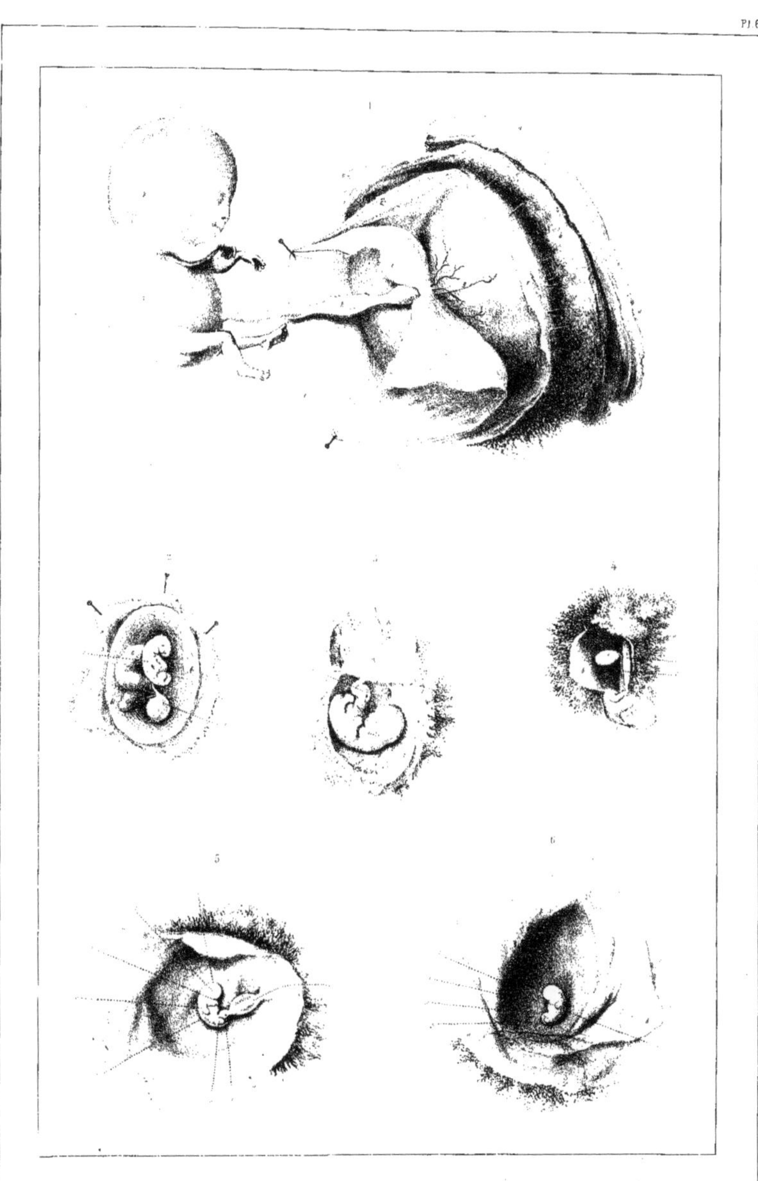


Publié par J. B. Baillière à Paris et à Londres H. Baillière 219 Regent Street.

N° 7

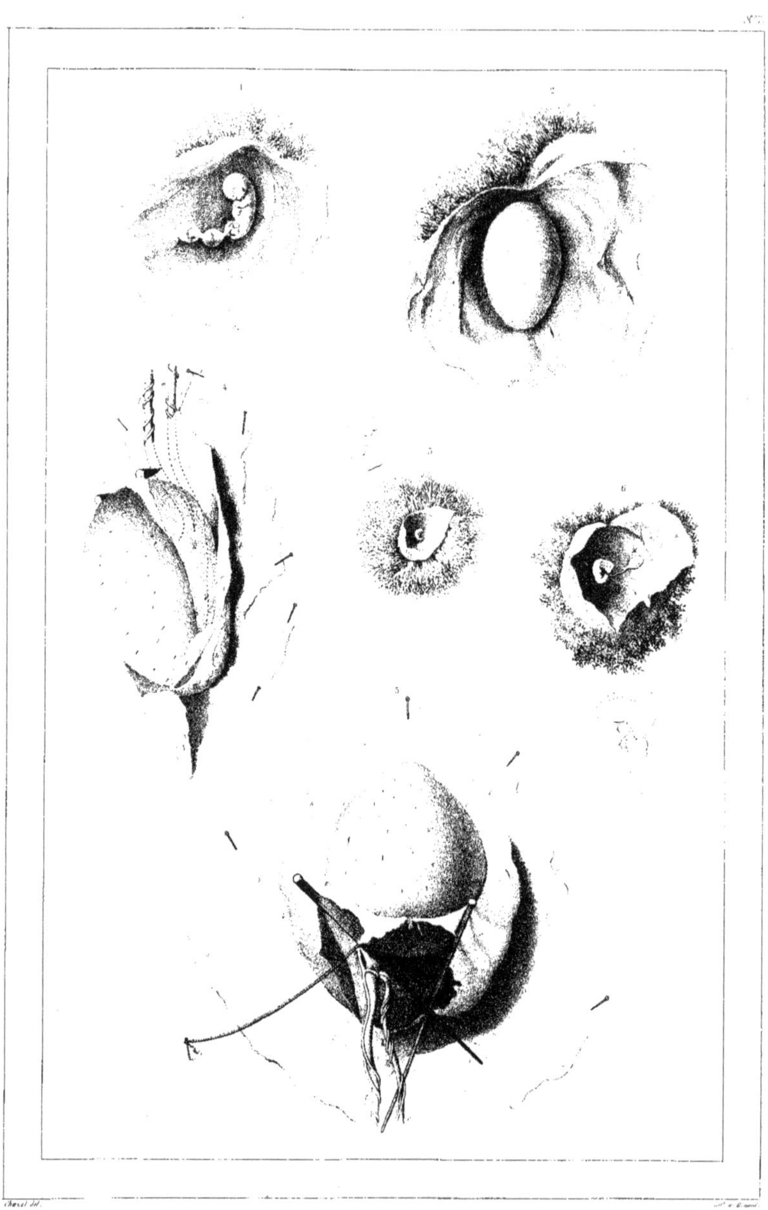

Chazal del.

Paris J.B. Baillière … Londres, H. Baillière 219 Regent Street

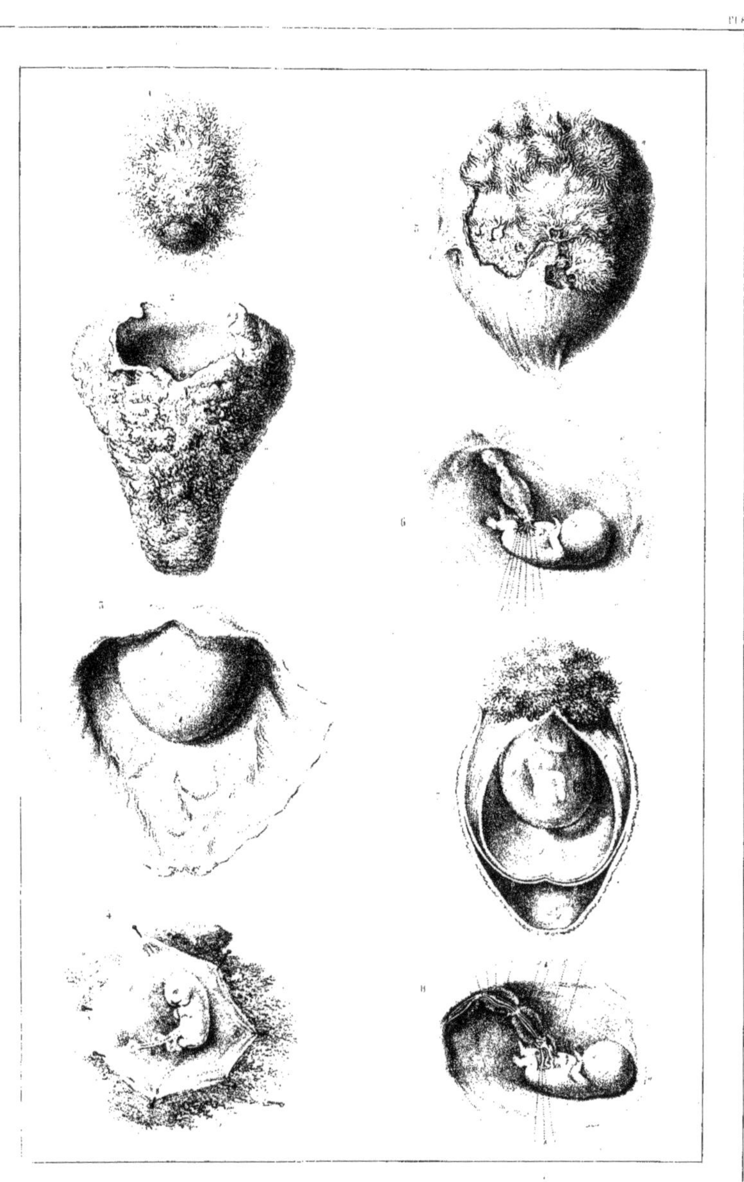

Publié par J. B. [illegible] à Paris et à Londres H. Baillière [illegible] Regent Street

Pl 9

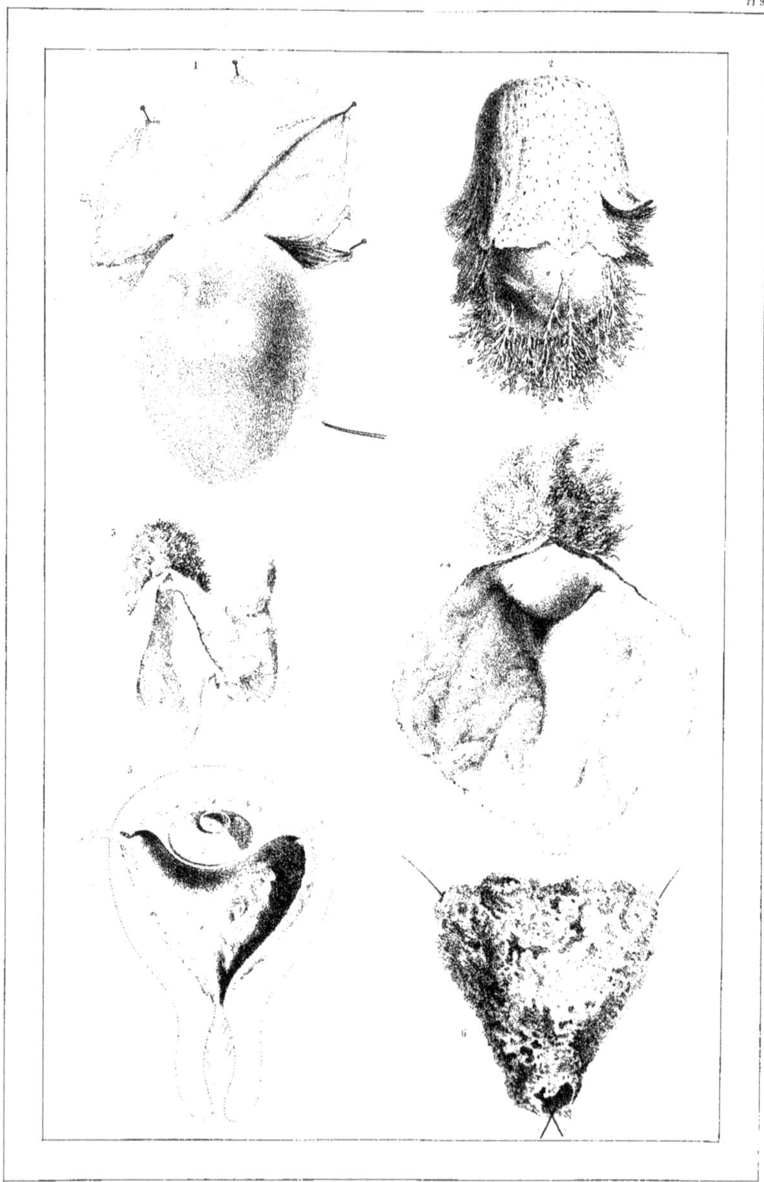


Publié par J.B. Baillière à Paris et à Londres H. Baillière 219 Regent Street

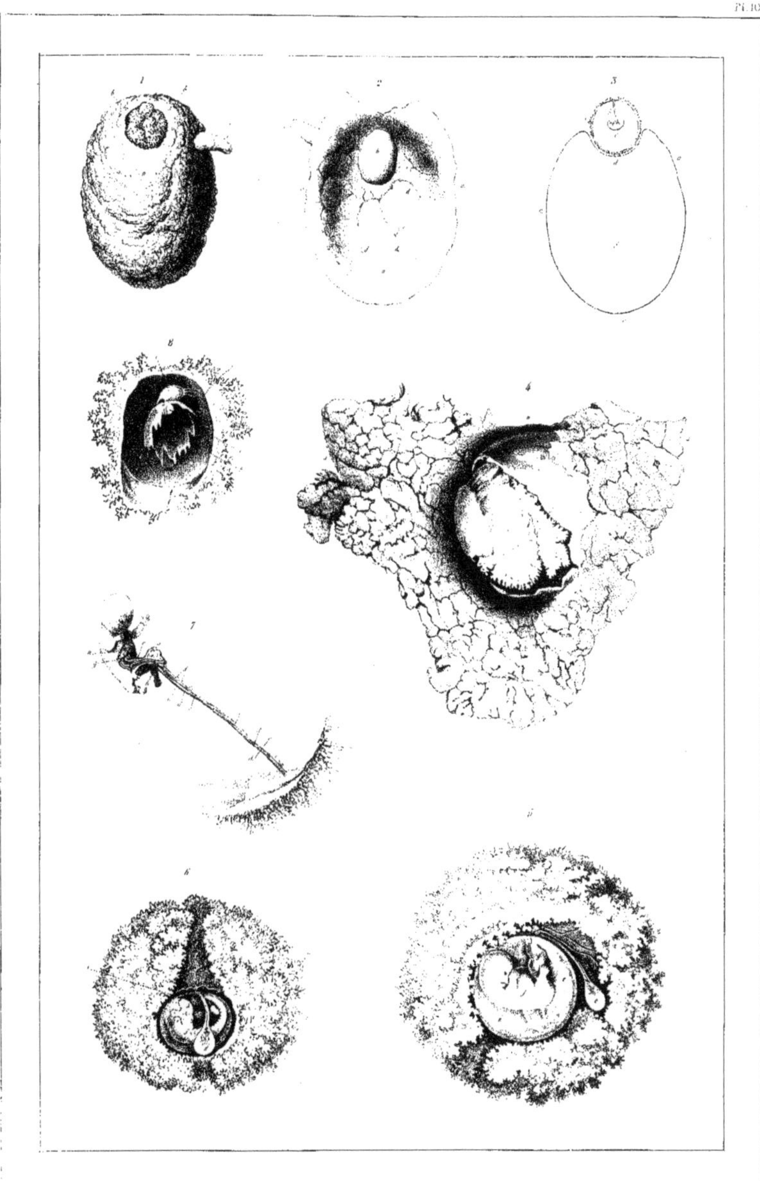


Publié par J. B. Baillière à Paris et à Londres H. Baillière 219 Regent Street

Pl. II.

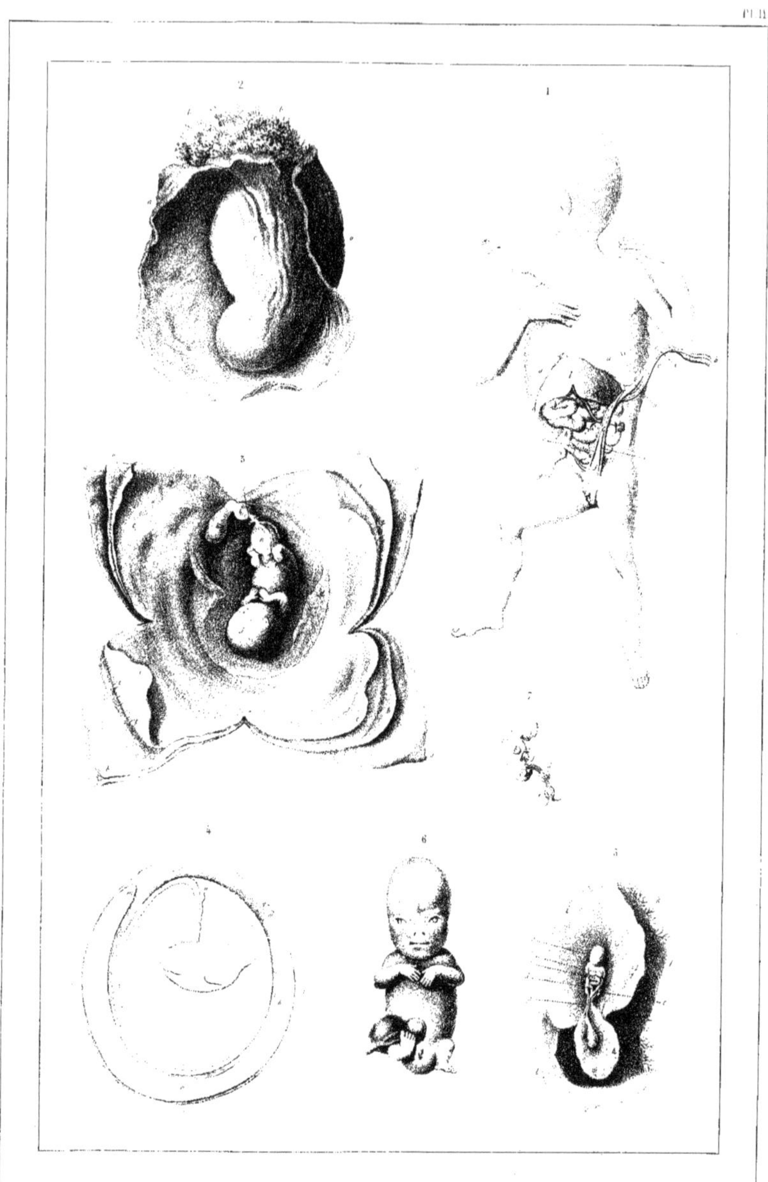


Publié par J. B. Baillière à Paris et à Londres H. Baillière 219 Regent Street

Pl. 12

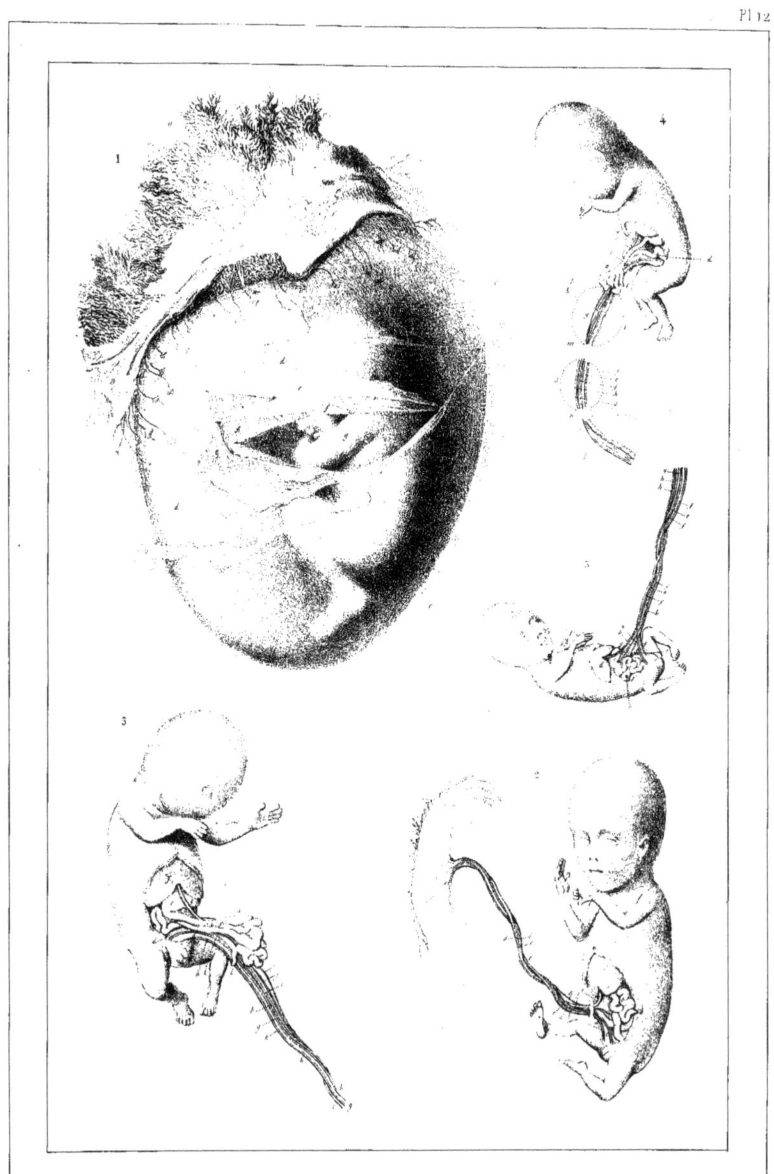

Lith. de Benard.

Publié par J. B. Baillière à Paris et à Londres H. Baillière 219 Regent Street

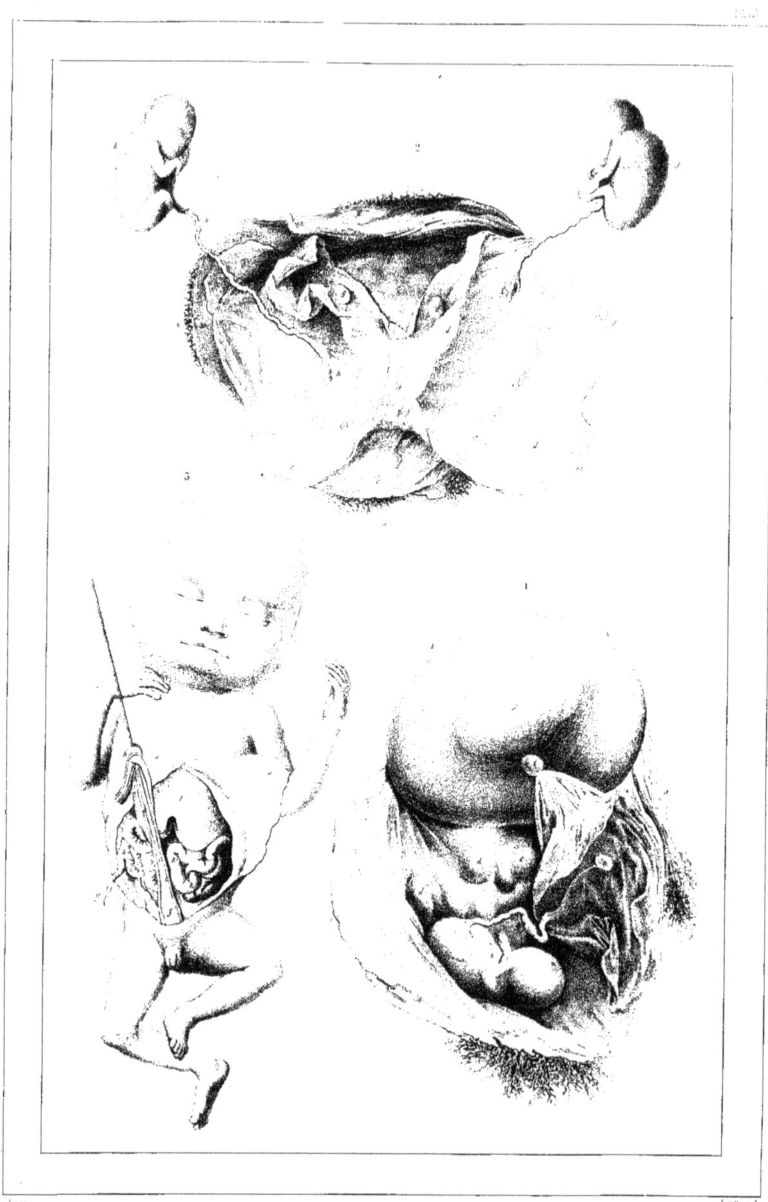

Publié par J. B. Baillière, à Paris et à Londres H. Baillière 219 Regent Street.

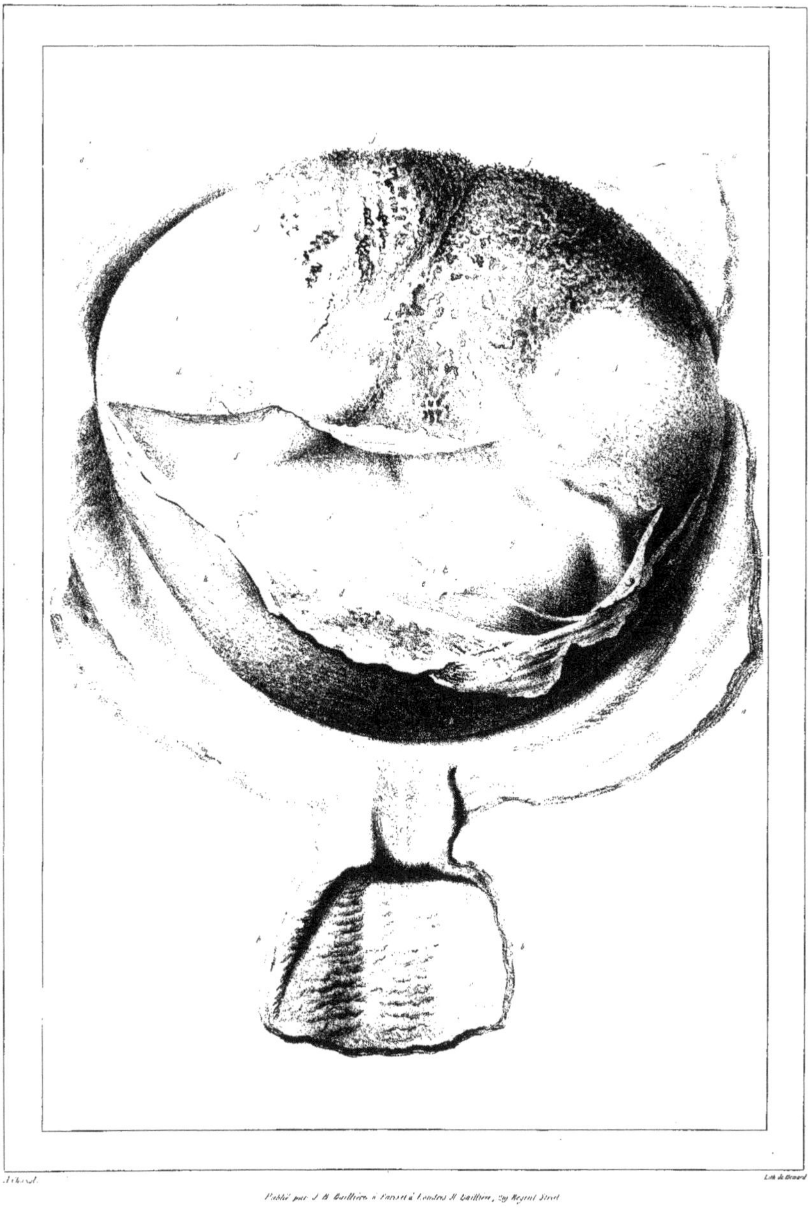

Achard.

Lith de Bénard

Publié par J. B. Baillière à Paris et à Londres H. Baillière, 219 Regent Street

Pl. 10

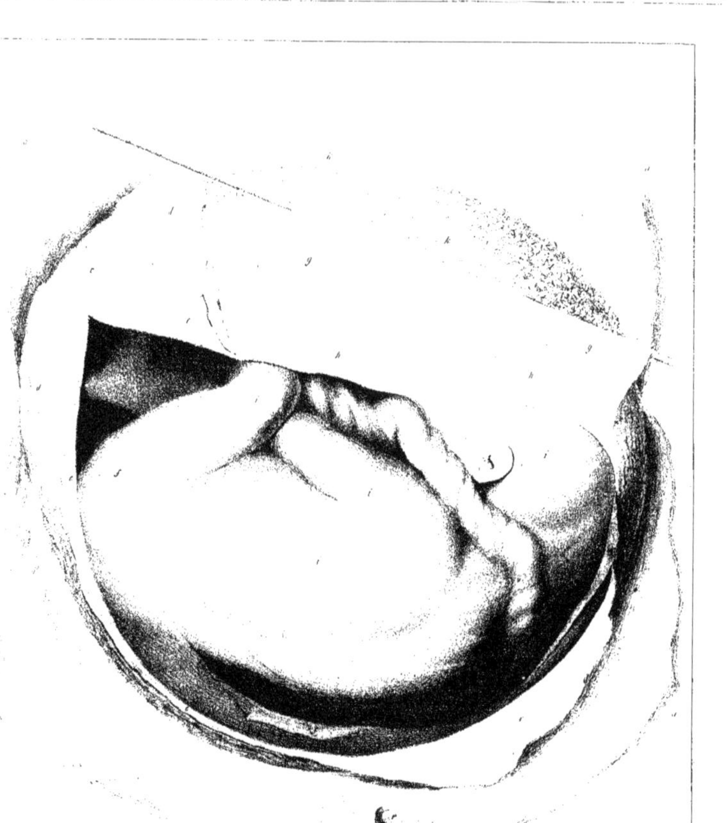

Lith. de Bénard

Publié par J. B. Baillière à Paris et à Londres H. Baillière, 219 Regent Street.

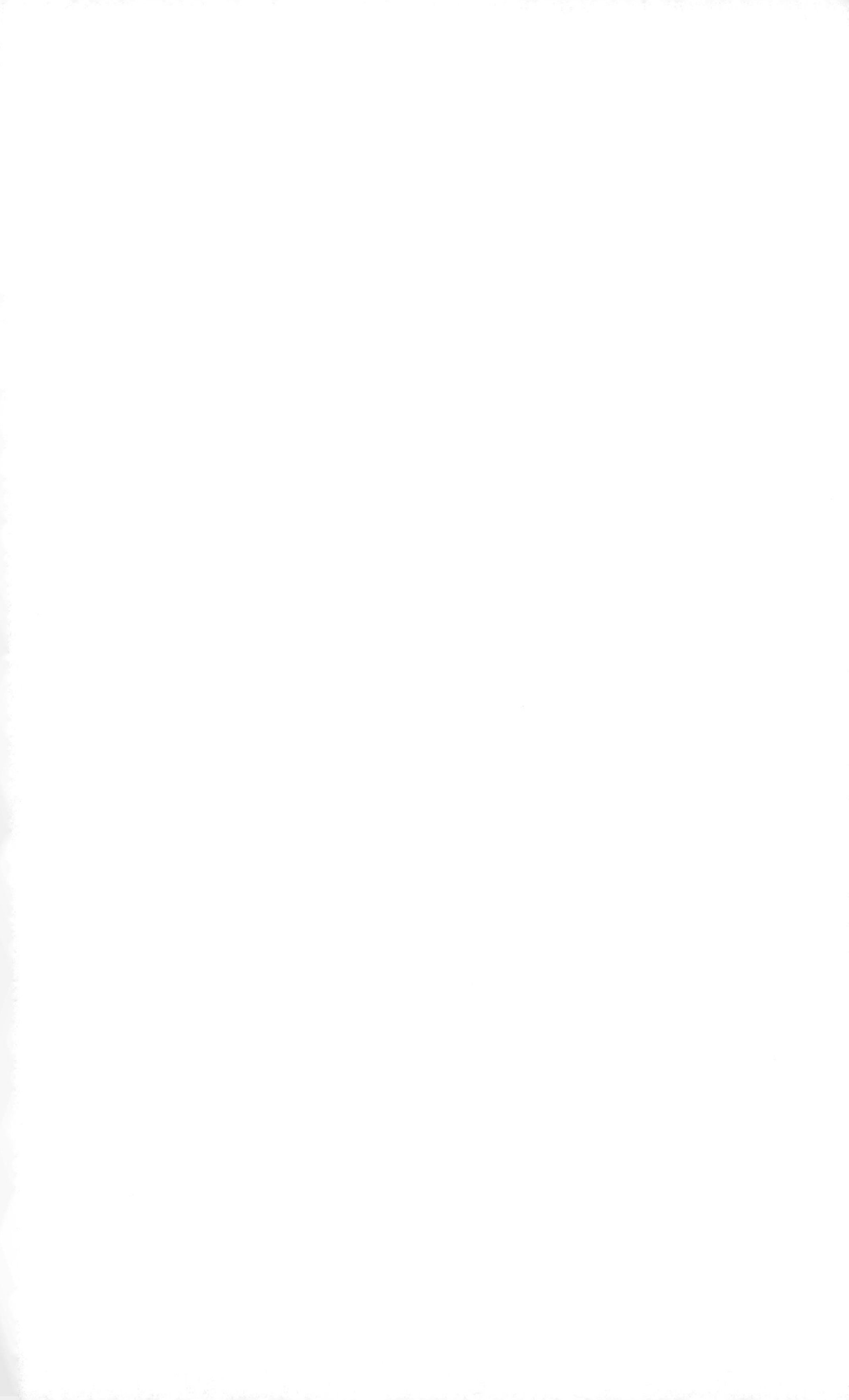

www.ingramcontent.com/pod-product-compliance
Ingram Content Group UK Ltd.
Pitfield, Milton Keynes, MK11 3LW, UK
UKHW021143260726
13994UKWH00001B/282

9 782329 455983